自然セラピーの科学

予防医学的効果の検証と解明

宮崎 良文 編

朝倉書店

編集者

宮崎 良文　千葉大学環境健康フィールド科学センター教授
　　　　　同副センター長

執筆者

宮崎 良文	千葉大学	落合 俊也	(株)森林・環境建築研究所
宋 チョロン	千葉大学	石川 君子	(公社)農林水産・食品産業技術振興協会
李 卿	日本医科大学付属病院	Julia K. Africa	Harvard T.H. Chan School of Public Health
徳王 龍介	(一財)おくたま地域振興財団	恒次 祐子	(研)森林総合研究所
見浦 崇	(一社)上松町観光協会	石原 清史	(一財)日本穀物検定協会　前 農林水産政策研究所
上月 光則	鳥取県庁	小林 宏光	石川県立看護大学
藤原 聡子	(株)クレディセゾン	藤田 直人	浜松ホトニクス(株)
久保田 諒介	うきは市役所	李 宙営	大韓民国山林庁
池井 晴美	(研)森林総合研究所	申 元燮	大韓民国忠北大学校
五十嵐 美穂	千葉大学	Liisa Tyrväinen	Natural Resources Institute Finland
松永 慶子	松永病院	Alan C. Logan	Independent Health Research
今井 通子	(株)ル・ベルソー	大江 靖雄	千葉大学
宜保 美紀	梼原町立松原診療所	高垣 美智子	千葉大学
香川 隆英	(研)森林総合研究所	小原 均	千葉大学
吉田 就彦	(一社)木暮人倶楽部	山口 利隆	植物工場研究会
仲村 匡司	京都大学		

(執筆順)

まえがき

　現代のストレス社会において，森林，公園，木材，花き等の自然がもたらすストレス軽減効果ならびに，それに付随する「予防医学的効果」に世界中の関心が集まっている.

　元々，自然がもたらすリラックス効果は経験的に知られており，それを「科学」として明らかにする試みはなされてきたが，そのアプローチ法はアンケート等の主観評価に限定されており，生理的評価は遅れていた.

　1990年代になり，各種生理計測機器の開発を含めた生理的評価法が急速に進歩をみせ，データ蓄積が始まった．1990年には編者らにより，屋久島森林浴実験において，唾液中コルチゾール計測が世界ではじめて行われた．1992年には室内実験において，タイワンヒノキ材油とオレンジ果皮油の嗅覚刺激による血圧計測結果が報告され，自然セラピー研究の口火が切られた.

　その後，2003年までは人工気候室を中心とする室内実験が継続的に行われ，五感に関わる生理的効果に関するデータが蓄積されてきた．一方，フィールド実験については，実験デザイン法が確立していないこと，ならびに研究予算の問題があり，ほとんど実施されてこなかった.

　それに対し，2004年以降，農林水産省（高度化プロジェクト，2004〜2006年）ならびに文部科学省（科学研究費基盤研究(S)，2004〜2008年）からの予算獲得の機会に恵まれ，森林セラピー研究が大きく飛躍した．それらが，「森林セラピー基地構想」に繋がり，世界に類をみない大規模生理データ蓄積が始まった（全国の森林セラピー基地リストは巻末付録を参照）．なお，花き関連については，農林水産政策研究所の農林水産政策科学研究（2012〜2014年，第2章コラム13）等によって生理データの蓄積が始まっている.

　現在，自然セラピーが持つ「予防医学的効果」は世界的に注目されており，ハーバード大学における「自然環境イニシアティブ」ワークショップ（5.4節），日本・フィンランド共同研究（5.3節），韓国における「山林治癒院」構想（5.1節）等に，その一端が示されている．世界の自然セラピー研究をリードする日本への

海外マスメディアからの取材も増えており，TIME（2016年），National Geographic Magazine（2016年），The Washington Post（2016年），The New York Times（2010年），Aljazeera Channel（2010年）をはじめとして，2004年以降，28回以上紹介されている．

本書においては，森林・公園・木材・花きセラピーの生理的リラックス効果とその評価システムを示し，さらに，世界における自然セラピー研究の現状を紹介した．このような科学的データの蓄積によって，自然セラピーの持つ予防医学的効果の解明が今後さらに進むと思われる．

2016年9月

宮崎良文

森林セラピー®という語は森林セラピーソサエティの登録商標である．本書中には自然セラピーの重要な要素として森林セラピーが取り上げられており，この語が何度も登場するが，そのすべてに「®」を付けることは読みやすさを損なうため，ここに注記し，本文中では®表記を省かせていただく．

目　　次

1. 自然セラピーの概念 …………………………………………［宮崎良文］… 1
   1.1 自然セラピーの概念（総論）………………………………………… 1
   1.2 自然セラピーの概念（各論）………………………………………… 2
      1.2.1 人の生理機能は自然対応用 ………………………………… 2
      1.2.2 自然セラピー研究の現状 …………………………………… 3
      1.2.3 自然セラピーと個人差 ……………………………………… 3
      1.2.4 自然セラピーの生体調整効果 ……………………………… 4
   1.3 おわりに ……………………………………………………………… 4

2. 自然セラピー研究の最前線 ………………………………………………… 9
   2.1 森林セラピー …………………………………………………………… 9
      2.1.1 生理的リラックス効果 ………………………………［宋　チョロン］… 9
         a. 森林セラピー歩行・座観実験 …………………………… 9
         b. 高血圧者森林セラピー実験 ……………………………… 12
         c. 嗅覚刺激実験 ……………………………………………… 15
      2.1.2 免疫機能改善効果 ……………………………………［李　卿］… 18
         a. 森林滞在実験 ……………………………………………… 18
         b. ホテル滞在実験 …………………………………………… 24
         c. 全体結論 …………………………………………………… 26
      2.1.3 代表的な森林セラピー基地紹介 …………………………… 27
         a. 奥多摩町「おくたま巨樹に癒される森」…………［徳王龍介］… 27
         b. 上松町「赤沢自然休養林」………………………［見浦　崇］… 29
         c. 智頭町「鳥取砂丘を育む源流の森」………………［上月光則］… 31
         d. クレディセゾン「赤城自然園」……………………［藤原聡子］… 34
         e. 福岡県内の森林セラピー基地 ……………………［久保田諒介］… 36
   2.2 公園セラピー ………………………………………………………… 38

2.2.1　生理的リラックス効果……………………［宋　チョロン］… 38
　　2.2.2　免疫機能改善・生活習慣病予防効果…………［李　卿］… 42
　　　a．日帰り森林セラピーによる生体免疫機能への効果……… 42
　　　b．日帰り森林セラピーによる生活習慣病予防効果………… 43
2.3　木材セラピー………………………………………………………… 46
　2.3.1　嗅覚刺激……………………………………［池井晴美］… 46
　2.3.2　視覚刺激……………………………………［宮崎良文］… 49
　　　a．異なる木材率居室の影響……………………………………… 49
　　　b．節の多いヒノキ材壁と白壁を見た場合の生理的影響……… 50
　2.3.3　触覚刺激……………………………………［宮崎良文］… 51
　　　a．木材と人工物への接触………………………………………… 51
　　　b．塗装木材への接触……………………………………………… 52
2.4　園芸セラピー………………………………………………………… 53
　2.4.1　視覚刺激……………………………………………………… 53
　　　a．花き・観葉植物の視覚刺激がもたらす生理的効果…［池井晴美］… 53
　　　b．観葉植物の視覚刺激がもたらす生理的効果—本物とディスプレイ刺激
　　　　による違い—………………………………………［五十嵐美穂］… 57
　　　c．3D自然画像がもたらす生理的リラックス効果—2D画像との比較—
　　　　…………………………………………………［五十嵐美穂］… 59
　　　d．パンジーと造花…………………………［宋　チョロン］… 60
　　　e．キウイフルーツ果樹園の視覚刺激がもたらす生理的効果
　　　　……………………………………………………［池井晴美］… 62
　2.4.2　嗅覚刺激…………………………………［五十嵐美穂］… 63
　　　a．バラ生花の嗅覚刺激が自律神経活動にもたらす効果……… 63
　　　b．バラ・オレンジ精油の嗅覚刺激がもたらす生理的リラックス効果… 64
　　　c．シソ精油の嗅覚刺激がもたらす生理的リラックス効果…… 65
　2.4.3　移　植………………………………［宋　チョロン・宮崎良文］… 65
　　　a．パンジー移植がもたらす生理的効果………………………… 65
　　　b．菊の移植がもたらす生理的効果—造花移植との比較—…… 67
〈コラム1〉疫学研究…………………………………［五十嵐美穂］… 70
〈コラム2〉病院屋上森林セラピー……………………［松永慶子］… 73

〈コラム 3〉医師と歩く森林セラピーロード ……………………[今井通子] … 76
〈コラム 4〉医師による森林セラピー研究―高知での研究事例―
　　　　　………………………………………………………[宜保美紀] … 78
〈コラム 5〉森林セラピスト・セラピーガイド ………………[香川隆英] … 80
〈コラム 6〉森林セラピー映画祭 ………………………………[吉田就彦] … 81
〈コラム 7〉木材の誘目性 ………………………………………[仲村匡司] … 83
〈コラム 8〉自然セラピーの家 …………………………………[落合俊也] … 86
〈コラム 9〉自然由来の嗅覚刺激が要介護高齢者にもたらす効果
　　　　　………………………………………………………[松永慶子] … 88
〈コラム 10〉日本の花き市場の現状 ……………………………[石川君子] … 91
〈コラム 11〉漢方としての桜 ……………………………………[五十嵐美穂] … 93
〈コラム 12〉アメリカにおける漢方の導入
　　　　　…………………………………[Julia K. Africa・訳：恒次祐子] … 95
〈コラム 13〉農林水産政策研究所プロジェクト―花きの効用の科学的エビデン
　　　　　スと生産・流通・消費システム―………………[石原清史] … 97

3. 人のストレス・リラックス状態測定法 ……………………………………… 99
　3.1 生理的評価法 ……………………………………………………………… 99
　　3.1.1 心拍変動による自律神経活動計測 ………………[小林宏光] … 99
　　　a. 通常の心拍数測定とどこが異なるか ……………………………… 99
　　　b. 心拍変動の周波数解析 ……………………………………………… 100
　　　c. 自律神経活動との関係 ……………………………………………… 100
　　　d. 検出エラーの影響 …………………………………………………… 101
　　　e. 心拍数と心拍間隔 …………………………………………………… 102
　　　f. 相対パワー（NU）と LF/HF ………………………………………… 103
　　3.1.2 各種心拍変動計測法 ………………………………[池井晴美] … 103
　　3.1.3 血圧計測 ……………………………………………[宋　チョロン] … 105
　　3.1.4 近赤外分光法による脳活動計測 …………………[藤田直人] … 106
　　　a. 基礎知識 ……………………………………………………………… 106
　　　b. 近赤外分光法を用いる利点と欠点 ………………………………… 107
　　　c. 測定原理 ……………………………………………………………… 108

  d. まとめ ………………………………………………………… 110
 3.1.5 各種近赤外分光法 ……………………………[池井晴美]… 111
 3.1.6 唾液を用いたストレス関連マーカー計測 ……[五十嵐美穂]… 113
  a. コルチゾール ……………………………………………… 113
  b. クロモグラニンA ………………………………………… 113
  c. α-アミラーゼ ……………………………………………… 114
 3.1.7 尿を用いたストレス関連マーカー計測 …………[李　卿]… 115
 3.1.8 NK細胞の抗がん機能計測 ………………………[李　卿]… 117
3.2 質問紙法 …………………………………………………[池井晴美]… 119

4. 個人差と生体調整効果 ……………………………………………… 124
4.1 初期値の法則 ………………………………………[宋　チョロン]… 124
4.2 パーソナリティ ……………………………………[宋　チョロン]… 127
〈コラム14〉個人差研究の歴史 ……………………………[小林宏光]… 130

5. 世界の自然セラピー研究 ……………………………………………… 133
5.1 韓国における森林セラピー ………………………[李　宙営・申　阮熒]… 133
 5.1.1 韓国社会と森林セラピー ……………………………………… 133
 5.1.2 森林と福祉との融合 …………………………………………… 134
 5.1.3 山林治癒と治癒の森 …………………………………………… 134
 5.1.4 山林治癒指導者制度 …………………………………………… 135
 5.1.5 国立山林治癒院 ………………………………………………… 135
 5.1.6 今後の課題 ……………………………………………………… 136
5.2 中国における森林セラピー ……………………………………[李　卿]… 137
5.3 フィンランドにおける森林セラピー研究（Forest Therapy Research in Finland）
 ……………………………[Liisa Tyrväinen・訳：恒次祐子]… 140
5.4 自然，健康と人工環境—北米における自然セラピー—（Nature, Health, and the Built Environment—Nature Therapy in North American Cities—）
 …………………………[Julia K. Africa・訳：恒次祐子]… 144
5.5 自然セラピー研究のトレンド—グローバルな視点から—（Trends in Nature Therapy Research—A Global Perspective—）

……………………………………［Alan C. Logan・訳：恒次祐子］… 152
　　5.5.1　はじめに………………………………………………………… 152
　　5.5.2　伝承から実証へ…………………………………………………… 153
　　5.5.3　主要なトレンドはコラボレーション…………………………… 154
　　5.5.4　発生起源説………………………………………………………… 155
　　5.5.5　メンタルヘルス…………………………………………………… 155
　　5.5.6　自然とのつながり………………………………………………… 156
　　5.5.7　脆弱なグループ…………………………………………………… 157
　　5.5.8　環境微生物………………………………………………………… 157
　　5.5.9　環境の劣化………………………………………………………… 158
　　5.5.10　進化医学………………………………………………………… 158
　　5.5.11　結　論…………………………………………………………… 160
　5.6　日本と世界の農村ツーリズム事情………………［大江靖雄］… 169
　　5.6.1　はじめに…………………………………………………………… 169
　　5.6.2　我が国の農村ツーリズム………………………………………… 170
　　5.6.3　海外の農村ツーリズム…………………………………………… 172
　　5.6.4　むすび……………………………………………………………… 174
　5.7　日本の森林セラピー研究―過去・現在・未来―………［宮崎良文］… 175
　　5.7.1　日本の森林セラピー研究の過去………………………………… 175
　　5.7.2　日本の森林セラピー研究の現在………………………………… 176
　　5.7.3　日本の森林セラピー研究の未来………………………………… 177
　〈コラム 15〉INFOM（国際自然・森林医学会）……………［今井通子］… 178
　〈コラム 16〉森林医学研究会……………………………………［李　卿］… 180
　〈コラム 17〉千葉大学柏の葉キャンパス「健康植物科学研究」
　　　　　　　………………………………［高垣美智子・小原　均］… 182
　〈コラム 18〉千葉大学柏の葉キャンパス植物工場…………［山口利隆］… 185

6．日本の森林と森林セラピー基地……………………［香川隆英］… 187
　6.1　日本の森林…………………………………………………………… 187
　　6.1.1　はじめに…………………………………………………………… 187
　　6.1.2　森林の種類………………………………………………………… 188

a．高山の低木林 …………………………………………… 188
　　　b．亜高山の針葉樹林 ……………………………………… 188
　　　c．冷温帯の落葉広葉樹林 ………………………………… 189
　　　d．落葉広葉樹林二次林（里山林） ……………………… 189
　　　e．照葉樹林（温帯常緑広葉樹林） ……………………… 190
　　　f．亜熱帯林 ………………………………………………… 190
　　6.1.3　森林の分布 …………………………………………… 190
　　6.1.4　森林の所有 …………………………………………… 191
　　6.1.5　森林と人為 …………………………………………… 191
　　6.1.6　森林の役割 …………………………………………… 191
　6.2　森林セラピー基地案内 …………………………………… 192

全国森林セラピー基地・ロード紹介 …………………………… 195
索　　引 ……………………………………………………………… 217

1

自然セラピーの概念

　森林セラピー，公園セラピー，園芸セラピーならびに木材セラピーに代表される自然セラピーには，現状，確立した概念は存在しない．その大きな要因として，EBM（evidence-based medicine）に基づいた科学的データの蓄積がなされていないことが挙げられる．我々が対象としている自然セラピーという学問領域は，「実学」であり，その実践や社会還元はきわめて重要であるが，「科学的エビデンス」という基盤があって，はじめて成り立つのである．本書においては，最近，急速に蓄積されつつある科学的データを中心とした自然セラピーの全体像を紹介したい．

1.1　自然セラピーの概念（総論）

　図1.1に，筆者が考える自然セラピーの概念を示す．今を生きる我々は自然対応用の体をもっており，人工化された現代社会においては，少なからずストレス

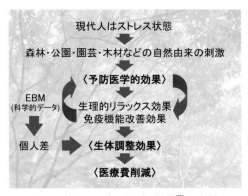

図1.1　自然セラピーの概念（文献[33]を改変）

状態にある．そのような状況下において，森林，公園，園芸ならびに木材などの自然由来の刺激に触れることにより，生理的リラックス状態がもたらされ，本来の「人としてのあるべき状態」に近づくのである．自然セラピーによって，生理的にリラックスし，ストレス社会において抑制されている免疫機能が改善するという「予防医学的効果」が自然セラピーの基本概念となる．

しかし，科学的データの蓄積は，きわめて少ないのが現状である．これは生理的評価システムが未確立だったことに大きく起因しているが，ここ数年，急速に蓄積されつつある[1-45]．今後，これらのデータ蓄積をもとに，自然セラピーのもつ予防医学的効果を確立していかなければならない．また，本生理的データには「個人差」が認められ，その解明の過程において，その個人差は単なるバラツキではなく，「生体調整効果」をもつことが明らかとなった[8]．もともとの状態が低すぎる場合は高く，高すぎる場合は低くするのである．さらに，世界各国において，医療費削減が急務となっているが，自然セラピーは予防医学的効果ならびに生体調整効果によって未病状態を改善し，医療費削減に寄与するのである．

自然セラピーとは，我々が自然対応用にできているという長所を使って，種々の「自然」をストレス改善に生かそうという考え方であり，その予防医学的効果や生体調整効果は医療費削減にも貢献するため，日本のみならず世界中で関心が高まっているのである．

1.2 自然セラピーの概念（各論）

1.2.1 人の生理機能は自然対応用

人間は，人間となって700万年が経過するが，仮に産業革命以降を都市化，人工化と仮定した場合，その99.99％以上を自然環境下で過ごしてきたことになる[46]．その間，進化という過程を経て，今を生きる人間となった．遺伝子は短期間で変化できず，我々は自然環境に適応した生体をもって今の現代社会を生きているため，常にストレス状態にある．一方，近年における急激なコンピュータの普及はさらなるストレス状態の亢進を生み出しており，1984年にはアメリカの臨床心理学者C.ブロードにより，「テクノストレス」という言葉がつくられている[47]．「森林浴」という言葉が秋山智英林野庁長官（当時）によって命名されたのも1982年であり，ここ30年ほどで第2期の人工化社会に進んだように思われる[47]．

このような状況下において，我々の体が自然対応用にできているという長所を生かした自然セラピーの効果に社会の期待と注目が集まっている．

　2016年6月12日には，皇太子殿下・同妃殿下が，千葉大学環境健康フィールド科学センターをご訪問になられ，「自然セラピーの科学」というタイトルで講演と質疑応答を行う機会を得た．

1.2.2　自然セラピー研究の現状

　従来の自然セラピー研究においては，質問紙による主観評価が中心であり，予防医学的効果に言及することはできなかった．最近まで生理的評価システムが確立できていなかったことによると思われるが，本分野はここ十数年で急速な進歩をみせており（第3章参照），森林セラピー（2.1節参照），公園セラピー（2.2節参照），木材セラピー（2.3節参照）ならびに園芸セラピー（2.4節参照）などの自然セラピー分野において，科学的知見に基づいたデータが蓄積されつつある．

　今，急がれているのは，様々な自然由来の刺激がもたらす生理的リラックス効果を「経験」ではなく「生理データ」によって科学的に実証することである．さらに，生理的リラックスがもたらす免疫機能改善データを提出することによって，自然セラピーがもつ予防医学的効果を検証することができるのである．

1.2.3　自然セラピーと個人差

　自然セラピーを論じるとき「快適性」がキーワードとなる．この快適性は，一般的によく使われる言葉ではあるが，その定義は確定しておらず，広辞苑には，快適とは，「ぐあいがよくて気持ちのよいこと」と記されている．筆者は，「快適性とは，人間と環境間がシンクロナイズした状態」であると考えている．人は自然対応用にできており，おのずと自然環境とシンクロナイズするため，自然と接すると快適な状態が生じるのである．

　一方，「快適性の種類」についてはほぼコンセンサスが得られている．乾[48]は，それを「消極的快適性」と「積極的快適性」に分類しており，筆者はその考え方をもとに以下のように整理した．つまり，「消極的快適性」は，安全を含む欠乏欲求であり，不快の除去を目的とする．ゆえに，個人の考え方や感じ方が入ることがなく合意が得られやすい．「積極的快適性」は，適度な刺激によってもたらされ，プラスαの獲得を目的とするため，合意を得ることは困難となり，個人差を

生じる．今，現代社会において求められている快適性は「積極的快適性」であり，自然セラピーも「積極的快適性」の範疇に含まれる．

自然セラピー研究においては，個人差が生じる．この「個人」については，そのアプローチ法を含め，解明は進んでいないが，今後のストレス研究を含めた「人研究」において，最も重要な研究課題のひとつとなる．

筆者らは，独自の視点から，この個人差の解明に取り組んでおり，その詳細は第4章で紹介する．

1.2.4 自然セラピーの生体調整効果

筆者らは，森林セラピーにおける個人差解明の過程において，重要な発見をした．これまでの森林セラピー研究においては，基本的に生体が生理的にリラックスすることを前提としていたが，森林セラピー後，血圧は低下する人もいるが上昇する人もおり，大きな個人差が生じていることが明らかとなった．そこで，本人がもともともっている血圧値との関係を調べたところ，血圧の高い人は低下し，低い人は上昇していることがわかり，森林セラピーは単に生体をリラックスさせるのではなく，生体調整効果をもつことが解明された．同じ被験者による都市部歩行においては観察されない．これは，本分野において，論文化された世界初の知見であり，今後，花きセラピーなどのほかの自然セラピーにおいても，同様の報告が期待されている．

1.3 お わ り に

「自然」に触れると気持ちがよい，リラックスするという認識は，経験的に共有されてきた．森林については，1982年に「森林浴」という造語が提案され，科学的知見の提出が待たれたが，その蓄積は思うに任せず，公園，園芸，木材セラピーにおいても同様であった．質問紙による主観評価がほとんどであり，科学的データは蓄積されてこなかった．

それに対し，ここ十数年の生理的評価法の進歩やEBMの重要性に関する世界的な潮流を受け，次章以降で紹介するように，急速なデータ蓄積がなされてきた．さらに，データ蓄積から個人差の解明，それに付随した生体調整効果の解明へと進みつつある．自然セラピーが本来有している医療費削減効果についても，近い

将来，客観的数値とともに明らかにされると思われる． [宮崎良文]

引 用 文 献

1) Ikei H, Miyazaki Y et al. (2015). Physiological effect of olfactory stimulation by hinoki cypress (*Chamaecyparis obtusa*) leaf oil. *J Physiol Anthropol*, 34(44). DOI：10.1186/s40101-015-0082-2.
2) Ochiai H, Miyazaki Y et al. (2015). Physiological and psychological effects of a forest therapy program on middle-aged females. *Int J Environ Res Public Health*, 12(12), 15222-15232.
3) Song C, Miyazaki Y et al. (2015). Physiological and psychological effects of a walk in urban parks in fall. *Int J Environ Res Public Health*, 12(11), 14216-14228.
4) Kobayashi H, Miyazaki Y et al. (2015). Analysis of individual variations in autonomic responses to urban and forest environments. *Evid Based Complement Alternat Med*, 671094. DOI：10.1155/2015/671094.
5) Kobayashi H, Miyazaki Y (2015). Distribution characteristics of salivary cortisol measurement in a healthy young male population. *J Physiol Anthropol*, 34(30). DOI：10.1186/s40101-015-0068-0.
6) Ikei H, Miyazaki Y et al. (2015). Comparison of the effects of olfactory stimulation by air-dried and high temperature-dried wood chips of hinoki cypress (*Chamaecyparis obtusa*) on prefrontal cortex activity. *J Wood Sci*, 61, 537-540.
7) Igarashi M, Miyazaki Y et al. (2015). Physiological and psychological effects of viewing a kiwifruit (*Actinidia deliciosa* 'Hayward') orchard landscape in summer in Japan. *Int J Environ Res Public Health*, 12(6), 6657-6668.
8) Song C, Miyazaki Y et al. (2015). Elucidation of a physiological adjustment effect in a forest environment：A pilot study. *Int J Environ Res Public Health*, 12(4), 4247-4255.
9) Lee MS, Miyazaki Y et al. (2015). Interaction with indoor plants may reduce psychological and physiological stress by supressing autonomic nervous system activity in young adults：A randomized crossover study. *J Physiol Anthropol*, 34(21). DOI：10.1186/s40101-015-0060-8.
10) Ochiai H, Miyazaki Y et al. (2015). Physiological and psychological effects of forest therapy on middle-aged males with high-normal blood pressure. *Int J Environ Res Public Health*, 12(3), 2532-2542.
11) Igarashi M, Miyazaki Y et al. (2015). Physiological and psychological effects on high school students of viewing real and artificial pansies. *Int J Environ Res Public Health*, 12(3), 2521-2531.
12) Song C, Miyazaki Y et al. (2015). Effect of forest walking on autonomic nervous system activity in middle-aged hypertensive individuals：A pilot study. *Int J Environ Res Public Health*, 12(3), 2687-2699.

13) Lee J, Miyazaki Y *et al.* (2015). Acute effects of exposure to traditional rural environment on urban dwellers : A crossover field study in terraced farmland. *Int J Environ Res Public Health*, **12**(2), 1874–1893.
14) Song C, Park BJ *et al.* (2015). Physiological and psychological effects of walking around and viewing a lake in a forest environment. *J Korean Forest Soc*, **104**(1), 140–149 (in Korean).
15) Igarashi M, Miyazaki Y *et al.* (2015). Effect of stimulation by foliage plant display images on prefrontal cortex activity : A comparison with stimulation using actual foliage plants. *J Neuroimaging*, **25**, 127–130.
16) Ikei H, Miyazaki Y *et al.* (2014). Physiological and psychological relaxing effects of visual stimulation with foliage plants in high school students. *Adv Hortic Sci*, **28**(2), 111–116.
17) Yamaguchi M, Miyazaki Y *et al.* (2014). Physiological and psychological effects of olfactory stimulation with D-limonene. *Adv Hortic Sci*, **28**(2), 90–94.
18) Park BJ, Miyazaki Y *et al.* (2014). Physiological effects of orange essential oil inhalation in humans. *Adv Hortic Sci*, **28**(4), 225–230.
19) Igarashi M, Miyazaki Y *et al.* (2014). Effects of olfactory stimulation with rose and orange oil on prefrontal cortex activity. *Complement Ther Med*, **22**(6), 1027–1031.
20) Igarashi M, Miyazaki Y *et al.* (2014). Effects of stimulation by three-dimensional natural images on prefrontal cortex and autonomic nerve activity : A comparison with stimulation using two-dimensional images. *Cogn Process*, **15**(4), 551–556.
21) Igarashi M, Miyazaki Y *et al.* (2014). Effect of olfactory stimulation by fresh rose flowers on autonomic nervous activity. *J Altern Complement Med*, **20**(9), 727–731.
22) Igarashi M, Miyazaki Y *et al.* (2014). Effects of olfactory stimulation with perilla essential oil on prefrontal cortex activity. *J Altern Complement Med*, **20**(7), 545–549.
23) Song C, Miyazaki Y *et al.* (2014). Physiological and psychological responses of young males during spring-time walks in urban parks. *J Physiol Anthropol*, **33**(8). DOI : 10.1186/1880-6805-33-8.
24) Ikei H, Miyazaki Y *et al.* (2014). The physiological and psychological relaxing effects of viewing rose flowers in office workers. *J Physiol Anthropol*, **33**(6). DOI : 10.1186/1880-6805-33-6.
25) Lee J, Miyazaki Y *et al.* (2014). Influence of forest therapy on cardiovascular relaxation in young adults, *Evid Based Complement Alternat Med*, 834360. DOI : 10.1155/2014/834360.
26) Song C, Miyazaki Y *et al.* (2013). Physiological and psychological impacts of walking stress in an urban environment on young males. *J Geogr Nat Disast*, **3**(2). DOI : 10.4172/2167-0587_1000113.
27) Song C, Miyazaki Y *et al.* (2013). Physiological and psychological effects of walking on young males in urban parks in winter. *J Physiol Anthropol*, **32**(18). DOI : 10.1186/1880-6805-32-18.

28) Lee MS, Miyazaki Y *et al*. (2013). Physiological relaxation induced by horticultural activity：Transplanting work using flowering plants. *J Physiol Anthropol*, **32**(15). DOI：10.1186/1880-6805-32-15.
29) Song C, Miyazaki Y *et al*. (2013). Individual differences in the physiological effects of forest therapy based on Type A and Type B behavior patterns. *J Physiol Anthropol*, **32**(14). DOI：10.1186/1880-6805-32-14.
30) Tsunetsugu Y, Miyazaki Y *et al*. (2013). Physiological and psychological effects of viewing urban forest landscapes assessed by multiple measurements. *Landscape Urban Plan*, **113**, 90-93.
31) Goto S, Miyazaki Y *et al*. (2013). The effect of garden designs on mood and heart output in older adults residing in an assisted living facility. *Health Environ Res Des J*, **6**(2), 27-42.
32) Jo H, Ann S-W *et al*. (2013). Physiological and psychological response to floral scent. *HortScience*, **48**(1), 82-88.
33) 宮崎良文，池井晴美ほか（2015）．自然セラピーの予防医学的効果とその個人差．日本生理人類学会誌，**20**(1)，19-32.
34) 池井晴美，宮崎良文ほか（2015）．社会人を対象とした森林セラピープログラムの主観的効果．日本衛生学雑誌，**70**(2)，161-166.
35) 宮崎良文，宋　チョロンほか（2014）．日本における森林医学研究．日本衛生学雑誌，**69**(2)，122-135.
36) 朴　範鎮，宮崎良文ほか（2014）．宿泊型森林セラピーにおける森林歩行がもたらす生理的・主観的リラックス効果．日本衛生学雑誌，**69**(2)，98-103.
37) 宋　チョロン，宮崎良文ほか（2014）．森林セラピーがもたらす生理的調整効果の解明．日本衛生学雑誌，**69**(2)，111-116.
38) 池井晴美，宮崎良文ほか（2014）．日帰り型森林セラピーがもたらす生理的・心理的リラックス効果―座観時における検討―．日本衛生学雑誌，**69**(2)，104-110.
39) 英賀真理子，宮崎良文ほか（2014）．自然セラピー関連分野における科学論文．日本生理人類学会誌，**19**(2)，97-109.
40) 英賀真理子，宮崎良文ほか（2014）．園芸作業が人の心理・生理反応に及ぼす影響．日本生理人類学会誌，**19**(2)，41-53.
41) 池井晴美，宮崎良文ほか（2013）．バラ生花の視覚刺激がもたらす生理的リラックス効果―高校生を対象として―．日本生理人類学会誌，**18**(3)，97-103.
42) 小松実紗子，宮崎良文ほか（2013）．バラ生花の視覚刺激が医療従事者にもたらす生理的・心理的リラックス効果．日本生理人類学会誌，**18**(1)，1-7.
43) 松永慶子，宮崎良文ほか（2013）．オレンジ・スイートのにおいが要介護高齢者の就眠前不安にもたらす生理的影響．アロマテラピー学雑誌，**13**(1)，47-54.
44) 松永慶子，宮崎良文ほか（2013）．植物の精油ならびに精油成分の吸入が要介護高齢者にもたらす主観的影響．アロマテラピー学雑誌，**13**(1)，55-62.
45) 大井　玄，宮崎良文ほか（2009）．森林医学 II ―環境と人間の健康科学―，朝倉書店.

46) Miyazaki Y, Park BJ *et al.* (2011). Nature therapy. *Designing Our Future : Local Perspectives on Bioproduction, Ecosystems and Humanity* (Osaki M, Braimoh A *et al.* (eds.)), 407-412, United Nations University Press.
47) Brod C (1984). *Technostress,* Addison-Wesley Press.
48) 乾　正雄 (1988). やわらかい環境論, 海鳴社.

2

自然セラピー研究の最前線

　人の体は自然対応用にできている．人と自然環境（要素）間においては，無意識にシンクロナイズした状態がもたらされ，生理的なリラックス効果や快適性増進効果が生じるのである．

　しかし，この評価においては，生理的各種計測法が未成熟だったことに起因して，最近まで質問紙法が中心であった．それに対し，ここ10年から15年程度で，第3章で示すように急速に生理的評価システムが確立され，新規データが続々と蓄積されつつある．

　本章においては，代表的な自然セラピーである「森林セラピー」「公園セラピー」「木材セラピー」「園芸セラピー」における自然セラピー研究の最前線を紹介する．

2.1 森林セラピー

　森林と人のかかわりに関する各種研究については，世界中に多くの知見がある．しかし，各種生理指標を組み合わせた森林セラピー研究は，日本発祥であり，そのデータ蓄積も最も多い．

　本節においては，森林セラピーに関するフィールド実験ならびに室内実験を示し，さらに，2016年現在，62か所を数える森林セラピー基地における代表的な活動も報告する．なお，様々な分野で推進されている森林セラピー活動については章末のコラムでも紹介する．　　　　　　　　　　　　　　　　　　　　[宮崎良文]

2.1.1 生理的リラックス効果

a．森林セラピー歩行・座観実験

　宮崎は「森林セラピー」を「森林等の植物由来の刺激が生理的リラックス状態

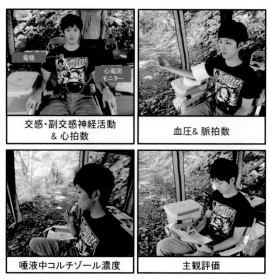

図 2.1　各生理指標の測定風景[3]

をもたらすことにより，免疫機能が向上し，病気になりにくい体になると言う『予防医学的効果』に立脚した概念である」と記している[1]．

　千葉大学環境健康フィールド科学センターと森林総合研究所による実験チームは，2005 年から 2015 年まで，北海道から沖縄に至る全国 62 か所の森林において各 1 週間程度の森林セラピー実験を行ってきた[2]．本実験はそれぞれの地域を代表する特徴的な森林で行い，対照となる都市部実験は近隣の代表的な都市の駅前広場や繁華街において，同じ実験スケジュールにてカウンターバランスをとって実施した．被験者は各地域における 12 名の日本人大学生とし，男性 684 名，女性 60 名の計 744 名とした．測定指標としては，心拍のゆらぎ計測による自律神経活動（交感・副交感神経活動），血圧，心拍数ならびに代表的なストレスホルモンである唾液中コルチゾール濃度を用いた．主観評価としては，簡易 SD 法，ストレス-リフレッシュ感調査，気分プロフィール検査（POMS）ならびに STAI 状態不安を用いた．各測定指標の計測風景を図 2.1 に示す．被験者は 1 人ずつ森林部あるいは都市部において 15 分間の歩行ならびに座観をそれぞれ 1 回ずつ実施した（図 2.2）．

　その結果，森林環境への滞在は，ストレス時に高まることが知られている交感

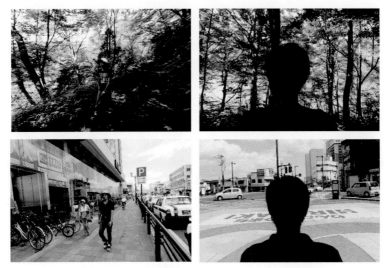

図2.2 歩行（左側）ならびに座観（右側）の実験風景[3]

神経活動の低下，リラックス時に高まることが知られている副交感神経活動の上昇，血圧と心拍数・脈拍数の減少ならびに唾液中コルチゾール濃度の低下を示すことが明らかになった[3-15]．主観評価においても生理評価の結果とよい一致を示し，快適感，鎮静感，自然感およびリフレッシュ感の上昇，気分状態の改善，ならびに不安感の低下を示した[3-15]．

Parkら[8]はこれらの結果のうち，24か所の森林で計288名（平均21.7歳）の被験者を対象に行った実験結果をまとめて報告している．被験者は実験前日の昼に集合し，十分な説明を受けた後同意書に署名し，実験に参加した．実験前日から終了までホテルの個室に宿泊し，同じ食事をとった．実験当日は，ホテルから森林部と都市部へ車で移動した後，歩行実験あるいは座観実験を行った．生理測定は，歩行・座観中（HRV）ならびにその前後（唾液中コルチゾール濃度，収縮期血圧，拡張期血圧，脈拍数）に実施した．その結果，森林セラピー座観により，都市部に比べて，唾液中コルチゾール濃度は13.4%低下した．脈拍数は6.0%減少し，収縮期血圧は1.7%低下し，拡張期血圧は1.6%低下した．また，副交感神経活動を反映していることが知られている高周波（high frequency：HF）成分は森林セラピーにより56.1%増加し，交感神経活動を反映していることが知られて

いる LF/HF（低周波成分/高周波成分）は 18.0% 減少した．なお，歩行後の結果も，座観時と近似した結果を示した．

　結論として，森林セラピーによって，①副交感神経活動が上昇すること，②交感神経活動が低下すること，③収縮期血圧と拡張期血圧が低下すること，④脈拍数が減少すること，⑤唾液中コルチゾール濃度が低下することが示され，生体が生理的にリラックスすることが明らかとなった．

　さらに，近赤外時間分解分光法を用いた脳前頭前野活動計測が森林部と都市部において行われている[16]．12 名の男性被験者（平均 22.8 歳）は実験前日から終了までホテルの個室に宿泊し，同じ食事をとった．被験者は 6 名ずつ 2 つの群に分けられ，前日の午後，森林と都市部の下見を行った．1 日目はそれぞれ森林セラピーならびに都市部の被験者となり，2 日目は交代した．近赤外時間分解分光法による前頭前野活動の計測は 1 日 5 回行った．1 回目はホテルの会議室で行い，その後，森林群と都市群に分かれて車にて移動した．2, 3 回目は 20 分間の歩行実験の前後に行った．4, 5 回目は 20 分間の座観実験の前後に行った．その結果，森林部における 20 分間の歩行において，都市部に比べ，脳前頭前野活動が鎮静化し，生体が生理的にリラックスすることがわかった．

　一方，これまでの森林セラピー基地実験においては，ほとんどの被験者が 20 代男性であったため，今後は，女性，高齢者，未病者など，異なる属性の被験者を用いた検証が必要となる．また，脳活動，自律神経活動，内分泌活動ならびに免疫活動などの指標を同時計測することにより，森林環境が人に与える影響を総合的に考察することが求められている．

　このような研究の蓄積は，急激な都市化，人工化により，ストレッサーが蔓延する現代において，予防医学的見地から国民の健康増進に寄与すると期待されている．

b. 高血圧者森林セラピー実験

　近年，森林環境との触れあいが人に及ぼす生理的・心理的リラックス効果が明らかになりつつあり，森林セラピーの「予防医学的効果」に対する期待が高まっている[12]．

　健常者とともに，高齢者や特定の可逆的疾病をもっている疾患者を用いた研究も行われるようになってきた．Lee と Lee[17] は，1 時間，森林の中を歩くことにより，女性高齢者における動脈硬化および肺機能が改善されることを報告してい

る．Otsuka ら[18]は，森林歩行によって，インスリン非依存性糖尿病患者の血糖値が低下することを明らかにしている．そのほか，Kim ら[19]は，森林環境で行う認知行動療法は，病院で行う心理療法に比べ，うつ病の緩和に効果的であることを報告している．

高血圧者を対象とした森林内滞在が生理的リラックス効果をもたらすことも報告されている．Mao ら[20]は 7 日間の森林セラピープログラムにより，血圧が低下し，心血管疾患の病理学的指標の得点が減少することを報告している．また，Sung ら[21]は，8 週間の森林セラピープログラムの参加後，唾液中コルチゾール濃度が低下し，生活の質（QOL）が向上することを明らかにしている．しかし，森林内短時間滞在が高血圧者に与える影響を明らかにした研究例はない．

そこで，Song ら[22]は，中年期から高年期の高血圧者に対する森林歩行の影響について，心拍のゆらぎ計測による自律神経活動（交感・副交感神経活動）ならびに心拍数を指標として明らかにした．被験者は，男性高血圧者 20 名（平均 58.0 歳，収縮期血圧 151.2 mmHg，拡張期血圧 90.7 mmHg）とし，17 分間の歩行を長野県上松町の森林部ならびに都市部で実施した（図 2.3）．その結果，森林部歩行によって，都市部歩行に比べ，①副交感神経活動が高まり，リラックス状態になること，②心拍数が減少することが認められた．また，主観評価においても，森林部歩行は，都市部歩行に比べ，快適で，自然で，リラックスすると印象され，気分状態が改善されることが認められた．以上より，森林における短時間の歩行は，男性高血圧者に対して生理的・心理的リラックス効果をもたらすことが明らかとなった（当研究は（公財）車両競技公益資金記念財団の調査研究事業として実

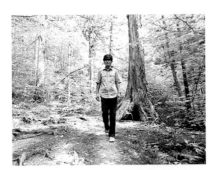 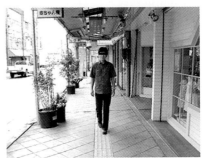

図 2.3　森林部ならびに都市部における歩行風景[22]

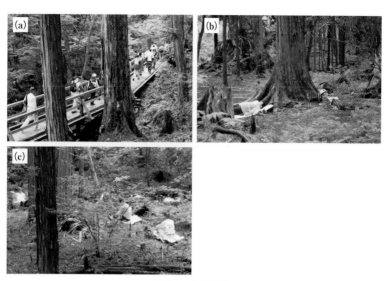

図 2.4 実験風景[23]
(a) 散策, (b) ヒノキ下仰臥位, (c) 座位.

施した).

また, Ochiai ら[23] は男性高血圧者 9 名 (平均 56.0 歳) を対象として, 10 時 30 分から 15 時 05 分まで森林内で活動する森林セラピープログラムの影響を明らかにした. 長野県上松町の森林で行い (図 2.4), 生理計測は, 森林セラピープログラム終了後に実施した. 日常生活時との比較を行うため, 前日の同時刻に計測を行った. その結果, 森林セラピーによって, 収縮期血圧は 140.1 mmHg から 123.9 mmHg に低下し, 拡張期血圧は 84.4 mmHg から 76.6 mmHg に低下した. さらに, ストレス状態で高まる尿中アドレナリン濃度と血中コルチゾール濃度も低下した. 以上より, 数時間の森林セラピープログラムは, 男性高血圧者に対して生理的リラックス効果をもたらすことが明らかとなった (当研究は (公財) 車両競技公益資金記念財団の調査研究事業として実施した).

さらに, 宋ら[24] は血圧の高い社会人を対象とし, 鳥取県智頭町における 1 泊 2 日の森林セラピープログラムがもたらす生理的効果を明らかにした. 被験者は都市部在住の社会人 17 名 (平均 47.7 歳) とし, 森林セラピー 3 日前 (自宅ならびに社内), 森林セラピー 2 日目 (森林内), 森林セラピー後 1, 3, 5 日 (自宅なら

びに社内）における計測を実施した．測定指標は，生理指標として，収縮期血圧ならびに拡張期血圧を用い，朝食前，昼食前，夕食前に計測した．収縮期血圧においては，いずれにおいても3日前に比べ，森林セラピー時血圧が低下することがわかった．さらに，「昼食前」においては，3日前の計測時（130.6 mmHg）と比較し，森林セラピー時（116.5 mmHg）ならびに3日後（123.6 mmHg）において低下した．拡張期血圧においても，同様の結果が得られた．以上より，森林セラピープログラムにより，①収縮期血圧ならびに拡張期血圧が低下し，②収縮期血圧については，森林セラピー終了3日後まで継続することが明らかとなった．

c. 嗅覚刺激実験

植物由来の嗅覚刺激は，日常生活に簡便に取り入れられる「自然」として高い関心を集めており，数多くの研究がなされている．しかし，そのにおい成分が人体に及ぼす影響に関する検討は少ないのが現状である．本項においては，スギやマツなどの樹木から揮発する代表的な森林由来成分である α-ピネンとリモネンがもたらす嗅覚刺激が人体に及ぼす影響について紹介する．

まず，α-ピネンに関する研究結果を示す．Tsunetsugu ら[25]は α-ピネンの嗅覚刺激によって収縮期血圧が低下し，前頭前野活動が鎮静化することを明らかにしているが，心拍変動性を指標として用いた報告はなされていない．そこで，女子大学生13名（平均21.5歳）を被験者とし，人工気候室（温度25℃，湿度50%，照度230 lx）において α-ピネン吸入実験を実施した[26]．α-ピネン 20 μL を金属容器内の 24 L のにおい袋に注入し，鼻下約 10 cm から 3 L/分にて 90 秒間供給することとし，コントロールは空気のみとした．生理指標は心拍変動性，心拍数とし，主観評価は簡易型 SD 法とした．その結果，α-ピネンによる嗅覚刺激によって，リラックス状態において高まることが知られている副交感神経活動が上昇すること，心拍数が減少すること，「快適感」が高まることが認められた．以上より，代表的な森林由来成分である α-ピネンの嗅覚刺激は生理的・主観的リラックス状態をもたらすことが明らかになった．

一方，Joung ら[27]は，同じく森林由来の代表的なにおい成分のひとつであるリモネンの嗅覚刺激が及ぼす影響について報告している．リモネンは，レモン，オレンジ，グレープフルーツならびにライムなどの柑橘類の皮にも含まれ，香水，化粧品として利用されている[28]．吸入実験は，女子大学生13名（平均21.5歳）を被験者とし，人工気候室（温度25℃，湿度50%，照度230 lx）において実施し

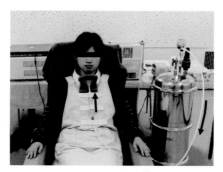

図 2.5　実験風景[27]

た．嗅覚刺激は，リモネン 60 μL を金属容器内の 24 L のにおい袋に注入し，鼻下約 10 cm から 3 L/分にて 90 秒間供給することによって行い，コントロールは空気のみとした（図 2.5）．生理指標は心拍変動性，心拍数とし，主観評価は簡易型 SD 法とした．その結果，リモネンによる嗅覚刺激によって，副交感神経活動が上昇し，心拍数は減少した．また，主観評価においては，快適であると評価された．つまり，リモネンの嗅覚刺激によって，生理的にリラックスし，快適であると感じられていることがわかった．

　また，Tsunetsugu ら[25]は，男子大学生 17 名を対象としてリモネン吸入結果を報告している．リモネンの濃度は 10 μL/30 L とし，鼻下約 15 cm から 3 L/分にて 90 秒間供給した．毎秒血圧を計測し，主観評価は簡易型 SD 法を用いた．その結果，収縮期血圧においてリモネンの吸入開始後 20 秒程度で血圧が低下し始め，33～44 秒において有意な低下を示し，その後も低く推移した．主観評価においては，快適で，鎮静的であると評価された．

　以上より，代表的な森林由来成分であるリモネンの嗅覚刺激は生理的・主観的リラックス状態をもたらすことが明らかになった．　　　　　　　［宋　チョロン］

引用文献

1) 宮崎良文（2009）．森林浴から森林医学へ．森林医学 II ―環境と人間の健康科学―（大井玄，宮崎良文ほか（編）），23-32，朝倉書店．
2) 森林セラピー®総合サイト．http://www.fo-society.jp/
3) Song C, Park BJ et al. (2015). Physiological and psychological effects of walking around

and viewing a lake in a forest environment. *J Korean For Soc*, **104**(1), 140-149 (in Korean).
4) Park BJ, Miyazaki Y *et al.* (2007). Physiological effects of Shinrin-yoku (taking in the atmosphere of the forest)—Using salivary cortisol and cerebral activity as indicators. *J Physiol Anthropol*, **26**(2), 123-128.
5) Tsunetsugu Y, Miyazaki Y *et al.* (2007). Physiological effects of Shinrin-yoku (taking in the atmosphere of the forest) in an old-growth broadleaf forest in Yamagata Prefecture, Japan. *J Physiol Anthropol*, **26**(2), 135-142.
6) Lee J, Miyazaki Y *et al.* (2009). Restorative effects of viewing real forest landscapes, based on a comparison with urban landscapes, *Scand J Forest Res*, **24**(3), 227-234.
7) Park BJ, Miyazaki Y *et al.* (2009). Physiological effects of forest recreation in a young conifer forest in Hinokage town, Japan. *Silva Fenn*, **43**(2), 291-301.
8) Park BJ, Miyazaki Y *et al.* (2010). The physiological effects of Shinrin-yoku (taking in the forest atmosphere or forest bathing) : Evidence from field experiments in 24 forests across Japan. *Environ Health Prev Med*, **15**(1), 18-26.
9) Tsunetsugu Y, Miyazaki Y *et al.* (2010). Trends in research related to "Shinrin-yoku" (taking in the forest atmosphere or forest bathing) in Japan. *Environ Health Prev Med*, **15**(1), 27-37.
10) Lee J, Miyazaki Y *et al.* (2011). Effect of forest bathing on physiological and psychological responses in young Japanese male subjects, *Public Health*, **125**(2), 93-100.
11) Park BJ, Miyazaki Y *et al.* (2011). Relationship between psychological responses and physical environments in forest settings. *Landscape Urban Plan*, **102**, 24-32.
12) Lee J, Miyazaki Y *et al.* (2012). Nature therapy and preventive medicine. *Public Health —Social and Behavioral Health* (Maddock JR (ed.)), 325-350, InTech.
13) Park BJ, Miyazaki Y *et al.* (2012). Effects of a forest environment on physiological relaxation using the results of field tests at 35 sites throughout Japan. *Forest Medicine* (Li Q (ed.)), 55-65, Nova Science Publishers.
14) Song C, Miyazaki Y *et al.* (2013). Physiological and psychological impacts of walking stress in an urban environment on young males. *J Geogr Nat Disast*, **3**, 113.
15) Tsunetsugu Y, Miyazaki Y *et al.* (2013). Physiological and psychological effects of viewing urban forest landscapes assessed by multiple measurement. *Landscape Urban Plan*, **113**, 90-93.
16) Tsunetsugu Y, Miyazaki Y (2005). Measurement of absolute hemoglobin concentrations of prefrontal region by near-infrared time resolved spectroscopy : Examples of experiments and prospects. *J Physiol Anthropol Appl Human Sci*, **24**, 469-472.
17) Lee JY, Lee DC (2014). Cardiac and pulmonary benefits of forest walking versus city walking in elderly women : A randomised, controlled, open-label trial. *Eur J Integr Med*, **6**, 5-11.
18) Ohtsuka Y, Takayama S *et al.* (1998). Shinrin-Yoku (forest-air bathing and walking) ef-

fectively decreases blood glucose levels in diabetic patients. *Int J Biometeorol*, **41**, 125-127.
19) Kim W, Woo JM et al. (2009). The effect of cognitive behavior therapy-based psychotherapy applied in a forest environment on physiological changes and remission of major depressive disorder. *Psychiat Investig*, **6**, 245-254.
20) Mao GX, Yan J et al. (2012). Therapeutic effect of forest bathing on human hypertension in the elderly. *J Cardiol*, **60**, 495-502.
21) Sung J, Chung EJ et al. (2012). The effect of cognitive behavior therapy-based "Forest Therapy" program on blood pressure, salivary cortisol level, and quality of life in elderly hypertensive patients. *Clin Exp Hypertens*, **34**, 1-7.
22) Song C, Miyazaki Y et al. (2015). Effect of forest walking on autonomic nervous system activity in middle-aged hypertensive individuals：A pilot study. *Int J Environ Res Public Health*, **12**, 2687-2699.
23) Ochiai H, Miyazaki Y et al. (2015). Physiological and psychological effects of forest therapy on middle-aged males with high-normal blood pressure. *Int J Environ Res Public Health*, **12**, 2532-2542.
24) 宋　チョロン，宮崎良文ほか（2014）．森林セラピー社会人プログラムにおける生理的・主観的効果．日本生理人類学会誌，**19**(1)，148-149.
25) Tsunetsugu Y, Miyazaki Y et al. (2012). Physiological effects of visual, olfactory, auditory, and tactile factors of forest environments. *Forest Medicine* (Li Q (ed.))，169-181, Nova Science Publishers.
26) 宋　チョロン，宮崎良文ほか（2014）．植物由来成分α-ピネンの嗅覚刺激がもたらす生理的影響．日本生理人類学会誌，**19**(2)，65.
27) Joung D, Miyazaki Y et al. (2014). Physiological and psychological effects of olfactory stimulation with D-Limonene. *Adv Hort Sci*, **28**(2), 90-94.
28) Bakkali F, Idaomr M et al. (2008). Biological effects of essential oils. A review, *Food Chem Toxicol*, **46**, 466-475.

2.1.2　免疫機能改善効果
a.　森林滞在実験
(1) はじめに

　森林環境は，その静かな雰囲気，美しい景観，穏やかな気候，清浄な空気および特有な香りなどの要素で古くから人々に好まれている．森林浴は五感（視覚・嗅覚・聴覚・触覚・味覚）を刺激してその効果を発揮する．最近では森林散策を通して森林のもつ癒し効果を人々の健康増進・疾病予防に活用する傾向が強くなってきている．

　では，なぜ森林浴が必要であろうか？　その背景は現代社会にみちあふれている

ストレスに関係がある．厚生労働省の「労働者健康状況調査」によれば，「強い不安，悩み，ストレスがある」労働者の割合は 1980 年代からずっと 50％を超えており，年々増加の傾向を示している．ストレスが高血圧，狭心症，心筋梗塞，消化性潰瘍，過敏性腸症候群，うつ・不安障害，アルコール依存症，パニック障害，摂食障害などの病気を発症・増悪させることも報告されている．さらに 2011 年中の自殺者数の総数は 3 万 513 人で，1998 年以来 14 年連続で 3 万人を超えた．2013 年では原因・動機を特定できた自殺のうち，いちばん多いのが「健康問題」(13680 人，50.1％）で，なかでも「うつ病」がいちばん多い（5832 人，21.3％）．この状況の中で人々の健康管理が大きな社会問題になっており，有効な予防対策が求められている．そういう背景で現在森林セラピーは，新しい健康増進・疾病予防法として大きく注目されている[1]．

NK（natural killer）細胞，すなわちナチュラルキラーはその名称の通り，がん細胞を自然に殺す細胞（天然殺し屋）であり，腫瘍細胞の発生・増殖・転移を抑制する免疫学的監視機能をもっている．一方でストレスが NK 活性を抑制することは多数の研究によって証明された[2]．

以上の背景をふまえて，筆者は森林セラピーがストレスを低減し，ストレスによる NK 活性の抑制を解除し，NK 活性を上昇（回復）させる予防医学的効果があるのではないかという仮説を立て，森林セラピーによる生体免疫機能への影響に関する研究を実施してきた[1, 3-9]．

(2) 森林セラピーによる NK 細胞機能への効果

森林セラピーによるヒト NK 細胞機能への効果を調べるために，まず 2005 年 9 月上旬に長野県飯山市の森林遊歩道で森林浴実験を実施した．森林浴実験の対象者は，東京都内大手企業に勤める 35〜56 歳の健常な男性社員 12 名である．研究に先立ち，日本医科大学の倫理委員会の承認を受けた．測定項目は NK 活性，NK 細胞数，NK 細胞内の抗がんタンパク質，ストレスホルモン，感情・気分・疲労自覚症状を表すアンケート調査，万歩計による運動量などである（NK 細胞活性の測定方法は 3.1.8 項参照）．

対象者は長野県飯山市の森林環境中に 2 泊 3 日滞在し，それぞれ 3 か所の森林遊歩道を散策した．1 日目の朝，東京を出発し，午前中現地に到着し，午後から最初の 2.5 km の雑木林の森林遊歩道を 2 時間かけて散策した．散策については各対象者の日頃の運動量を考慮した上で，散策コースと距離を設定し，散策途中

に数回休憩をとった.宿泊地は森林遊歩道の近くのホテルとした.2日目の朝8時に採血して,血液を日本医科大学に持ち帰り各種検査を行った.対象者は引き続き午前2時間（ブナ林）,午後2時間（スギ林）ずつ,それぞれ2.5kmの森林遊歩道を散策した.3日目の朝8時に採血して,血液を日本医科大学に持ち帰り同様の検査を行った.また,対照として森林浴前のデータを出発の3日前に東京の職場などで採取した.

その結果,森林セラピー後1日目と2日目のNK活性およびNK細胞数はいずれも森林セラピー前より有意に高いレベルを示し,さらに森林セラピー後2日目は1日目よりも有意に高いレベルを示し,森林セラピーはNK活性およびNK細胞数を上昇させたことが明らかとなった[1,3].

一般的に運動がヒトのNK活性およびNK細胞数に影響を与えると報告されているが,今回の実験では,各被験者の森林浴時および旅行日の運動量を平日の運動量にあわせて設定したため,運動による影響が排除されると考えられる.またNK活性の日内変動の影響を排除するために,今回の実験では,採血時間はすべての調査日において朝8時とした.飲酒によるNK細胞機能への影響を排除するために,対照日も含めてすべての実験期間中に被験者全員に禁酒してもらった.したがって今回の森林セラピー後のNK活性およびNK細胞数の上昇は森林セラピーによるものと考えられる.

(3) 都市旅行によるNK細胞機能への効果

一方で森林セラピーによって上昇したNK活性は,旅行による転地効果であるか,それとも森林環境による効果であるかという質問が提起された.この質問に回答するために,森林セラピー実験の対照実験として一般旅行によるNK細胞機能への影響を検討した.一般旅行として,東京・長野間とほぼ同じ距離にある緑の少ないN市の都市部に2泊3日滞在した.対象者は,全員が森林セラピー実験のメンバーであり,散策時間,散策距離,ホテルでの生活様態および測定項目はすべて森林セラピー実験と同様であった.1日目の朝,東京を出発し,午前中現地に到着し,午後から緑の少ない2.5kmの観光コースを2時間かけて散策した.宿泊地は都市部のホテルとした.2日目の朝8時に採血して,血液を日本医科大学に持ち帰り各種検査を行った.対象者は引き続き午前2時間,午後2時間ずつ,それぞれ緑の少ない2.5kmの観光コースを散策した.3日目の朝8時に採血して,血液を日本医科大学に持ち帰り同様の検査を行った.その結果,一般旅行に

よるNK活性への影響は認められなかった[1,4)].

(4) 森林セラピーによるNK活性上昇の機序

NK細胞は，主に3種類の抗がんタンパク質パーフォリン，グラニューライシン，グランザイムを放出してがん細胞を傷害するとされている．NK細胞の機能が高まれば，生体の抗がん能力も高まる．

森林セラピーによるNK活性上昇のメカニズムを検討するために，NK細胞内の抗がんタンパク質のレベルを測定した．その結果，NK細胞内の抗がんタンパク質はいずれも森林セラピー後に森林浴前より有意に高レベルを示し，森林セラピーがNK細胞内の抗がんタンパク質を増加させたことが明らかとなった．これは，森林セラピーがNK細胞内の抗がんタンパク質の増加を介してNK活性を上昇させたことを示した結果である[1,3-9)]．一方で，一般旅行によるNK細胞内の抗がんタンパク質への影響は認められなかった[1,4)]．

(5) 森林セラピーの持続効果

2005年の研究では，森林セラピーがヒトNK細胞数および細胞内の抗がんタンパク質を増加させ，NK活性を上昇させることが明らかとなったが，この効果はどれぐらい持続できるだろうか？

この質問に回答するために，2006年9月上旬に森林浴発祥の地である長野県上松・赤沢自然休養林で2回目の森林セラピー実験を実施した．実験の対象者は，ほぼ全員が2005年森林セラピー実験の対象者であり，東京都内大手企業に勤める35〜56歳の健康な男性社員および大学の職員12名である．測定・調査項目も2005年の実験と同様であった．

対象者は赤沢自然休養林の森林環境中に2泊3日滞在し，それぞれ3か所の森林遊歩道を散策した．1日目の朝，東京を出発し，午前中現地に到着し，午後から最初の2.5kmのヒノキの森林遊歩道を2時間かけて散策した．宿泊地は森林遊歩道の近くのホテルとした．2日目の朝8時に採血して，血液を日本医科大学に持ち帰り各種検査を行った．対象者は引き続き午前と午後2時間ずつ，それぞれ2.5kmの森林遊歩道を散策した．3日目の朝8時に採血して，血液を日本医科大学に持ち帰り同様の検査を行った．森林セラピーの持続効果を調べるために森林セラピー後1週間と1か月にそれぞれ採血してデータを採取した．

図2.6に示されたように，森林浴がNK細胞数（図2.6右）および細胞内の抗がんタンパク質の増加によってヒトNK活性（図2.6左）を上昇させることが再

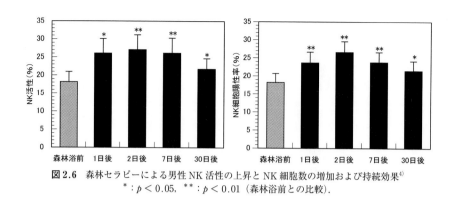

図 2.6 森林セラピーによる男性 NK 活性の上昇と NK 細胞数の増加および持続効果[4]
* : $p < 0.05$, ** : $p < 0.01$ （森林浴前との比較）.

度確認された．さらに森林セラピー後1か月経過しても被験者のNK活性，NK細胞数，細胞内の抗がんタンパク質が森林セラピー前よりも有意に高いレベルを示し，森林セラピーの持続効果が認められた[1,4]．これは，月に1回森林セラピーをすれば，生体は常に高い免疫機能を維持できることを意味し，予防医学において非常に重要な意味をもっている．

(6) 女性における森林セラピーの効果

2005年と2006年の研究では，男性被験者において森林セラピーがヒトNK細胞数および細胞内の抗がんタンパク質の増加によって，NK活性を上昇させ，持続効果があることが明らかとなったが，女性においても同様な効果が得られるだろうか？

この質問に回答するために，2007年9月上旬に長野県信濃町の癒しの森で3回目の森林セラピー実験を実施した．森林セラピー実験の対象者は，東京都内大学病院に勤務する25～43歳の健常な女性看護師13名である．測定項目も2005年の実験と同様であった．さらに血清中女性ホルモンの濃度も測定した[5]．

対象者は信濃町の癒しの森の森林環境中に2泊3日滞在し，それぞれ3か所の森林遊歩道を散策した（図2.7）．1日目の朝，東京を出発し，午前中現地に到着し，午後から最初の2.5kmの森林遊歩道を2時間かけて散策した．宿泊地は森林遊歩道の近くのホテルとした．2日目の朝8時に採血して，血液を日本医科大学に持ち帰り各種検査を行った．対象者は引き続き午前と午後2時間ずつ，それぞれ2.5kmの森林遊歩道を散策した．3日目の朝8時に採血して，血液を日本医科大学に持ち帰り同様の検査を行った．

2.1 森林セラピー

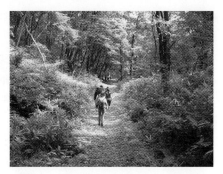

図2.7 女性被験者が森林セラピーを楽しむ

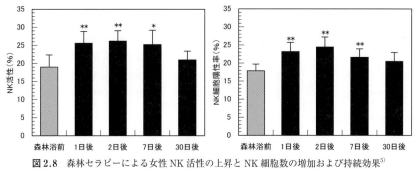

図2.8 森林セラピーによる女性NK活性の上昇とNK細胞数の増加および持続効果[5]
*: $p < 0.05$, **: $p < 0.01$ （森林浴前との比較）.

図2.8に示されたように，森林セラピーは，NK細胞数（図2.8右）および細胞内の抗がんタンパク質の増加によって女性のNK活性（図2.8左）を上昇させることが明らかとなり，男性と同様の効果が示された．さらに森林セラピーによる女性のNK活性の上昇，NK細胞数および細胞内の抗がんタンパク質の増加において持続効果があることも明らかとなった[1,5]．

(7) 森林セラピーによる尿中ストレスホルモンへの影響

これまで尿中アドレナリンは精神的ストレスのマーカーとして，尿中ノルアドレナリンは身体的ストレスのマーカーとして看護作業，自動車運転作業および精神的作業など様々な作業負荷によるストレスへの評価に応用されてきた[1]．森林浴による尿中アドレナリンおよびノルアドレナリンへの影響についての報告は見当たらない．筆者らはこれらのストレスマーカーを用いて森林浴によるリラック

スおよびストレス軽減効果を評価した．その結果，男女に関係なく，森林セラピーは，有意に尿中アドレナリンの濃度を低下させたが，一方で，一般旅行による有意な尿中アドレナリン濃度の低下は認められなかった．さらに女性において森林セラピーは，有意に尿中ノルアドレナリンの濃度を低下させることも明らかとなった[4-10]．これは森林セラピーがヒトをリラックスさせ，ストレスを減少させた最も重要な証拠である．

ストレスがNK活性を抑制することはすでに多数の研究に証明されており[2]，これらの結果は，森林セラピーがストレスホルモン分泌の減少によるストレス軽減を介してストレスによるヒトNK活性の抑制を解除し，結果的にヒトNK活性を上昇（回復）させることを示唆したものである．

(8) まとめ

森林セラピーは男女に関係なく，ストレスホルモンを減少させ，ヒトNK細胞数および細胞内の抗がんタンパク質の増加をもたらし，NK活性を上昇させることが明らかとなった．したがって森林セラピーは，がんの予防効果に寄与することが期待される．

b. ホテル滞在実験

2005年から2007年までに行ってきた森林滞在実験で，森林セラピーは，男女に関係なくNK細胞数および細胞内の抗がんタンパク質の増加によってNK活性を上昇させ，さらに持続効果があることを明らかにした[1,3-9]．では森林環境のどのような要素が生体免疫機能増強に寄与しただろうか？　森林由来のフィトンチッド（phytoncide）は嗅覚的森林環境要素として注目されている．

筆者は森林環境中の嗅覚刺激要素として森林の特有の香りを有するフィトンチッドがNK活性を上昇（回復）させる効果があるのではないかという仮説を立て，フィトンチッドによる生体免疫機能への効果を調べた[11,12]．まず *in vitro*（試験管内）法を用いて森林由来のフィトンチッド（ヒノキ材油，ヒノキ葉油，ヒバ材油，スギ材油，タイワンヒノキ材油，α-ピネン，D-リモネン，1,8-シネオール）がヒトNK細胞機能にもたらす効果について検討し，以下のことを明らかにした．①フィトンチッドが直接にヒトNK細胞内抗がんタンパク質パーフォリン，グラニューライシンおよびグランザイムの増加によってNK活性を上昇させる[11]．これはフィトンチッドが健常なヒトにも効果があることを示唆し，サプリメント（健康食品）の機能として期待される．②フィトンチッドで前もってヒトNK細胞を処

理することによってNK細胞の免疫抑制剤に対する抵抗力が高められた[11]．これはフィトンチッドにワクチンのような効果があることを示唆し，病気の予防機能として期待される．③さらに免疫抑制剤で前もってヒトNK細胞を処理することによってNK活性を低下させた後，フィトンチッドでヒトNK細胞を処理することによって，低下したNK活性が部分的に回復する．免疫機能低下の患者に向けた免疫賦活剤としての機能が期待される[11]．

以上の *in vitro*（試験管内）の結果を検証するために2008年にホテル滞在実験を行い，*in vivo*（生体内）におけるフィトンチッドの免疫機能増進効果を検討する目的でヒノキ精油（フィトンチッド）の室内曝露による免疫機能への影響を調べた[12]．

(1) 対象者と方法

本研究の対象者は，都内医科大学勤務の男性教員12名で，年齢37～60歳である．測定項目はNK活性，NK細胞数，リンパ球内抗がんタンパク質パーフォリン，グラニューライシンおよびグランザイムAとBのレベル，末梢血白血球計数，尿中アドレナリンとノルアドレナリン濃度，アンケート調査（疲労自覚症状とPOMSなど），睡眠状況および運動量などである．本研究は日本医科大学の倫理委員会にて承認され，本研究の実施にあたっては，全被験者から文書でインフォームド・コンセントの手続きをとった．対象者は都内ホテルに宿泊し，加湿器タイプの噴霧器にて室内に木曽ヒノキ精油を連続発散させ，一定のフィトンチッド濃度を維持した．1日目の朝食前に採血（8時半），採尿，アンケート類の記入を行い，宿泊前のデータとした．その後，被験者は通常通りに勤務し，18～19時に入室した．曝露時間は，18～19時の入室時から翌朝の出勤時間までとした．翌日朝起床後，採尿とアンケート類の記入を行い，朝食後に通常通り勤務し，連続して3泊した．最終日の朝食前に採血（8時半），採尿，アンケート類の記入を行い，実験を終了した．実験期間中に宿泊した客室空気中のフィトンチッド濃度，温度および湿度は，連続測定した．なお実験期間中にすべての被験者が飲酒を控えた．

(2) 結果および考察

室内のフィトンチッド濃度は α-ピネンが0.76 ppm，トータルが1.67 ppmであった．この濃度ではフィトンチッドが生体に有害影響を与えないことを確認した．また，図2.9に示されたように，ヒノキ精油曝露がヒトNK細胞数およびリンパ

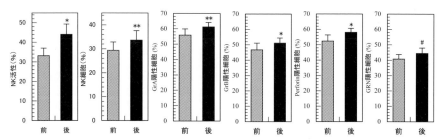

図 2.9 ホテル滞在による NK 活性, NK 細胞数, リンパ球内抗がんタンパク質への影響[12]
GrA/B：グランザイム A/B, GRN：グラニューライシン. ＊：$p<0.05$, ＊＊：$p<0.01$（滞在前との比較）.

球内の抗がんタンパク質パーフォリン, グラニューライシン, グランザイムの増加をもたらし, NK 活性を上昇させることが明らかとなった. 一方ホテル滞在のみはこれらの指標への影響を認めなかった[4]. さらに, ヒノキ精油曝露がストレスホルモンアドレナリンを減少させ, 疲労回復効果があることがわかった.

以上の結果から, ヒノキ精油による直接的な作用および嗅覚神経への刺激を介した間接的な作用がこれらの効果に寄与したと推測される. したがって森林由来のフィトンチッドは嗅覚的森林環境要素として森林セラピーの効果に寄与すると考えられる.

(3) まとめ

森林からのフィトンチッドは2つの機序で NK 細胞を活性化させたと考えられる. 1つ目はフィトンチッドが呼吸を通して吸入され, 血液に入り, 直接に NK 細胞に作用した. 2つ目はフィトンチッドが嗅覚神経を通して脳の沈静化をもたらし, 自律神経のバランスを制御することによってストレスホルモンの分泌を抑え, NK 細胞の活性化に寄与した[11-13].

c. 全体結論

森林セラピーは男女に関係なく, ストレスホルモンを減少させ, ヒト NK 細胞数および細胞内の抗がんタンパク質の増加をもたらし, NK 活性を上昇させることが明らかとなった. 森林由来のフィトンチッドは嗅覚的森林環境要素として森林セラピーの効果に寄与すると考えられる. 森林セラピーは NK 活性を上昇させ, がんの予防効果に寄与することが期待される.　　　　　　　　　　　　　　　　　　　　　　　　　　［李　卿］

引用文献

1) Li Q (2012). *Forest Medicine*. Nova Science Publishers.
2) Li Q, Kawada T *et al.* (2005). Effect of electric foot shock and psychological stress on activities of murine splenic natural killer and lymphokine-activated killer cells, cytotoxic T lymphocytes, natural killer receptors and mRNA transcripts for granzymes and perforin. *Stress*, **8**, 107-116.
3) Li Q, Kawada T *et al.* (2007). Forest bathing enhances human natural killer activity and expression of anti-cancer proteins. *Int J Immunopathol Pharmacol*, **20**, 3-8.
4) Li Q, Krensky AM *et al.* (2008). Visiting a forest, but not a city, increases human natural killer activity and expression of anti-cancer proteins. *Int J Immunopathol Pharmacol*, **21**, 117-127.
5) Li Q, Miyazaki Y *et al.* (2008). A forest bathing trip increases human natural killer activity and expression of anti-cancer proteins in female subjects. *J Biol Regul Homeost Agents*, **22**, 45-55.
6) Li Q, Kagawa T *et al.* (2010). A day trip to a forest park increases human natural killer activity and the expression of anti-cancer proteins in male subjects. *J Biol Regul Homeost Agents*, **24**, 157-165.
7) 李　卿 (2009). 免疫機能と森林セラピー. 森林医学 II ―環境と人間の健康科学―（大井玄，宮崎良文ほか（編）），98-120，朝倉書店.
8) Li Q, Kawada T (2011). Effect of forest environments on human natural killer (NK) activity. *Int J Immunopathol Pharmacol*, **24**(S1), 39S-44S.
9) Li Q (2010). Effect of forest bathing trips on human immune function. *Environ Health Prev Med*, **15**, 9-17.
10) Li Q, Kagawa T *et al.* (2011). Acute effects of walking in forest environments on cardiovascular and metabolic parameters. *Eur J Appl Physiol*, **111**, 2845-2853.
11) Li Q, Morimoto K *et al.* (2006). Phytoncides (wood essential oils) induce human natural killer cell activity. *Immunopharmacol Immunotoxicol*, **28**, 319-333.
12) Li Q, Miyazaki Y *et al.* (2009). Effect of phytoncide from trees on human natural killer function. *Int J Immunopathol Pharmacol*, **22**, 951-959.
13) 李　卿，川田智之 (2011). 森林セラピーによる「精神心理・神経系-内分泌系-免疫系」ネットワークへの影響. 日本衛生学雑誌，**66**，645-650.

2.1.3　代表的な森林セラピー基地紹介
a.　奥多摩町「おくたま巨樹に癒される森」
(1) 概要と目的
奥多摩町は，東京都の最西端に位置し，行政面積は東京都の約 1/10 にあたる

225.53 km² で，町全域が秩父多摩甲斐国立公園に含まれている．また，その面積の約 94％が森林で，山々と多くの渓谷がある自然環境豊かな町である．環境省の全国巨樹・巨木林調査では，千本あまりの巨樹が確認され，「日本一巨樹の多い町」でもあり，2008 年 4 月に東京都では初となる「森林セラピー基地」の認定を受けた．現在，町内には 5 つの「森林セラピーロード」があり，多彩なルートを楽しむことができ「おくたま巨樹に癒される森」として，訪れる人々のための「健康増進」や「リラックス効果」を目的とした事業を展開している．

本森林セラピーの目的は，①町民の健康維持・増進，②都市住民の健康維持・増進と病気予防，③来遊者の確保と増加，④来遊者の行動パターンの改革，⑤地域振興となる．

(2) 特徴

森林セラピーロードは，町認定の「森林セラピーアシスター」が案内する．ガイドウォーク中には，森の新鮮な空気を体の中に取り入れるための「奥多摩式森林呼吸法」や森の中でゆっくり時間を過ごすための「森のティータイム」，ノルディックウォーク，森林ヨガ，木工，陶芸，そば打ちなど様々な体験を用意している．なお，宿泊施設は町認定の「癒宿（ゆやど）」を整備し，星空浴や季節によってはホタル観賞などのナイトプログラムも可能である．また，町の独自事業として，町民や自治会を対象とした「町民健康づくり事業」も実施しており，地域住民の健康増進を図っている．

本森林セラピーロードは，①奥多摩湖いこいの路（奥多摩湖畔沿いの平坦なコース，距離 12 km），②奥多摩むかし道（歴史的な景勝地が多くある旧街道のコース，距離 9 km），③香りの道「登計トレイル」（森林セラピー専用に新設されたコース，距離 1.3 km），④鳩ノ巣渓谷遊歩道（駅から近い多摩川沿いのコース，距離 2.5 km），⑤川苔谷，百尋ノ滝探勝路（百尋ノ滝までの渓谷沿いの山岳コース，距離 1.8 km）の 5 つとなる．

(3) 森林セラピー事業と財団設立

奥多摩町第 4 期長期総合計画策定時（2004 年度）に，人口や観光客の減少，地域の振興を図るための方策を検討していた当時の担当職員が，偶然目にした雑誌に掲載されていたのが森林セラピーの特集であった．町を取り巻く環境が変化している中で唯一変わらない条件は，この自然と立地条件であり，その資源をどう活用するかを模索していた．当時の現代社会の状況をみると，ストレス過多によ

る心身の疲労とメタボリックシンドロームに代表される生活習慣病が大きな社会問題となっていた．このようなことから，町の自然，立地条件などを活用し，町民・都市住民の森林の癒し効果によるストレス解消や病気予防などの「こころと身体の健康維持・増進」に寄与し，また「地域振興」を図るため森林セラピー事業を推進することになり現在に至っている．

　さらに，以下に記す経緯で財団設立を行った．当初（2009年度）は，奥多摩町が直営で森林セラピー事業を行っていたが，体制の問題（町組織），料金徴収の問題（旅行業法）など，様々な問題が出てきたため，これらを解決するために2011年4月から新たに法人を設立し，運営を開始した．この法人は，「一般財団法人おくたま地域振興財団」で，町が100％出捐し旅行業法に基づく旅行業の資格を取得した財団となった．現在，財団は町からの委託を受け，森林セラピー事業を中心とした地域振興事業を展開している．

(4) 今後の展開

　奥多摩町の森林セラピー事業は，本格的な受け入れを開始してから7年目を迎え，徐々にではあるが参加者も増えてきている．また，リピーターが増えており，新鮮なプログラムの検討も行っている．今後，森林セラピー事業の分野では，企業などと連携をした福利厚生事業を展開していく必要があるが，この事業を長く継続させるため，焦らず少しずつ新しい取組みを行っていく所存である．

[徳王龍介]

b．上松町「赤沢自然休養林」
(1) 森林セラピー基地の活動

　上松町は長野県の南西部に位置し，古くから木曽ヒノキの産地として林業が盛んな地域であった．しかし住宅建築工法の変化や外材の輸入増加によって林業が衰退し，比較的早期に森林の新たな活用方法が試行されてきた場所でもある．1970年，町西部に広がる国有林内で赤沢自然休養林が運営を開始した．1982年に「森林浴」が提唱され，同年秋に国内初の森林浴イベントを開催したことから，赤沢は森林浴発祥の地となり，以降，森林鉄道の復活も集客に貢献し，年間10万人の利用者を受け入れつつ21世紀を迎えた．

　この頃，当町の観光事業は新たな方向性を模索していた．そんな折，森林セラピー事業立上げの全国シンポジウムが開催され，上松町でも森林がもたらす新たな可能性に着目し，第1期認定調査に名乗りをあげた．上松町の森林セラピーは

森林浴の延長線上にあり，従来の森林浴に健康面の説得力と発展性をもたせよう，というスタンスで始まった．

　2005年，第1期森林セラピー基地・ロードの認定調査が開始される頃，長野県立木曽病院の久米田茂喜院長（当時）が森林セラピーに関心を示された．地域医療に造詣が深く，また木曽という山間地の拠点病院運営に腐心されてきた久米田院長は，木曽地域の豊富な森林資源から健康への恩恵が受けられると知るや，木曽病院の取組みのひとつとして森林セラピー事業への協力を申し出てくださった．医療機関との連携に苦慮する基地・ロードが多い中，久米田院長の存在は上松町にとって大変幸運なことであった．

　翌2006年春，赤沢自然休養林が森林セラピー基地の認定を受けると，木曽病院の医師が赤沢を訪問する「森のお医者さん」が正式にスタートした．毎週木曜日のみではあるが，赤沢から病院への帰路に町内の無医地区（医療機関から一定以上離れた地域）も巡回し，森林セラピー基地は地域医療にも貢献している．また地元関係者の協力で，赤沢において日本医科大学・李 卿先生の生理実験調査も実施された．この調査では森林によるNK細胞の活性化を都市部と比較するとともに，その効果が4週間持続することも立証された（2.1.2項a(5)参照）[1]．

　2007年からは，木曽病院の検査機器を用いた人間ドックと森林浴を組み合わせた「森林セラピードック」の提供も開始された．個人向け滞在プランを医師が処方し，翌日，処方に従って森林ガイドが案内するため，本人に最適な無理のない森林浴を楽しむことができる．

(2) 今後の展望と課題

　赤沢自然休養林が森林セラピーの基地認定を受けてから10年が経過し，これからの展望には課題と希望の両面がみえる．

　課題は産業として定着するか否か．来訪者の多くは森林セラピーの効果に実感を抱いているものの，利用者数は必ずしも多くない．旅行会社に至っては「医療と名前がつくと観光商品として扱いかねる」とされ，なかなか商談に乗ってきてくれない．むしろ中間に事業者を挟まず，利用者と直接情報交換をした方が成果につながることも多い．せっかく森林セラピーの資格を取得された地元ガイドの方々のためにも，利用者は増やしたいところである．

　その一方で，都市部の女性のマイコプラズマ性ぜんそくが軽減されたり，高齢の男性に散歩の日課がつき家族が驚いたり，現場では興味深いできごとが続いて

2.1 森林セラピー

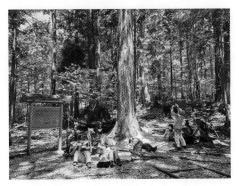

図2.10 医師と歩く森林セラピーロード

いる.また久米田先生の地域医療の夢が1つ実現し,木曽病院看護学校が准看護師制から正看護師制へと再編された.学科も2年から3年に充実し,1学年の環境論で森林セラピーの学習が設けられた.30時間の授業では講座のほか森林滞在も体験する.木曽病院の研修医も赤沢で研修を行っている.医療関係者の養成段階で正式に森林セラピーの授業が取り入れられたのは感慨深く,木曽での学習が優れた医療スタッフ養成に寄与できれば,この地域の医療の理想像に少し近づくと思われる.

久米田先生は名誉院長となられた現在でも,月に1回「医師と歩く森林セラピーロード」を開催して,森林セラピーの普及に尽力されている(図2.10).試行錯誤で取り組み始めた森林セラピー事業だが,予防医療としての位置づけが徐々に定着してきた.楽しく健康であり続ける滞在メニューを提供するよう心がければ,森林セラピーの信州・木曽版を販売できそうだ.ひとりでも多くの来訪者の生活に,ヒノキ精油製品や木製品など,この森由来の特産品を取り入れてもらえれば幸いである. 　　　　　　　　　　　　　　　　　　　　　　　　　［見浦　崇］

引用文献

1) 日本医科大学「意気健康」研究室レポート 森林医学. http://home.nms.ac.jp/magazines/ikikenko/kenkyu_forest.html

c. 智頭町「鳥取砂丘を育む源流の森」

智頭町は鳥取県の東南に位置し,周囲は1000m級の中国山脈の山々が連なり,

その山峡を縫うように流れる川が合流し，千代川となって日本海に注いでいる．町の総面積の9割以上がスギをはじめとする山林で，長い年月をかけて鳥取砂丘を育んだ"源流の森"が広がる．また，春にはソメイヨシノ，シャクナゲ，ドウダンツツジ，夏には清涼な緑，秋は紅葉，そして冬には雪化粧と，1年を通して町を彩る植物や，美しい自然にあふれている．

智頭町のキャッチフレーズは「みどりの風が吹く"疎開"のまち智頭」．ゆったり深呼吸できる豊かな自然空間と人々のつながりを育むまちづくりを行うとともに，"森は町の大切な財産"としてとらえ，森のもつ癒し効果に着目し，「森林セラピー」をまちづくりのメインテーマのひとつとして取組みを行っている．2010年4月1日に町全体が県内ではじめて森林セラピー基地として認定され，2011年7月30日のグランドオープンを果たし，現在，源流域に位置する芦津渓谷と智頭宿後方に広がる牛臥山の2か所に森林セラピーロードを整備している．

智頭町の森林セラピーの特徴は，降雨・降雪の多い気候が育んだ深い緑の森と豊富な清流とが織りなす渓谷美を同時に体感できるところである．また，智頭町の森林セラピーロードを代表する芦津渓谷（図2.11）は，西日本屈指の渓流で天然スギと広葉樹の混交林が四季を通して美しく，中国自然歩道から三滝ダム周辺を巡り，さらに源流域の渓谷へと続き，それぞれ異なる表情をみせる3コースが設定されている．

セラピープログラムでは，トレッキングや自然観察会ではない医学に裏づけさ

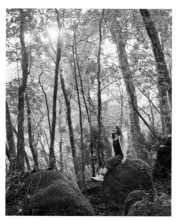

図 2.11　豊かな自然が広がる芦津渓谷の天然林

れた森林セラピー効果を追求するとともに，林業，農業，民泊とも連携しながら企業向け研修プログラムの提供を行っている．

たとえば「セラピー食」として，地元でとれた山菜や野菜などの食材を使い，"7つの誓い"（こだわり）の規定に基づいて栄養のバランスを考えた身体に優しい弁当・食事を町内の飲食店と共同で考案し，地元の天然水と素朴なセラピーおやつとともに森林セラピーを体験する客や，観光などで智頭町にくる客に提供している．

また，森林セラピーと連携して取組みを行っている「民泊」では，町内の民家に宿泊してもらい，町民と触れあいながら生活リズムを取り戻す滞在型プログラムを提供しており，心からくつろげる雰囲気で，あわただしい毎日を忘れて非日常空間の中でゆっくりと生活リズムを取り戻してもらう．

さらに智頭町では，産業医，キャリアコンサルティング技能士，産業カウンセラー，精神科医の協力を受け，「心の病」に対する予防・再発防止を支援するメンタルタフネス研修サービスを提供している企業と連携して，独自のメンタルヘルスプログラムを開発している（図 2.12）．2013 年には千葉大学と共同でメンタルヘルスプログラムの効果測定を行い，その結果は日本生理人類学会[1] ならびに日本衛生学雑誌[2] において発表されている．その結果，森林セラピープログラムにより血圧の低下を示し，収縮期血圧においては，その低下は森林セラピー終了 3 日後まで継続すること，主観的には，「自覚症状しらべ」における疲労症状が改善し，終了 5 日後までその効果が継続すること，POMS（「緊張」「抑うつ」「怒り」「活気」「疲労」「混乱」の 6 つの尺度から気分や感情を測定できるテスト）におけ

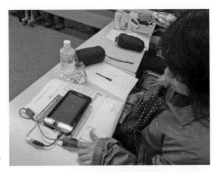

図 2.12　心拍変動性の計測

る気分状態が改善し,「緊張・不安」「混乱」の改善は,終了3日後まで継続することが明らかとなった.

智頭町の森林セラピーメンタルヘルスプログラムには4つのポイントがある.1つ目は,普段使わない筋肉を森林環境で使うことなどにより五感を刺激し,共同作業での声かけをするなど,コミュニケーション力,チームワーク力をアップするメニューがあること.2つ目は,心を込めて提供するセラピー弁当があること.3つ目は,自分のメンタルとフィジカルのバランスを計って,それを客観的にみることができるシステム「ライフスコア」を導入していること.最後に,1か月後,智頭町での効果を補完するため,都市部近郊でアフターフォロープログラムを実施できることである.

森林セラピー基地としてグランドオープンしてから,まだ4年目の智頭町であるが,医学に裏づけされたプログラムを追求する取組みは,高い新規性をもっている.ぜひ一度,智頭町の森林セラピーを体験してもらいたい. ［上月光則］

引用文献

1) 宋 チョロン,宮崎良文ほか(2014).森林セラピー社会人プログラムにおける生理的・主観的効果.日本生理人類学会誌,**19**(特別号2),148-149.
2) 池井晴美,宮崎良文ほか(2015).社会人を対象とした森林セラピープログラムの主観的効果.日本衛生学雑誌,**70**(2),161-166.

d. クレディセゾン「赤城自然園」

(1) 30年かけて再生した森

赤城山は上毛三山のひとつに数えられ,富士山に続いて2番目に裾野が長い山としても知られている.国定忠治の「赤城の山も今宵かぎり」の名台詞を思い起こす人も多いだろう.その赤城山の西麓,標高600〜700 mに総面積120 haを有する「赤城自然園」はあり,現在,セゾン・UCカードを発行するクレジットカード会社,(株)クレディセゾンがCSR活動のひとつとして運営している.もともとは,旧セゾングループが1980年代から故堤 清二氏の理念「人間と自然の共生」をテーマに開発を始め,およそ30年の歳月をかけて環境を整備し続け,マツやスギばかりの雑木林を種類豊富な樹木や花々が育ち,豊かな日本の四季に触れることができるよう再生した森である.今では,世界中から多種を集め東洋有数の規模を誇るシャクナゲ園(図2.13)もあれば,木々の中に山野草が可憐に咲く心地

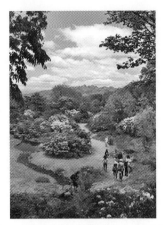

図 2.13 東洋有数の規模を誇るシャクナゲ園

よい森が広がり，昆虫や小動物がいきいきと棲み，自然を様々に楽しむことができる森として多くの人々が訪れている（現在は，敷地の約 1/2 にあたる 60 ha を一般開園している）．

(2) 森の特徴―様々な花々・樹木・生き物にであえる森―

地元の植生に配慮しながら，ほかの地の草木も含めて全体の 7 割ほどを植え替え，食草など生物多様性を目指した森づくりをしているのが特徴である．そのため重装備で登山してやっとであえるような山野草や違う地方の樹木など多種多様な植物が同居し，春から秋にかけて次々と見頃を迎えるそれらをひとところで楽しめる（図 2.14）．整備された遊歩道にはバーク（樹皮）が敷かれ，「足に優し

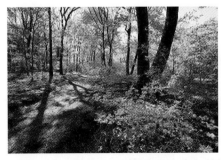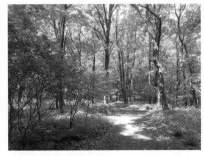

図 2.14 花々を楽しめる遊歩道（左）と森林セラピー実験ロード（右）

い」と同時に人が歩くところを示して極力柵を減らし,自然を楽しめるようにしている.一方,要所に東屋,水洗トイレ,ベンチ,テーブルなどを配して快適に散策できる環境を整えている.また,地下280 m から汲み上げた地下水を園内に配水して森を潤し,川や池を満たすことで年々自生するヘイケボタルが増え,その観賞をする「ナイトハイク」を提供したり,渡りをするチョウ「アサギマダラ」が好むフジバカマがいきいきと育つように工夫し,9月下旬から10月上旬にかけて数千頭にマーキングを行う生態調査を来園者とともに実施して,自然に触れる機会を提供している.ほかにもガイドツアー,てづくり工房,自然観察会,昆虫観察会,フォトコンテストなど,自然を楽しむプログラムが充実しており,リピーターも多い.2014年に「森林セラピー基地」に認定され,森林セラピー講座をはじめとするプログラムの拡充を図っている.また,健康増進イベントとして数百人規模の団体来園も増えている.

(3) 運営の特徴―新たな価値創造に挑む企業が運営する森―

(株)クレディセゾンは2009年に運営を引き継ぎ,自社の取引先をはじめ,行政や地元の施設と協力して,多くの人々に自然に触れる機会を提供し,地域活性化や感性豊かな社会づくりに取り組んでいる.森林セラピー基地の中では数少ない企業立自然園だが,多くの企業や団体,個人を巻き込み,赤城自然園をプラットフォームとしたコラボレーションによる新たな価値創造に挑んでいる.

[藤原聡子]

e. 福岡県内の森林セラピー基地

2008年4月に福岡県としては初の基地認定を受けたうきは市を筆頭に,ほぼ同時期に篠栗町,八女市の基地がオープンした.また2014年11月には豊前市が加盟し,県内計4基地で相互の情報共有および事業推進を図るための「福岡県森林セラピー基地ネットワーク会議」(以下,本協議会)を設立している.

本協議会設立の狙いは,先に述べたように,県内の事業参画自治体の担当者間で定期的な会議を開催し,各基地での取組みに関する情報共有を図ることである.また,県単位で事業を展開することにより基地間の協力体制の整備・強化を進め,単独基地への来訪者に対し,他基地への周遊を促すなどの波及効果の実現も可能となった.

本協議会内で2014年度現在までに取り組んだ事業の一例として,合同パンフレット制作事業・県外プロモーション活動・ガイドスキルアップ研修会などが挙げ

られる.

　合同パンフレットでは4つの基地の特色,見所,アクセスなどについて紹介をしており,来訪者が基地間で周遊できる内容となっている.また,県外プロモーション活動では基地担当者が県外の大手旅行会社やバス会社を訪問し,森林セラピーを含む観光素材を複合的にプランニングした企画バスツアーの造成に関する営業をかける.近年,「森林セラピー」というワードが全国的に普及してきた恩恵か,先方のエージェントの反応もよく,旅行商品造成という形で着実に成果が挙がってきており,観光的な分野においても今後の展開に期待がもてる.

　最後にソフト面の強化として,例年ガイドスキルアップ研修会を実施している.森林セラピーガイドは本事業の一翼を担う存在であり,その重要性は大きい.新規客がリピートするように,また,固定客が離れないよう,来訪者の期待値以上の満足度を感じさせるガイド技術が必要になる.

　この研修会では,招聘する専門講師と各基地で日頃ガイド業務を務める「森の案内人」たちが,実際に来訪者の応対をする際に注意すべき点や心がけていることなど,現場の生の声で討論しノウハウの向上につなげることを目的としている.近年では,自基地の強み・弱みを把握し,その範疇でどこまで顧客のニーズにあわせた案内ができるか,といった掘り下げた部分の高い水準でのディスカッションができるまでになっており,実際の案内業務中の様子をみても,内容の充実を感じることが多くなった.

　こういった取組みも「県内」という小さなネットワークだからこそフットワークが軽く,比較的スピーディに実行に移せるというメリットがある.

　また,日本全土で多くの自治体および関係機関が森林セラピーを推進し,基地数が増加し事業への理解が進む昨今では,地域ごとの差別化を図る動きが活発化しているため,来訪者に対し「1自治体単位」の個で提供するよりもむしろ,本協議会のような大きな受け皿でエリアの特色を押し出す方が,選ぶ側からみればわかりやすい.

　さて,遅ればせながらここで福岡県の4つの基地のうち,うきは市の森の特徴について紹介したい.うきは市は2008年に基地認定を受け翌年4月にグランドオープンを果たした.高低差に富んだ地形と筑後川の美しい水に恵まれ,平坦部には筑後平野が広がり,山麓部では果樹栽培が盛んに行われている.そして山間部は棚田や滝を含む森林により形成されており,森林セラピーロードとして活用さ

れている．ロードは「つづら棚田の散歩道」と「巨勢の源流の散歩道」の2種類があり，前者はつづら棚田周辺の森林を散策するコースで，日本棚田百選にも登録されている約300枚に及ぶ棚田を臨みながら歩けるのが大きな特徴である．また，後者の散歩道は途中，日本水源の森百選に認定されている調音の滝を眺めながら歩くことができるコースとなっており，ウォーキングの終盤にさしかかると，膝にかかる負担を軽減させるために敷きつめているヒノキとサクラの木材チップが，歩くたびに心地よい香りで楽しませてくれる．また，「食」についても地元の山でとれる山菜をふんだんに使用し，地産地消にこだわった「うきはのほっこり弁当」なるものを用意しており，どこか懐かしい田舎を味わえる．

「癒しの力をもつ森」と一概にいっても，県内4つの森はそれぞれが違う特色をもっており，もちろん生息する生き物や植物，花も違う．そういった各基地の「色」をさらに明確にすることにより，森林セラピーに興味のある人の趣向に沿った「入口」を広げることができるのではないかと考えている．

今後の展望として，観光・健康・環境の3つの視点（3K）から森林セラピーを活用することで，福岡県のみならず全国的な地域の活性化に寄与したい．

[久保田諒介]

2.2 公園セラピー

公園は，野外における身近な自然として，現在のストレス社会において，その利用価値が高まっている．しかし，そのリラックス効果については，経験的には知られているが，科学的データの蓄積はきわめて少ないのが現状である．本節においては，都市部ならびに郊外の公園がもたらす生理的効果について紹介する．

[宮崎良文]

2.2.1 生理的リラックス効果

多忙な生活を余儀なくされている現代人は，「身近に触れあうことができる自然」を求めている．都市緑地は現代人に接しやすい自然環境であり，都市環境を改善させる[1]．また，都市緑地は人間の生活を豊かにする重要な社会的・心理的利点を提供している[2-4]．勤務地の近くに緑地が存在するオフィスワーカーは緑地のない場合に比べ，職業満足度が高く，職業から受けるストレスは少ないことが

2.2 公園セラピー

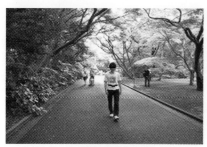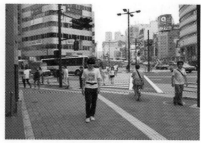

図 2.15 新宿御苑と新宿駅周辺における夏季歩行実験風景[5]

報告されている[3]．さらに，歩きやすい緑地の近くに居住している高齢者は，緑地が近くにない場合と比較して，生存率が高いことが報告されている[4]．このような状況下，都市緑地に注目が集まっているが，その生理的影響に関して，データ蓄積がきわめて少ないのが現状である．

そこで，2010 年の 7 月に，都市公園における歩行がもたらす生理的影響を明らかにすることを目的として実験を行った[5,6]．実験地は日本の代表的な都市緑地である新宿御苑とし，対照地は新宿駅周辺の都心部とした．新宿御苑における平均気温および湿度は 30.1℃，67%，新宿駅周辺においては 29.4℃，66%であった．被験者は日本人男子大学生 18 名とし，1 名ずつ 14 分間の歩行を都市緑地ならびに都心部において実施した（図 2.15）．生理指標として心拍変動性ならびに心拍数を用い，主観評価として「快適感」「鎮静感」「自然感」を用いた．その結果，新宿御苑における歩行は新宿駅周辺に比べ，①リラックス時に高まることが知られている副交感神経活動が高まり，②心拍数が減少し，③「快適感」「鎮静感」「自然感」が高まることがわかった．つまり，都市公園における歩行は，生理的ならびに主観的なリラックス効果をもたらすことが明らかになった．

さらに，公園歩行における季節の効果に関しても検討を行った[7-9]．冬季における実験[7]は，2012 年 11 月に千葉県立柏の葉公園（以下，公園）で行い，対照実験は公園近辺道路（以下，都市）の都市部で実施した．公園における温度および湿度はそれぞれ 13.8℃，51%であり，都市は 14.0℃，52%であった．被験者は日本人男子大学生 13 名とした．1 名ずつ 15 分間の歩行を公園ならびに都市において，帽子・手袋着用にて実施した（図 2.16）．測定指標は，生理指標として心拍変動性ならびに心拍数を用い，主観評価として簡易 SD による「快適感」「リラッ

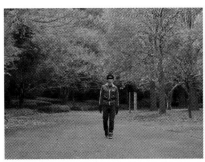 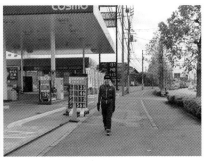

図 2.16　柏の葉公園と公園近辺道路における冬季歩行実験風景[7]

クス感」「自然感」,「状態-特性不安検査 (STAI)」による「状態不安」ならびに「気分プロフィール検査 (POMS)」を用いた．その結果，冬季における都市公園歩行によって，都市歩行に比べ，①副交感神経活動が高まり，リラックス状態になること，②心拍数が減少すること，③快適で，自然で，リラックスすると印象され，不安感が低下し，「緊張-不安」の低下，「活気」の上昇を生じることがわかった．結論として，防寒を施すことにより，気温の低い冬季においても都市公園における歩行は，生理的ならびに主観的リラックス効果をもたらすことが明らかになった．

　柏の葉公園における春季実験[8]は 2013 年 5 月に行い，公園における温度および湿度はそれぞれ 24.7℃，39%であり，都市は 27.0℃，37%であった．被験者は日本人男子大学生 17 名とし，実験場所，実験スケジュールならびに測定項目は，冬季実験と同様であった．春季実験風景と生理測定結果を図 2.17 に示す．春季における都市公園歩行によって，①副交感神経活動が高まること，②交感神経活動が抑制されること，③心拍数が減少すること，④快適で，自然で，リラックスすると印象され，不安感が低下することがわかった．

　秋季実験[9]は，2014 年 10 月（公園：18.0℃，72%，都市：19.2℃，65%）に同じく柏の葉公園にて行った．その結果，①副交感神経活動が高まること，②交感神経活動が抑制されること，③心拍数が減少すること，④快適で，自然で，リラックスすると印象され，不安感が低下し，気分状態が改善されることが認められた．

　以上より，都市公園における短い歩行は，生理的・主観的リラックス効果をも

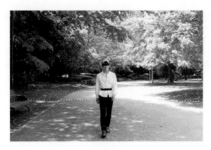
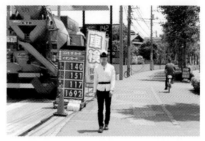
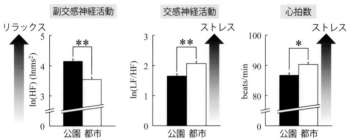

図 2.17 柏の葉公園と公園近辺道路における春季歩行実験風景と生理測定結果[8]

たらすことが明らかになった．

[宋　チョロン]

引用文献

1) Dwyer JF, Rowntree RA et al. (1992). Assessing the benefits and costs of the urban forest. *J Arboric*, **18**, 227–234.
2) Chiesura A (2004). The role of urban parks for the sustainable city. *Landscape Urban Plan*, **68**, 129–138.
3) Shin WS (2007). The influence of forest viewing through a window on job satisfaction and job stress. *Scand J Forest Res*, **22**, 248–253.
4) Takano T, Watanabe M et al. (2002). Urban residential environments and senior citizens' longevity in megacity areas: The importance of walkable green spaces. *J Epidemiol Community Health*, **56**(12), 913–918.
5) 松葉直也, 宮崎良文ほか (2011). 大規模都市緑地における歩行がもたらす生理的影響—新宿御苑における実験—. 日本生理人類学会誌, **16**, 133–139.
6) Song C, Miyazaki Y et al. (2011). Psychological effects of walking in the urban forest—Results of field tests in Shinjuku-gyoen, Japan. *J Korean For Soc*, **100**(3), 344–351 (in Korean).

7) Song C, Miyazaki Y et al. (2013). Physiological and psychological effects of walking on young males in urban parks in winter. *J Physiol Anthropol*, **32**(18). DOI：10.1186/1880-6805-32-18.
8) Song C, Miyazaki Y et al. (2014). Physiological and psychological responses of young males during spring-time walks in urban parks. *J Physiol Anthropol*, **33**(8). DOI：10.1186/1880-6805-33-8.
9) Song C, Miyazaki Y et al. (2015). Physiological and psychological effects of a walk in urban parks in fall. *Int J Environ Res Public Health*, **12**(11), 14216-14228.

2.2.2　免疫機能改善・生活習慣病予防効果
a.　日帰り森林セラピーによる生体免疫機能への効果
(1) はじめに

2.1.2項で紹介した研究では男女に関係なく2泊3日の森林セラピーがヒトNK細胞数およびNK細胞内の抗がんタンパク質の増加によってNK活性を上昇させ，持続効果があることを明らかにした[1-4]．ここでは日帰り森林セラピーによる生体免疫機能への効果を検討した結果を紹介する[1,5]．

(2) 対象者および方法

対象者は，東京都内大手企業に勤める35〜53歳の健常な男性社員12名である．測定項目はNK活性，NK細胞数，T細胞数，リンパ球内のパーフォリン，グラニューライシン，グランザイムAとB，末梢血白血球数，血中コルチゾールと尿中アドレナリン濃度，体動計による睡眠状況の計測および万歩計による運動量の計測などである．また散策コース周辺空気中のフィトンチッド濃度も測定した．本研究は日本医科大学の倫理委員会にて承認され，実施にあたっては，すべての被験者から文書でインフォームド・コンセントの手続きをとった．

対象者は，埼玉県にある国営武蔵丘陵森林公園の遊歩道を約4時間散策した．散策当日午前9時に現地に到着し，午前9時半から園内バスで公園内を1周してから散策をスタートし，途中数回休憩をとり，昼食および昼休後に散策を継続し，午後3時に散策を終了した．散策については日頃の運動量を考慮した上で，散策距離を設定した．散策翌日の朝8時に採血・採尿して上記の検査を行った．また森林浴前のデータは散策日の7日前に採取した．森林浴の持続効果を調べるために，森林浴1週間後に採血してデータを採取した．

(3) 結果および考察

①日帰り森林セラピーは NK 細胞数を増加させ，NK 活性を上昇させ，持続効果があることが明らかとなった．

②日帰り森林セラピーは NK 細胞内抗がんタンパク質を増加させ，持続効果があることが明らかとなった．

③日帰り森林セラピーは有意に血中コルチゾールを減少させ，一部の被験者の尿中アドレナリンを減少させることを明らかにし，日帰り森林浴のリラックス効果を実証した．

④森林公園の散策コース周辺では，代表的なフィトンチッド成分である α-ピネン，β-ピネン，リモネンなどが検出された．

日帰り森林セラピーは NK 細胞数および細胞内抗がんタンパク質の増加によって NK 活性を上昇させ，持続効果が認められた．フィトンチッドおよび森林セラピーによるリラックス効果がこの活性化に寄与したと考えられる．森林セラピーは NK 活性を上昇させることから，がんの予防効果が期待される．

b. 日帰り森林セラピーによる生活習慣病予防効果

(1) はじめに

日本では生活習慣病の患者数が年々増加しているため，森林セラピーによる生活習慣病の予防効果を検討することは予防医学上では非常に重要である．この背景のもと，筆者らはさらに 2010 年に日帰り森林セラピーによる血圧およびその他の循環器指標への影響を調査し，森林セラピーによる生活習慣病予防の可能性について検討してみた[1, 6]．

(2) 対象者および方法

本研究の対象は，心血管疾患の現病・既往歴を有さず，生活習慣病関連の内服治療を受けていない健常男性 16 名（平均 57 ± 12 歳）である．測定項目は血圧，血中アディポネクチン，DHEA-S，中性脂肪，総コレステロール，LDL，HDL，尿中アドレナリン，ノルアドレナリンおよびドーパミン濃度，体動計による睡眠状況の計測および万歩計による運動量の計測などである．

対象者は，埼玉県にある国営武蔵丘陵森林公園の遊歩道 6 km を約 3.5 時間散策した．その対照として都市部においても同様な時間と距離を散策した．散策当日午前 10 時半に現地に到着してから，散策を開始し，午前 2 時間と午後 1 時間半散策し，途中数回休憩をとり，午後 3 時半に散策を終了した．血圧は，静かな部

屋で10分以上の休憩をとった後に朝8時，昼13時および夕方16時に全自動血圧計にて測定した．また散策当日および翌日の朝に空腹採血・採尿して上記の検査を行ったところ，以下の結果が得られた．

(3) 結果および考察

図 2.18 に示されたように，都市部での散策と比べ，日帰り森林浴は収縮期と拡張期の血圧をいずれも有意に低下させることが判明した．収縮期血圧は 141 mmHg から 134 mmHg に低下し，拡張期血圧は 86 mmHg から 79 mmHg まで低下した[1,6]．

また森林セラピーが交感神経活動を低下させて尿中アドレナリン，ノルアドレナリンならびにドーパミン濃度を低下させることも明らかにされた[1-6]．一方で交感神経活動および血中カテコールアミンは血圧を上昇させる[7]．したがって，森林セラピーによる交感神経活動および血中カテコールアミンへの影響は森林セラピーによる血圧降下効果に寄与していると考えられる[1-6, 8, 9]．Park らも森林セラピーが有意に男子大学生被験者の血圧を低下させることを報告した[8]．さらに最近 Mao らは森林浴が有意に中高年高血圧被験者の血圧を低下させ，森林浴による高血圧症の予防効果があると報告している[10]．以上の結果より，森林浴・森林セラピーによる高血圧症の予防効果が十分に期待され，今後臨床現場での検証が必要となる．

森林セラピーは血中アディポネクチンとデヒドロエピアンドロステロンサルフ

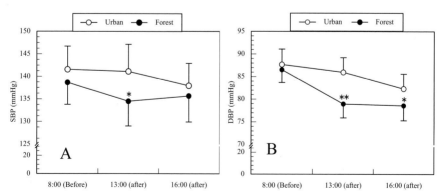

図 2.18　森林散策および都市部散策による収縮期血圧（A）および拡張期血圧（B）への影響[1,6]
平均値±標準誤差（$N = 16$），*：$p < 0.05$，**：$p < 0.01$，対応のある t 検定による森林散策と都市部散策との比較．

ェート (dehydroepiandrosterone sulfate：DHEA-S) のレベルを上昇させることも明らかとなった[6, 11]．アディポネクチンは脂肪組織より分泌されたホルモンで，動脈硬化予防効果やアンチエージング効果が報告されている[12]．DHEA と DHEA-S は主に副腎から分泌されるステロイドホルモンで，血中 DHEA と DHEA-S のレベルは加齢に伴い急激に減少するが[13, 14]，DHEA と DHEA-S による心疾患，肥満および糖尿病の予防効果が報告され，アンチエージング指標として注目されている[13, 14]．大塚らは森林散策が糖尿病患者の血糖値を有意に低下させることを報告した[15]．さらに森林セラピーがストレスとストレスホルモンを減少させることも判明した．ストレスが消化器潰瘍，高血圧，狭心症・心筋梗塞，うつ病やアルコール依存症などの生活習慣病の誘発・増悪因子としてよく知られていることから，森林セラピーによる生活習慣病の予防・治療効果が期待され，今後臨床現場での検証が必要となる[16]．　　　　　　　　　　　　　　　　　　　　[李　卿]

引用文献

1) Li Q (2012). *Forest Medicine*. Nova Science Publishers.
2) Li Q, Kawada T *et al.* (2007). Forest bathing enhances human natural killer activity and expression of anti-cancer proteins. *Int J Immunopathol Pharmacol*, **20**, 3-8.
3) Li Q, Krensky AM *et al.* (2008). Visiting a forest, but not a city, increases human natural killer activity and expression of anti-cancer proteins. *Int J Immunopathol Pharmacol*, **21**, 117-127.
4) Li Q, Miyazaki Y *et al.* (2008). A forest bathing trip increases human natural killer activity and expression of anti-cancer proteins in female subjects. *J Biol Regul Homeost Agents*, **22**, 45-55.
5) Li Q, Kagawa T *et al.* (2010). A day trip to a forest park increases human natural killer activity and the expression of anti-cancer proteins in male subjects. *J Biol Regul Homeost Agents*, **24**, 157-165.
6) Li Q, Kagawa T *et al.* (2011). Acute effects of walking in forest environments on cardiovascular and metabolic parameters. *Eur J Appl Physiol*, **111**, 2845-2853.
7) Mena-Martín FJ, Castrodeza Sanz JJ *et al.* (2006). Hortega Study Investigators. Influence of sympathetic activity on blood pressure and vascular damage evaluated by means of urinary albumin excretion. *J Clin Hypertens* (*Greenwich*), **8**, 619-624.
8) Park BJ, Miyazaki Y *et al.* (2010). The physiological effects of Shinrin-yoku (taking in the forest atmosphere or forest bathing)：Evidence from field experiments in 24 forests across Japan. *Environ Health Prev Med*, **15**, 18-26.
9) Tsunetsugu Y, Miyazaki Y *et al.* (2010). Trends in research related to "Shinrin-yoku"

(taking in the forest atmosphere or forest bathing) in Japan. *Environ Health Prev Med*, **15**, 27-37.
10) Mao GX, Yan J et al. (2012). Therapeutic effect of forest bathing on human hypertension in the elderly. *J Cardiol*, **60**, 495-502.
11) 宜保美紀, 的場　俊ほか (2010). 森林セラピーが参加者の健康指標に及ぼす影響を明らかにする研究. 四国公衆衛生学雑誌, **55**(1), 110-119.
12) Simpson KA, Singh MA (2008). Effects of exercise on adiponectin : A systematic review. *Obesity*, **16**, 241-256.
13) Bjørnerem A, Berntsen GK et al. (2004). Endogenous sex hormones in relation to age, sex, lifestyle factors, and chronic diseases in a general population : The Tromso Study, *J Clin Endocrinol Metab*, **89**, 6039-6047.
14) Tsai YM, Kuo CH et al. (2006). Effect of resistance exercise on dehydroepiandrosterone sulfate concentrations during a 72-h recovery : Relation to glucose tolerance and insulin response. *Life Sci*, **79**, 1281-1286.
15) Ohtsuka Y, Takayama S et al. (1998). Shinrin-yoku (forest-air bathing and walking) effectively decreases blood glucose levels in diabetic patients. *Int J Biometeorol*, **41**, 125-127.
16) 李　卿, 川田智之 (2014). 森林医学の臨床応用の可能性. 日本衛生学雑誌, **69**, 117-121.

2.3　木材セラピー

　日本人にとって木材は，木造家屋，家具，美術品から小物に至るまで日常生活と深いかかわりをもっており，身近な自然由来の刺激である木材の効果に対する関心が高まっている．
　しかし，これまでの木材セラピー研究においては，質問紙などの主観評価が中心となっており，生理的データの蓄積は，きわめて少ない．本節においては，最近蓄積されつつある木材による嗅覚・視覚・触覚刺激がもたらす生理的効果に関する研究成果を紹介する．また，章末コラムにおいても関連トピックを取り上げているので，参照されたい．

[宮崎良文]

2.3.1　嗅覚刺激

　木材は，日本人にとって身近でなじみ深い代表的な自然素材である．筆者らはこれまで木材ならびに木材由来成分の嗅覚刺激が人に及ぼす生理的影響に関して，いくつかの報告をしてきた[1-3]．宮崎ら[1]は，タイワンヒノキ材油の吸入によって，収縮期血圧が有意に低下することを報告している．Tsunetsuguら[2]は，スギなら

びにヒバ材チップのにおいによって，収縮期血圧が有意に低下し，脳前頭前野活動が鎮静化すること，木材の精油成分であるα-ピネンやリモネンの吸入によって，収縮期血圧が低下することを明らかにしている．Joungら[3]もD-リモネンの吸入によって，副交感神経活動が亢進し，心拍数が減少することを報告している．

一方，自然由来の建材である木材に関しては，その使用にあたり変形を防止するため乾燥が必要であり，近年は高熱処理を施した人工乾燥材の利用が増加している[4]．しかし，高熱による木材成分の変質や低沸点部の消失が報告されており[5]，「木材本来のにおい」に変化が生じる可能性がある．本項においては，天然乾燥材および高温処理材のにおいがもたらす生理的リラックス効果の違いについて調べた最新の成果を紹介する[6]．

千葉大学環境健康フィールド科学センター内の人工気候室において，室温約25℃，湿度約50%，照度約230 lxにて実施し，被験者は20代女子大学生19名とした．試料であるヒノキ (*Chamaecyparis obtusa*) は，熊本県産の心材を用いた．製材後45か月間自然乾燥したヒノキを「天然乾燥材」とし，高温・急速乾燥したヒノキを「高温処理材」とした．チップ化したヒノキ材をそれぞれ，におい袋に投入した．この袋をにおい装置内（図2.19左の円筒容器）に設置し，被験者の鼻下から，におい刺激を呈示した（図2.19右）．においの濃度は，感覚強度として「かすかに感じるにおい」から「弱いにおい」になるよう調整し，刺激時間は90秒間とした．生理指標として，時間分解分光法（3.1.4，3.1.5項参照）を用い，脳前頭前野活動を計測した．

その結果，天然乾燥材のにおい吸入時における左右前頭前野の酸素化ヘモグロ

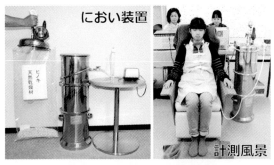

図2.19 におい装置および計測風景

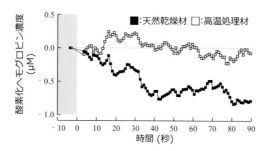

図 2.20 天然乾燥材ならびに高温処理材嗅覚刺激時の左前頭前野における酸素化ヘモグロビン濃度の経時的変化 ($N = 19$)[6]

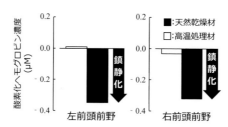

図 2.21 天然乾燥材ならびに高温処理材嗅覚刺激時の左右前頭前野における酸素化ヘモグロビン濃度の平均値の違い ($N = 19$)[6]

ビン濃度は，高温処理材に比べ低く推移し，前値に比べ徐々に低下することがわかった（図 2.20）．一方，高温処理材においては変化がみられなかった．90 秒間の平均値においても，天然乾燥材の揮発成分吸入によって，左前頭前野の酸素化ヘモグロビン濃度が低下するのに対し，高温処理材においては変化がなく，両者間に有意差が認められた（図 2.21）．右前頭前野においても同様に，両者間に有意な差が認められた．

乾燥法の異なる木材の揮発成分に関して，Ohira ら[5]はスギの天然乾燥材および高温処理材の成分分析と主観評価を行っている．その結果，高温処理材において，一般的に悪臭とされる酢酸が検出され，鎮静感が低下することを報告している．

以上より，天然乾燥材の嗅覚刺激は，脳前頭前野活動を鎮静化させ，生理的リラックス効果をもたらすことが示された．一方，高温処理材においては脳活動に

変化がみられず，乾燥法の違いによって，生体は異なる反応を示すことが明らかとなった．

木材の香りは，一般に代表的な身近な自然由来の刺激として認識されているが，その生理的なリラックス効果については，まだまだ報告が少ないのが現状である．一方，第3章で示すように生理的評価法は急速に確立されてきており，今後のデータ蓄積が期待されている． [池井晴美]

引用文献

1) 宮崎良文，小林茂男ほか（1992）．精油の吸入による気分の変化（第2報）―血圧・脈拍・R-R間隔・作業能率・官能評価・感情プロフィール検査に及ぼす影響―．木材学会誌，**38**(10), 909-913.
2) Tsunetsugu Y, Miyazaki Y et al. (2011). Physiological effects of visual, olfactory, auditory, and tactile factors in the forest environment. *Forest Medicine* (Li Q(ed.)), 169-181, Nova Biomedical.
3) Joung D, Miyazaki Y et al. (2014). Physiological and psychological effects of olfactory stimulation with D-limonene. *Adv Hort Sci*, **28**(2), 90-94.
4) 林野庁（2013）．平成25年度 森林・林業白書．
5) Ohira T, Miyazaki Y et al. (2008). Evaluation of dried-wood odors: Comparison between analytical and sensory data on odors from dried sugi (*Cryptomeria japonica*) wood. *J Wood Sci*, **55**(2), 144-148.
6) Ikei H, Miyazaki Y et al. (2015). Comparison of the effects of olfactory stimulation by air-dried and high-temperature-dried wood chips of Hinoki cypress (*Chamaecyparis obtusa*) on prefrontal cortex activity. *J Wood Sci*, **61**(5), 537-540.

2.3.2 視覚刺激

嗅覚，触覚などの刺激に比べ，視覚刺激は臨場感を得るのが困難なため，実験遂行上難しい面をもっている．そこで，実物大の居室や壁を作成して，その視覚に関する生理的影響を調べた．

a. 異なる木材率居室の影響[1-4]

実際の居室（8帖）を作成し，男子大学生15名を被験者として，その部屋の木材率やデザインを変えた場合の視覚的効果を明らかにした．現在，市販されている木質居室は床が木材となっている場合が多く，木材率はほぼ30%程度であるため，ここでは，通常の木質居室（30%居室），木材率の高い居室（45%居室）ならびに梁と柱を追加した居室（デザイン居室）とした．特製車椅子に閉眼状態で座

らせ,実験者が車椅子を押して移動し,生理応答指標が安定したことを確認後,開眼させ90秒間の視覚刺激を与えた.

その結果,主観的には,すべての部屋が快適であると評価された.生理応答に関しては,30%居室において脈拍数ならびに拡張期血圧が有意に低下した.一方,45%居室とデザイン居室においては,脈拍数の有意な増加が観察された.つまり,通常の木質居室である30%居室においては,生体がリラックスしていると解釈され,45%居室ならびにデザイン居室においては,交感神経活動が亢進し,わくわくした状態にあると考えられた.

以上より,木材率の違いは,異なる生理的効果をもたらすこと,ならびに木質居室についてはその使い道にあった木材率やデザインが存在することが明らかとなった.

b. 節の多いヒノキ材壁と白壁を見た場合の生理的影響[5]

ヒノキ壁面の影響を明らかにすることを目的とし,男子大学生14名を被験者とし,ヒノキ材壁面と白色壁面を用意し,血圧と気分プロフィール検査(POMS)を指標として測定した.ヒノキ材ならびに白色壁面を白いカーテンで覆い,そのカーテンを除くことによって視覚刺激をランダムに与え,刺激は座位にて60秒間与えた.

ヒノキ材の壁を見ることによって「抑鬱」「疲労」の各感情尺度得点が減少し,活気が増加し,白壁においては「抑鬱」「怒り」が増加し,活気が減少することがわかった.収縮期血圧については,ヒノキ材壁面においては,一過性に上昇した後,前値に収束した.一過性の上昇はカーテンが引かれることによって生じたものと考えられる.さらに,ヒノキ材壁面刺激において主観的な「好き群」と「嫌い群」に分けて評価したところ,ヒノキ材の壁を見たときに「好き群」においては有意に血圧が低下したが,「嫌い群」においては有意差が認められなかった.一方,白い壁を見たときは,「嫌い群」においては,血圧が有意に高まることがわかった.

つまり,ヒノキ材壁面の視覚刺激においては,不快であると感じられても生体はストレス状態になっていないことがわかった.

視覚刺激は,臨場感を得るための実験デザインの作成がほかの刺激に比べて難しいという難点がある.しかし,最近の3D技術や大型高解像度ディスプレイの

進歩を受け，今後の急速な視覚刺激研究の推進が期待される．　　［宮崎良文］

引用文献

1) Tsunetsugu Y, Sato H et al. (2007). Physiological effects in humans induced by the visual stimulation of room interiors with different wood quantities. *J Wood Sci*, **53**, 11–16.
2) Tsunetsugu Y, Sato H et al. (2005). Visual effects of interior design in actual-size living rooms on physiological responses. *Build Environ*, **40**(10), 1341–1346.
3) Tsunetsugu Y, Sato H et al. (2002). *J Physiol Anthropol Appl Human Sci*, **21**(6), 297–300.
4) Tsunetsugu Y, Miyazaki Y et al. (2011). Physiological effects of visual, olfactory, auditory, and tactile factors in the forest environment. *Forest Medicine* (Li Q(ed.)), 169–181, Nova Biomedical.
5) Sakuragawa S, Makita T et al. (2008). Influence of wood wall panels on physiological and psychological responses. *J Wood Sci*, **54**(2), 107–113.

2.3.3　触覚刺激

我々は，木材をはじめとして，金属，アクリルなどの人工物に日常的に接触している．一般に，木材は体に優しい材料であるといわれているが，科学的データの蓄積はきわめて少なく，その報告の多くは，質問紙による主観評価によっているのが現状である．ここでは，手掌で木材やほかの人工物に触れたときの生理的データを紹介する．

a.　木材と人工物への接触

1994年にヒノキ材（ノコギリ面ならびにカンナ面）に手掌で接触したときの血圧変化に関して，男子大学生10名を被験者として計測したところ，拡張期血圧が低下することが明らかとなり[1]，経験的な木材に対する印象の一端を明らかにすることができた．

しかし，もともと木材は暖かく感じ，金属などの人工物は冷たく感じるため，その温熱効果を排除して比較することを試みた．厳密に同じ条件にすることはできないが，木材は冷蔵庫に入れ，金属などはホットプレートで暖めて，熱伝導率を測定し，できるだけ熱的には同じ条件にして接触実験を行った[2]．接触する材料は，ナラ，冷やしたナラ材，ヒノキ，スギ，金属，暖めた金属，アクリル，冷やしたアクリルとした．男子大学生13名を被験者とし収縮期血圧と主観評価を指標とした．

主観評価の快適感においては，ナラ，スギ，ヒノキ材ならびに暖めた金属が快適であると感じられており，一方，冷やしたナラ材が最も不快であると評価され，金属と冷やしたアクリルも強く不快であると感じられていた．つまり，金属への接触は不快だが，暖めると快適であると評価され，木材への接触は快適だが，冷やすと不快であると感じられることがわかった．拡張期血圧については，金属への接触において接触直後に有意な上昇を認め，さらに接触前の値に戻ることなく有意に高い値で推移した．それに対し，金属は暖めることによって，血圧の上昇が抑制されたことから，金属への不快感は冷たさが大きな要因であると考えられた．同じく人工物であるアクリルへの接触では，有意な血圧の上昇を認め，冷やしたアクリルへの接触においてはさらに強い上昇が観察された．このデータからも，温度が大きな要因を占めていることがわかる．ヒノキ，スギ，ナラ材への接触の影響に関しては，どの木材への接触においても，接触直後には一過性の血圧の上昇を認めるが，接触15秒後には接触前の値に戻った．一方，不快であると評価された冷やした木材への接触においても，血圧の上昇は生じず，生体はストレス状態にならないことが明らかとなった．これは，筆者の研究仮説である「人の生理機能は先天的に自然対応用にできている」ことを示す傍証のひとつであると考えている．

b. 塗装木材への接触

　実際の生活環境中において，木材は塗装して用いられる場合がほとんどであるが，木材本来のよさを損なっている可能性もある．そこで，異なる塗装を施した木材への接触が生体に及ぼす影響を調べた[3]．材料としては，無塗装スギ材，オイルフィニッシュ塗装スギ材，ポリウレタン塗装スギ材，金属の4種類とし，被験者は男子大学生20名とした．オイルフィニッシュ塗装はオイル塗料を木材に染み込ませて表面を硬化させるため凹凸感が残り，無塗装の木材に近い表面仕上げとなる．ポリウレタン塗装は，表面の塗装と研削を繰り返して仕上げるため，漆塗りのような平滑な表面仕上げとなり，家具や玩具などによくみられる．それぞれの素材への接触は，90秒間とした．

　収縮期血圧については，スギ材無塗装への接触によって接触時に一過性に上昇するもののすぐに接触前の値に戻ったが，人工物である金属への接触においては一過性に上昇した後，90秒間の接触中，接触前値に戻ることなく高い値で推移しており，典型的なストレス状態を示した．オイルフィニッシュ塗装においても，

無塗装への接触と非常によく似た変化を示した．それに対し，主観評価においても金属と近い評価が示されたポリウレタン塗装においては，90秒間，前値に戻ることなく高く推移しており，金属への接触同様，ストレス状態を示すことが明らかとなった．

以上の結果から，塗装の違いによって，異なる生理応答を示すことが認められた．塗装によって汚れや傷を防ぐことは状況によっては必要であるが，木材本来の長所を生かす使用法については，今後の課題になると思われる．　　[宮崎良文]

引 用 文 献

1) 宮崎良文，浜　治世ほか (1994)．木材への接触が自律神経反射に及ぼす影響．日本木材学会第44回大会研究発表要旨集，165.
2) Sakuragawa S, Miyazaki Y et al. (2008). Effects of contact with wood on blood pressure and subjective evaluation. *J Wood Sci*, 54(2), 107-113.
3) 森川　岳，宮崎良文ほか (1999)．塗装した木材への接触が生体に及ぼす影響 (II) ―血圧ならびに脳血流量を指標として―．日本木材学会第49回研究発表要旨集，185.

2.4　園芸セラピー

本節においては，園芸セラピーの視覚刺激，嗅覚刺激ならびに移植作業がもたらす生理的効果に焦点を絞って紹介する．章末コラムでは現在の園芸セラピーにおける周辺の話題を取り上げているので，そちらも参照されたい．

花きや観葉植物は身近に触れあうことができる自然であり，園芸セラピーの効果に期待が高まっているが，これまでのデータ蓄積はアンケートなどの主観評価に限定されてきた．本節で示す生理的リラックス効果に関するデータは世界初の知見であるが，EBM という観点から今後さらに多くのデータを蓄積することにより，今のストレス社会における QOL 向上への寄与が期待される．　　[宮崎良文]

2.4.1　視覚刺激
a. 花き・観葉植物の視覚刺激がもたらす生理的効果

近年，森林[1-3]や都市公園[4,5]などの自然環境がもたらす生理的リラックス効果に注目が集まっており，多くの研究がなされている．しかし，多忙な生活を余儀なくされている現代人は，野外にて定期的に自然環境と触れあうことが難しい状

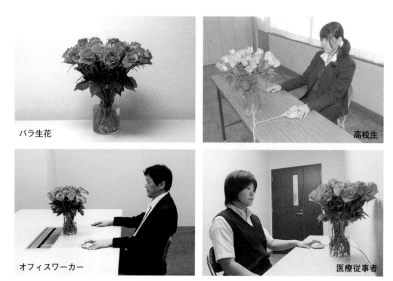

図 2.22　計測風景（バラ生花視覚刺激実験）[6-8]

況にある．一方，現代人が日常生活の大部分を過ごす室内環境に簡便に取り入れることができる「自然」として花き・観葉植物が挙げられる．本項においては，花き・観葉植物がもたらす生理的リラックス効果について調べた実験結果を紹介する．

　花きの生理的リラックス効果を明らかにするため，筆者らはバラ生花の視覚刺激がもたらす影響を調べた．被験者は，高校生 55 名，女性医療従事者 14 名，オフィスワーカー 45 名の計 114 名とした（図 2.22）．バラ生花は，視覚および嗅覚の複合刺激を避けるため，においがないピンク色の品種（*Rosa* 'Decora'）を用いた．切り花の本数は 30 本とし，長さを 40 cm に揃え，直径 12 cm × 高さ 20 cm の円筒形のガラス製の花びんに生けた．被験者の目から生花までの距離は，約 37 ～ 40 cm とし，被験者の身長にあわせて調節した．被験者は，前室において実験の説明を受け，部屋を移動してバラ生花もしくはコントロール（生花なし）の視覚刺激を 4 分間受けた．生理指標は，指式心拍変動性を用い，リラックス時に高まる副交感神経活動とストレス時に高まる交感神経活動を測定した（3.1.1，3.1.2 項参照）．

　その結果，高校生[6] においては，副交感神経活動が 16.7% 亢進し，交感神経活

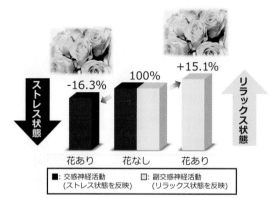

図 2.23 バラ生花の視覚刺激がもたらす生理的リラックス効果（114名の結果）[9]

動が 30.5% 抑制されることがわかった．医療従事者[7]においても，副交感神経活動が 33.1% 亢進することが明らかになった．オフィスワーカー全体では有意差がなかったものの，男性オフィスワーカー 31名[8]において分析した結果，副交感神経活動が 21.1% 亢進することが示された．114名全体の結果[9]においては，バラ生花の視覚刺激により，副交感神経活動が 15.1% 亢進し，交感神経活動が 16.3% 抑制された（図 2.23）．結論として，においのないバラ生花の視覚刺激によって①副交感神経活動が亢進し，リラックス状態になること，②交感神経活動が抑制され，ストレス状態が軽減されることが明らかとなった．

さらに，観葉植物がもたらすリラックス効果を明らかにするため，高校生 85名（男子高校生 41名，女子高校生 44名）を被験者として調べた[10]．観葉植物は，ドラセナ（*Dracaena deremensis*）とし，高さは 55〜60 cm に揃え，間隔は 8 cm ずつとして 3鉢を並べた．被験者の目までの距離を約 55 cm に調整した．被験者は，前室において実験の説明を受け，部屋を移動してドラセナ 3鉢もしくはコントロール（観葉植物なし）の視覚刺激を 3分間受けた．視覚刺激終了後，1回目とは異なる刺激を受けた．生理指標は，バラ生花実験と同様，指式心拍変動性を用い，リラックス時に高まる副交感神経活動とストレス時に高まる交感神経活動を測定した．

その結果，観葉植物において，コントロールと比べ，副交感神経活動は 13.5% の亢進を示し，交感神経活動は 5.6% の抑制を示した（図 2.24）．結論として，代

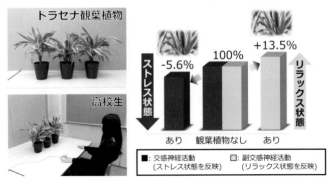

図 2.24 ドラセナの視覚刺激がもたらす生理的リラックス効果（高校生 85 名の結果）（文献[10] を改変）

表的な観葉植物であるドラセナの視覚刺激においても，①副交感神経活動が亢進し，リラックス状態になること，②交感神経活動が抑制され，ストレス状態が軽減されることが明らかとなった．

以上より，花きならびに観葉植物による視覚刺激において，生理的リラックス効果がもたらされることが明らかとなった． [池井晴美]

引用文献

1) Tsunetsugu Y, Miyazaki Y et al. (2013). Physiological and psychological effects of viewing urban forest landscapes assessed by multiple measurement. *Landscape Urban Plan*, **113**, 90–93.
2) Lee J, Miyazaki Y et al. (2014). Influence of forest therapy on cardiovascular relaxation in young adults. *Evid Based Complement Alternat Med*. DOI：10.1155/2014/834360.
3) Park BJ, Miyazaki Y et al. (2009). Physiological effects of forest recreation in a young conifer forest in Hinokage Town, Japan. *Silva Fenn*, **43**(2), 291–301.
4) Song C, Miyazaki Y et al. (2013). Physiological and psychological effects of walking on young males in urban parks in winter. *J Physiol Anthropol*, **32**(18). DOI：10.1186/1880-6805-32-18.
5) Song C, Miyazaki Y et al. (2014). Physiological and psychological responses of young males during spring-time walks in urban parks. *J Physiol Anthropol*, **33**(8). DOI：10.1186/1880-6805-33-8.
6) 池井晴美，宮崎良文ほか（2013）．バラ生花の視覚刺激がもたらす生理的リラックス効果—高校生を対象として—．日本生理人類学会誌，**18**(3)，97–103.
7) 小松実紗子，宮崎良文ほか（2013）．バラ生花の視覚刺激が医療従事者にもたらす生理的・心理的リラックス効果．日本生理人類学会誌，**18**(1)，1–7.

8) Ikei H, Miyazaki Y et al. (2014). The physiological and psychological relaxing effects of viewing rose flowers in office workers. *J Physiol Anthropol*, **33**(6). DOI：10.1186/1880-6805-33-6.
9) 池井晴美，宮崎良文ほか（2012）．バラ生花の刺激がもたらす生理的リラックス効果―114名の結果から―．日本生理人類学会誌，**17**(2)，150-151.
10) Ikei H, Miyazaki Y et al. (2014). Physiological and psychological relaxing effects of visual stimulation with foliage plants in high school students. *Adv Hort Sci*, **28**(2), 111-116.

b. 観葉植物の視覚刺激がもたらす生理的効果
―本物とディスプレイ刺激による違い―

近年，ディスプレイを用いた映像機器は進化し，自然環境などの映像はより美しく表現されるようになった．手のかからない身近な視覚刺激として，自然由来の映像によるリラックス効果に期待が集まっているが，実物との比較を生理指標によって検討した報告は見当たらない．

本項においては，近赤外時間分解分光法（3.1.4，3.1.5 項参照）を用いることにより，観葉植物のディスプレイ画像視覚刺激が脳前頭前野活動に及ぼす影響を観葉植物実物視覚刺激と比較することにより調べた実験を紹介する[1]．観葉植物はドラセナ（*Dracaena deremensis*）3 鉢を用い，ディスプレイに映写する画像は当該ドラセナを写真撮影して用いた．ディスプレイは 58 型を使用し，ドラセナは実物と同じサイズで映し出した．図 2.25 に実験風景を示す．脳前頭前野活動の指標は，近赤外時間分解分光法による酸素化ヘモグロビン濃度とし，刺激前の 10 秒間の平均と刺激後の 1 分ごとの平均の比較を行った．

図 2.26 に示すように，左前頭前野の各経過時間における視覚刺激の種類による

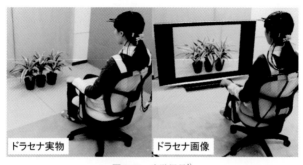

図 2.25　実験風景[1]

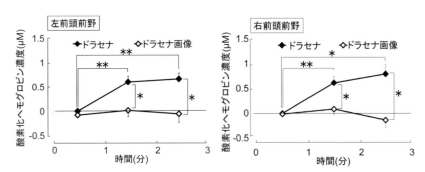

図 2.26 ドラセナ画像視覚刺激およびドラセナ実物視覚刺激による酸素化ヘモグロビン濃度の比較[1]
$N = 16$，平均±標準誤差，＊：$p < 0.05$，＊＊：$p < 0.01$，単純主効果，ホルム補正．

単純主効果において，ドラセナ実物刺激の酸素化ヘモグロビン濃度は，ディスプレイ刺激に比べ，1〜2分および2〜3分で，有意に上昇することがわかった．ドラセナ実物刺激における各経過時間の多重比較において，酸素化ヘモグロビン濃度は，1〜2分（$p < 0.01$）および2〜3分（$p < 0.01$）において0〜1分に比べ有意に上昇することがわかった．右前頭前野の各経過時間における視覚刺激の種類による単純主効果においても，左前頭前野と同様に，ドラセナ実物刺激後の1〜2分および2〜3分において，ディスプレイ刺激に比べ有意に上昇することがわかった．さらに，酸素化ヘモグロビン濃度は1〜2分および2〜3分において0〜1分に比べ，有意に上昇することがわかった．

一方，代表的な主観評価である「快適感」「リラックス感」については，ともに「快適で」「リラックスする」と評価されており，両者間に差異はなかった．

結論として，ドラセナ実物による視覚刺激は，前頭前野酸素化ヘモグロビン濃度を有意に上昇させるが，ディスプレイ画像刺激においては変化を示さないことが明らかとなった． [五十嵐美穂]

引用文献

1) Igarashi M, Miyazaki Y *et al.* (2015). Effect of stimulation by foliage plant display images on prefrontal cortex activity：A comparison with stimulation using actual foliage plants. *J Neuroimaging*, **25**, 127-130.

c. 3D自然画像がもたらす生理的リラックス効果—2D画像との比較—

　自然風景の3D画像による視覚刺激は，2D画像と比べ，臨場感を与え，生体にリラックス感をもたらすことが経験的に知られている．臨場感のある自然由来の3D画像を見ることによって，人はより実際の自然との触れあいに近い感覚を得ることができると考えられる．しかし，脳活動ならびに自律神経活動を指標として，自然由来の刺激がもたらす生理的リラックス効果を評価した研究は存在しない．そこで，筆者らは，前頭前野活動ならびに心拍変動性を指標として，臨場感のある3D画像がもたらす生理的リラックス効果を調べた[1]．

　実験は，(独)農業・食品産業技術総合研究機構農村工学研究所内の3Dドーム型景観シミュレーションシステムを用いて行った．被験者は男子大学生19名とし，睡蓮の花の2Dおよび3D画像をそれぞれ90秒間提示した．実験風景を図2.27に示す．被験者正面からディスプレイまでの距離は2.5 mとした．測定指標は，心拍変動性および近赤外分光法とした（3.1節参照）．

　近赤外分光法における右脳前頭前野での酸素化ヘモグロビン濃度の経時的変化を図2.28に示す．視覚刺激90秒間の酸素化ヘモグロビン濃度の平均値の比較を行ったところ，右前頭前野における酸素化ヘモグロビン濃度が，2D視覚刺激では0.15 μMの増加を示したが，3D視覚刺激では−0.55 μMの低下を示し，有意差が認められた（図2.29）．

　心拍変動性においては，90秒間の平均値の比較において，交感神経活動の指標とされる ln(LF/HF) 値が，2D画像では0.59であったのに対し，3D画像では0.23と有意に低下することが明らかになった（図2.30）．

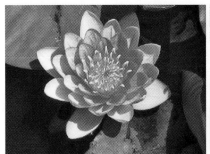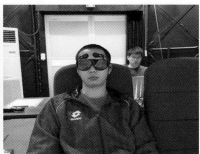

図2.27　刺激画像と実験風景[3]

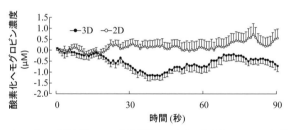

図2.28 3Dおよび2D画像刺激による右前頭前野における酸素化ヘモグロビン濃度の変化[1]
$N = 14$,平均値±標準誤差.

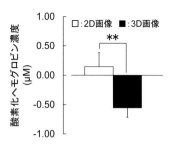

図2.29 2Dおよび3D画像刺激における90秒間の酸素化ヘモグロビン濃度の比較[1]
平均値±標準誤差,**:$p < 0.010$,対応のあるt検定(片側).

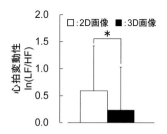

図2.30 2Dおよび3D画像刺激における心拍変動性 ln (LF/HF) の比較[1]
$N = 17$,平均±標準偏差,*:$p < 0.05$,対応のあるt検定(片側).

　自然由来の3D画像視覚刺激は2D画像に比べ,①近赤外分光法において,右脳前頭前野の酸素化ヘモグロビン濃度の有意な低下,②交感神経活動を反映するln(LF/HF)の有意な低下を示した.

　つまり,臨場感のある3D自然画像の視覚刺激によって,生理的リラックス効果がもたらされるということが明らかになった. 　　　　　　　　　　　[五十嵐美穂]

引 用 文 献

1) Igarashi M, Miyazaki Y et al. (2014). Effects of stimulation by three-dimentional natural images on prefrontal cortex and autonomic nerve activity: A comparison with stimulation using two-dimensional images. *Cogn Process*, **15**, 551–556.

d． パンジーと造花

　筆者らは,今まで生花や観葉植物などの自然由来の刺激が人に与える生理的・

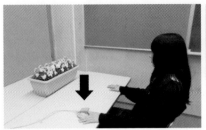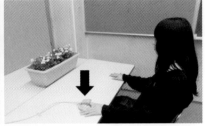

図 2.31 実験風景(左:生花,右:造花)[1]

心理的影響を明らかにしてきた.学会などで研究結果を発表する際にいつも質問されるのは,綺麗な造花などの偽物でも同じ効果があるのかとのことである.造花はメンテナンス性がよく,手入れの必要がほとんどないことや生花に比べ長期間利用することができることから日常生活においてよく利用されているが,造花が人にもたらす効果や生花と造花の違いによる人の生理反応の違いを明らかにした研究はきわめて少ないのが現状である.

Igarashi ら[1] は,高校生を対象に,パンジー生花と造花の視覚刺激がもたらす生理的影響の違いを明らかにした.本実験は千葉県立柏の葉高等学校の教室にて行った.被験者は,男子高校生 19 名,女子高校生 21 名の計 40 名(16 歳)とした.パンジーは,黄色の品種(*Viola* × *wittrockiana* 'Nature Clear Lemon')を用い,12 個の苗をプランターに植えたものとし,造花は同様の色ならびにサイズのものとした(図 2.31).すべての実験は座った状態で行った.左手の人差し指に測定用のセンサーを設置し,パンジー生花あるいは造花の視覚刺激をそれぞれ 3 分間受けた.この間,指尖加速度脈波による心拍変動性ならびに脈拍数を連続的に計測した.視覚刺激後に主観評価として「快適感」「自然感」「リラックス感」の評価を実施した.なお,実験順はランダムとし,順序による影響を除外した.その結果,パンジー生花の視覚刺激は,造花に比べ,①交感神経活動が抑制され,ストレス状態が軽減されること,②快適で,自然で,リラックスすると印象されることがわかった.結論として,パンジー生花は,造花に比べ,生理的・主観的リラックス効果をもたらすことが明らかになった. [宋 チョロン]

引 用 文 献

1) Igarashi M, Miyazaki Y et al. (2015). Physiological and psychological effects on high school students of viewing real and artificial pansies. *Int J Environ Res Public Health*, **12** (3), 2521–2531.

e. キウイフルーツ果樹園の視覚刺激がもたらす生理的効果

最近，身近な自然としての都市農園に注目が集まっているが，人にもたらす影響評価に関しては，多くの場合，アンケートなどの心理指標を用いているのが現状である．そこで，本項においては，キウイフルーツ（*Actinidia deliciosa* 'Hayward'）果樹園における視覚刺激が自律神経活動に及ぼす影響について心拍変動性を指標として調査した結果を紹介する．

被験者は成人女性17名（平均46.1歳）とし，8月に千葉大学内キウイフルーツ果樹園にて，果樹園の端から椅子に座り眺める座観実験を行った（図2.32左）．コントロールは建物景観とし，視覚刺激は10分間とした．生理指標は，心拍変動性における高周波成分（high-frequency：HF）とし，リラックス時に亢進する副交感神経活動を調べた（3.1.1, 3.1.2項参照）．

その結果，キウイフルーツ果樹園の視覚刺激は，コントロールと比較し，高周波成分の有意な上昇をもたらすことがわかった（図2.32右）．結論として，キウイフルーツ果樹園の景観は，副交感神経活動を高め，生理的リラックス効果をもたらすことが明らかとなった．　　　　　　　　　　　　　　　　　　　　　[池井晴美]

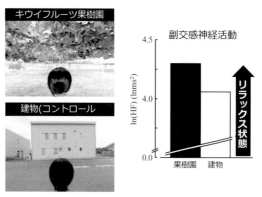

図 2.32　キウイフルーツ果樹園景観が副交感神経活動に及ぼす影響（$N = 17$）[1]

引用文献

1) Igarashi M, Miyazaki Y et al. (2015). Physiological and psychological effects of viewing a kiwifruit (*Actinidia deliciosa* 'Hayward') orchard landscape in summer in Japan. *Int J Environ Res Public Health*, 12(6), 6657-6668.

2.4.2 嗅覚刺激

これまでバラなどの花きの嗅覚刺激がもたらすリラックス効果に関しては,アンケートなどの主観評価による報告に限られており,心拍変動性や近赤外分光法による脳前頭前野活動を指標とした科学的エビデンスの蓄積はされてこなかった.

本項においては,バラ生花およびバラ,オレンジ,シソ精油による嗅覚刺激が生理面に及ぼす効果について紹介する.

a. バラ生花の嗅覚刺激が自律神経活動にもたらす効果

生花として人気があり,菊に次いで利用の多いバラ生花の香りがもたらすリラックス効果を調べた[1].

図2.33ににおい供給装置と吸入風景を示す.刺激はバラ生花(ルージュロワイヤル, *Rosa hybrida* 'Meikarouz', 榎本バラ園)とし,コントロールは空気のみとした.嗅覚刺激はバラ生花4輪の花部分のみを金属容器内のポリプロピレン製24Lのにおい袋に入れ,鼻下約10cmから3.0L/分にて供給することにより,「弱いにおい」から「楽に感じるにおい」になるように調節した.

生理指標は,心拍変動性(3.1.1,3.1.2項参照)とし,90秒間の平均値につい

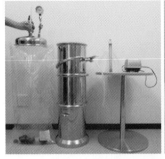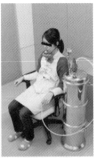

図2.33 におい供給装置と吸入風景[1]

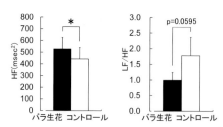

図 2.34 バラ生花嗅覚刺激による心拍変動性の変化[1]
$N = 16$，平均±標準誤差，＊：$p < 0.05$．

て分析した．

バラ生花の嗅覚刺激は，図 2.34 に示すように，①副交感神経活動を亢進し，リラックス状態をもたらすこと，②交感神経活動を抑制し，ストレス状態が軽減する傾向にあることがわかった．

b. バラ・オレンジ精油の嗅覚刺激がもたらす生理的リラックス効果

実験方法は上記のバラ生花嗅覚刺激実験と同様とし，バラ・オレンジ精油の嗅覚刺激がもたらす影響を調べた[2]．嗅覚刺激はバラ精油 0.2 µL/24 L（空気）およびオレンジ精油 0.7 µL/24 L（空気）を用い，「かすかに感じるにおい」から「弱いにおい」になるように調節した．生理指標は，近赤外時間分解分光法（3.1.4，3.1.5 項参照）による脳前頭前野活動とし，嗅覚刺激開始前 10 秒間および刺激開始後 90 秒間において毎秒測定を行った．

オレンジ精油ならびにバラ精油の嗅覚刺激は図 2.35 に示すように，右脳前頭前野における酸素化ヘモグロビン濃度の有意な低下をもたらし，脳前頭前野活動が鎮静化することが明らかとなった．

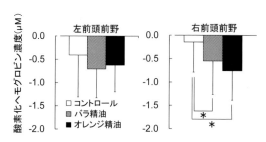

図 2.35 バラ精油・オレンジ精油における前頭前野酸素化ヘモグロビン濃度[2]
$N = 15$，平均±標準偏差，＊：$p < 0.05$，ホルム補正．

c. シソ精油の嗅覚刺激がもたらす生理的リラックス効果

シソは食品および医薬品としてなじみが深く重要な素材であるが,人に対する生理データの蓄積が乏しい.筆者らは,シソ精油の嗅覚刺激が人の脳前頭前野活動に及ぼす影響を調べた[3].

実験方法は上記 b と同様とし,刺激としてシソ精油 0.5 μL/24 L(空気)を用い,「弱いにおい」から「楽に感じるにおい」になるように調節した.

シソ精油による嗅覚刺激は図 2.36 に示すように,前頭前野酸素化ヘモグロビン濃度を有意に低下させ,シソ精油による嗅覚刺激は脳前頭前野活動を鎮静化させることが明らかとなった.

[五十嵐美穂]

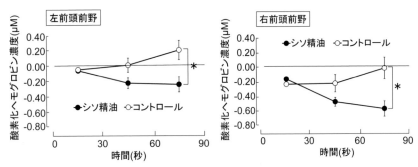

図 2.36 シソ精油における前頭前野酸素化ヘモグロビン濃度[3]
$N = 16$,平均 ± 標準誤差,* : $p < 0.05$,単純主効果.

引用文献

1) Igarashi M, Miyazaki Y et al. (2014). Effect of olfactory stimulation by fresh rose flowers on autonomic nervous activity. *J Altern Complement Med*, **20**, 727–731.
2) Igarashi M, Miyazaki Y et al. (2014). Effects of olfactory stimulation with rose and orange oil on prefrontal cortex activity. *Complement Ther Med*, **22**, 1027–1031.
3) Igarashi M, Miyazaki Y et al. (2014). Effects of olfactory stimulation with perilla essential oil on prefrontal cortex activity. *J Altern Complement Med*, **20**, 545–549.

2.4.3 移 植
a. パンジー移植がもたらす生理的効果

園芸作業は,健常者からリハビリ患者まで,簡易に自然と接することができる

活動のひとつである.リハビリテーション領域での農耕・園芸の活用は20世紀に入ってから主にアメリカで注目され,日本では1990年代から本格的な導入,啓発,普及が図られ,急速に発展している[1].

園芸作業による心理的影響に関する研究については,多くの報告があり,特に,高齢者らのリハビリテーションプログラム利用時の効果に関してデータが蓄積されている.BarnicleとMidden[2]は,高齢者を対象とし,播種,植替え,収穫などの園芸作業を週1回,1時間,7週間行った結果,園芸作業を実施しなかった場合に比較して,肯定的な感情が高まり,心理的に改善することを示した.Gonzalezら[3]は,うつ病患者を対象とし,播種,植替え,収穫などの園芸作業を週2回,12週間行い,園芸作業実施開始から終了まで,抑うつ症状が改善されることを報告している.健常者を対象とした研究結果も報告されている.園芸作業により,自尊感や社会的相互作用が改善され[4],ネガティブな感情が解消され,認知機能が向上される[5]ことが明らかにされている.しかし,各種生理指標を用いた生理的効果に関する研究はきわめて少ないのが現状である[6].

そこで筆者らは,パンジー苗移植作業という園芸作業が脳前頭前野活動に及ぼす影響を明らかにするとともに,性格の激しさを特徴とするタイプA行動パターンによるパーソナリティに起因する個人差について検討することを目的として実験を行った[7].

実験は,室温24℃,湿度50%に調節した人工気候室において行った.被験者は女子大学生20名とし,着席した状態で黄色花付パンジー苗と花・葉除去パンジー苗(以下,対照)の移植作業を行った.作業は,「苗並べ」と「土入れ」を15分

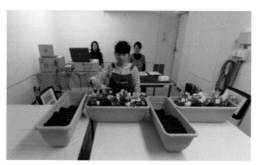

図2.37 実験風景[7]

間行うこととした．実験風景を図2.37に示す．被験者は，1基目のプランターへの移植を完了した後，2基目への移植を行った．生理指標は，近赤外時間分解分光法（3.1.4，3.1.5項参照）による脳前頭前野における酸素化ヘモグロビン濃度とした．

その結果，タイプA群において，パンジー移植時（2基目「土入れ」）に対照に比べ右前頭前野の酸素化ヘモグロビン濃度が高まることが認められた．結論として，激しい性格であるタイプA群において，パンジー苗の移植作業により，前頭前野活動が高まることが明らかになった．

b. 菊の移植がもたらす生理的効果—造花移植との比較—

生花や観葉植物などの自然由来の刺激が人に与える生理的・心理的影響については明らかにされつつあり，菊の移植作業がもたらす効果に関しても報告されている．

Leeら[8]は，韓国人男子大学生の16名を被験者とし，菊（*Chrysanthemum morifolium*）の移植作業が自律神経活動に及ぼす効果を調べた（図2.38A）．対照は，本物とほぼ同じサイズと重さの造花とした（図2.38B）．測定指標は，生理指標としては心拍変動性（3.1.1，3.1.2項参照）ならびに心拍数を用い，主観評

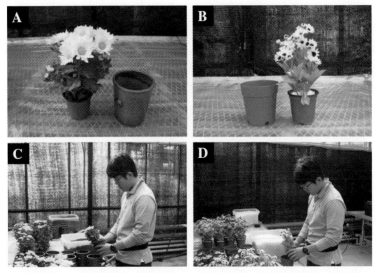

図2.38 実験に用いた生花（A），造花（B）およびそれぞれの実験風景（生花：C，造花：D）[1]

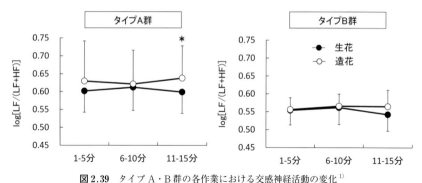

図 2.39 タイプ A・B 群の各作業における交感神経活動の変化[1]
タイプ A 群：$N = 8$，タイプ B 群：$N = 8$，平均±標準偏差，＊：$p < 0.05$，単純主効果．

価として簡易 SD 法による「快適感」「鎮静感」「自然感」を用いた．被験者は1人ずつ実験場所へ移動し，2 分間の座位・安静をとった後，立位にて 15 分間，移植作業を行った．心拍変動性ならびに心拍数は作業中，連続測定した．

その結果，生花の移植作業は，対照に比べ，快適で，鎮静的で，自然であると評価された．生理指標においては，全被験者（16 名）においては差異は認められなかったが，激しい性格であるタイプ A 群（8 名）においては，園芸作業の後半（11〜15 分）において，対照と比較して交感神経活動が抑制されることが明らかになった．

以上より，生花の移植作業は，造花に比べ，主観的にリラックスし，タイプ A 群においては生理的にもリラックスすることが明らかになった．

園芸作業が人の生理反応に及ぼす影響については，データの蓄積がきわめて少ないのが現状である．今後，園芸作業分野においても，主観評価とあわせ，生理的指標を用いた客観的なデータを蓄積していく必要がある．

[宋　チョロン・宮崎良文]

引 用 文 献

1) 松尾英輔（2009）．緑と人の健康とのかかわり：緑（植物）とのかかわりはなぜ健康によいか．日本緑化工学会誌，**34**，482–487．
2) Barnicle T, Midden KS (2003). The effects of a horticulture activity program on the psychological well-being of older people in a long-term care facility. *Hort Technol*, **13**, 81–85.

3) Gonzalez MT, Kirkevold M et al. (2010). Therapeutic horticulture in clinical depression : A prospective study of active components. *J Adv Nurs*, **66**, 2002-2013.
4) Cammack C, Zajicek JM et al. (2002). The green brigade : The psychological effects of a community-based horticultural program on the self-development characteristics of juvenile offenders. *Hort Technol*, **12**, 82-86.
5) Adachi M, Kendle AD et al. (2000). Effects of floral and foliage displays on human emotions. *Hort Technol*, **10**, 59-63.
6) 英賀真理子, 宮崎良文ほか (2014). 園芸作業が人の心理・生理反応に及ぼす影響. 日本生理人類学会誌, **19**(2), 41-53.
7) 英賀真理子, 宮崎良文ほか (2013). パンジー苗移植作業が前頭前野活動に及ぼす影響. 日本生理人類学会誌, **18**(1), 108-109.
8) Lee MS, Miyazaki Y et al. (2013). Physiological relaxation induced by horticultural activity : Transplanting work using flowering plants. *J Physiol Anthropol*, **32**, 15.

コラム① 疫学研究

本コラムにおいては，自然セラピーに関する疫学研究について紹介する．「疫学研究」は「厚生労働省の疫学研究に関する倫理指針」において，以下のように定義されている．「疫学研究は，疾病の罹患を始め健康に関する事象の頻度や分布を調査し，その要因を明らかにする科学研究である．疾病の成因を探り，疾病の予防法や治療法の有効性を検証し，又は環境や生活と健康のかかわりを明らかにするために，疫学研究は欠くことが出来ず，医学の発展や国民の健康の保持増進に多大な役割を果たしている．」

自然セラピー分野においては，緑地環境と死亡率や疾病率の相関について，各国で大規模な調査が行われており，その内容について以下に示す．

1. 日本

高野らは，人口密度が高く発展した都市の中にあり，緑樹に満たされ，容易に歩くことができる公共のスペースの有無と高齢者の長寿の関係について，東京において，コホート研究により調査を行っている[1]．その結果，歩くことができる緑地を伴う地域に住むことは，年齢，性別，婚姻の状況，地位に左右されず，都会に住む高齢者の寿命によい影響を及ぼしていることを明らかにしている．彼らは，高齢者の健康促進のために，大都市の都市計画に緑樹で満たした歩くことができる公共のスペースを盛り込むことを勧めている．

2. イギリス

イギリスにおいては，他国に比べ多くの研究が実施されている．Richardsonらは，イギリスにおける都市緑地と健康状態の関係について，性別による違いを調査している[2]．健康状態の指標は，循環器疾患，呼吸器疾患，肺がんの死亡率としている．男性は，緑地の増加によって，循環器疾患と呼吸器疾患の死亡率が低下したが，女性においては有意な相関はみられず，都市緑地による健康効果は性別によって異なるということが示されている．彼らは，結果に性差がみられたことについて，都市緑地の認知と使用法が異なるのかもしれないと述べている．

またイングランドにおいて，Mitchellらは，地域の緑地の比率，生活の質（都市，郊外，田舎に分類）および自己申告による健康不良の関係について調査している[3]．緑地の多い地域はよりよい健康をもたらしていることがわかったが，収入によって，その関係は変化することが示されている．また，Mitchellらは，社会的地位が低いと病気にかかりやすいという点に着目し，生活改善のために緑地が役立つかどうか調査している[4]．健康状態の指標は，循環器疾患，肺がん，自傷，すべての原因における死亡率とし，収

入および緑地への接触との相関を検討している．循環器疾患とすべての原因における死亡率については，緑地への接触によって低下したが，肺がんと自傷による死亡率には変化はみられなかった．彼らは，緑地などの健康を促進する物理的環境は，社会経済的な不平等を改善する可能性があると述べている．

また，Mitchell らは，緑地と死亡率や疾病率との関連を調査し，大きな緑地は小さな緑地に比べて健康に重要であることを示している[6]．しかし，貧困地域ではあてはまらない可能性があることも示している．

3. アメリカ

Richardson らはアメリカにおいて，心臓病，糖尿病，肺がん，交通事故およびすべての死亡率と都市の緑地の量との関係を調査している[7]．心臓病，糖尿病，肺がんおよび交通事故による死亡率と緑地の量に相関はみられず，すべての原因による死亡率は，緑地の多い都市で有意に高いという結果が得られた．これまで他国では，緑地の利用による健康効果が示唆されてきたが，アメリカにおいてはそのような結果は見出されなかった．彼らは，アメリカは車への依存が高く，これらに付随するライフスタイルが緑地のもつ利益に影を落としているのではないかと述べており，さらなる調査が必要と結んでいる．

4. ニュージーランド

Richardson らは，ニュージーランドにおいて，緑地への接触と循環器疾患および肺がんの死亡率との関連について調査している[8]．使用可能な緑地とは訪れることができるもの，使用不可能な緑地とは見ることはできるが訪れることができないものとし，区別して検討している．貧しい地域においては，使用可能な緑地自体が少なかった．また，使用可能な緑地もしくは全緑地と死亡率の間には有意な相関はみられず，ニュージーランドでは緑地が循環器疾患死亡率に影響を及ぼすという結果を見出すことはできなかった．

また，Richardson らは，都市緑地と健康状態の関係について，身体活動が果たす役割についても研究している[9]．健康状態の指標としては，循環器疾患，肥満，全体的な健康を害した状態，精神的健康を害した状態を用いている．近隣緑地は循環器および精神的な健康状態に関連があり，身体活動はより緑地の多い地域で高かったが，緑地と健康状態の相関を十分に説明するには至っていない．

5. オランダ

オランダにおいては，Maas らが住宅近くの緑地の有無と疾病率との関連について調査を行っている[10]．開業医の電子医療記録を利用し，疾病はプライマリ・ケア健康問題国際分類（International Classification of Primary Care）に基づいて分類されている．1 km 圏内により多くの緑がある生活環境において，24 の疾病のうち 15 において有病率が

低かった．この相関は，不安障害とうつ病で最も高く，社会経済的地位が低い人と子供でも高かった．さらに，少し都市化が進んだ地域においては高い相関を示した．彼らは，人々の住宅の近くに緑地をおくことの重要性について強調しており，特に子供たちと社会経済的に低い地位にある人たちの家の近くに緑地をおくことを勧めている．

6. 最後に

本コラムでは各国における大規模調査の結果を紹介した．結果はそれぞれであったが，各研究によって，緑地の定義，健康を測るための指標が異なっており，一概に比較するのは難しい．さらに，環境を対象とした研究においては，大気汚染などのほかの要素も入ってくると思われ，研究の難しさが浮き彫りになった．これらの課題をふまえ，今後さらに研究が発展し，緑地の有効性がより明らかになってくると考えられる．

[五十嵐美穂]

引用文献

1) Takano T, Watanabe M *et al.* (2002). Urban residential environments and senior citizens' longevity in megacity areas : The importance of walkable green spaces. *J Epidemiol Community Health*, **56**, 913-918.
2) Richardson EA, Mitchell R (2010). Gender differences in relationships between urban green space and health in the United Kingdom. *Soc Sci Med*, **71**, 568-575.
3) Mitchell R, Popham F (2007). Greenspace, urbanity and health : Relationships in England. *J Epidemiol Community Health*, **61**, 681-683.
4) Mitchell R, Popham F (2008). Effect of exposure to natural environment on health inequalities : An observational population study. *Lancet*, **372**, 1655-1660.
5) Ord K, Pearce J *et al.* (2013). Is level of neighbourhood green space associated with physical activity in green space? *Int J Behav Nutr Phys Act*, **10**, 127.
6) Mitchell R, Richardson EA *et al.* (2011). A comparison of green space indicators for epidemiological research. *J Epidemiol Community Health*, **65**, 853-858.
7) Richardson EA, Frumkin H *et al.* (2012). Green cities and health : A question of scale? *J Epidemiol Community Health*, **66**, 160-165.
8) Richardson E, Kingham S *et al.* (2010). The association between green space and cause-specific mortality in urban New Zealand : An ecological analysis of green space utility. *BMC Public Health*, **10**, 240.
9) Richardson EA, Kingham S *et al.* (2013). Role of physical activity in the relationship between urban green space and health. *Public Health*, **127**, 318-324.
10) Maas J, Groenewegen PP *et al.* (2009). Morbidity is related to a green living environment. *J Epidemiol Community Health*, **63**, 967-973.

コラム ② 病院屋上森林セラピー

現代の医療環境では事故防止が優先され,様々な行事を屋内で行うことが一般化し,自然の恩恵を受けにくくなった.その反省から,最近では医療環境に「自然」を導入し,その効果を検証する試みが始まりつつある.

1. 中庭および屋上の緑化

中庭や屋上の緑化は病院外周緑化と比べ,①医師の緊急対応が可能,②ペットの侵入禁止,③職員が付き添い業務時間内に個別医療行為が可能,などの利点がある.流涎や歩行障害など後遺症をもった高齢患者のプライバシーも守られやすい.

筆者らの病院では,併設する老人保健施設「エルダリーガーデン」の屋上(面積 122 m^2)を緑化し「屋上森林セラピーフィールド」(以下,屋上森林)を造成した(図1).人工の軽量栽培シートと岩石を使用しているが自然の植物を植え,小川と滝を有し,多くの昆虫が生息し,多種の鳥が飛来している.

2. 屋上森林が要介護高齢者に及ぼす生理的リラックス効果[1]

筆者らは,平均年齢81.7歳の要介護高齢女性 30 名を 2 班に分け,屋上森林と屋外駐車場において景色を眺めてもらい,心拍変動性(heart rate variability:HRV)を比較する実験を行った(図2).

結果として,屋上森林の限られた自然においても,要介護高齢者は生理的にリラックスしストレスから解放された状態であることが明らかとなった.

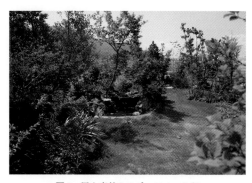

図1 屋上森林セラピーフィールド

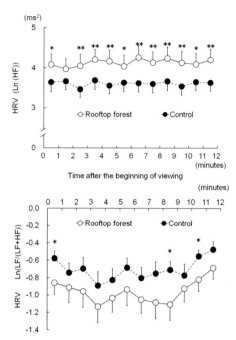

図2 屋上森林座観中における HRV HF と LF/(LF + HF) の変化（自然対数軸）[1]
平均±標準誤差，$*: p < 0.05$, $**: p < 0.01$，対応のある片側 t 検定による．

3. 屋上森林が要介護者に及ぼす主観的リラックス効果[2]

　筆者らは，「大うつ病」の診断基準である「抑うつ気分」または「興味あるいは喜びの喪失」の2つの感情について主観評価を行い，屋上森林の心理効果について検討した．
　平均年齢81.2歳の要介護高齢女性30名を2班に分け，屋上森林と対照環境において下記5種類の感情の強さを聴取した．
　①「気分が沈んで抑うつだ，又は希望が無い―気分が明るく希望がある」
　②「物事に興味や喜びを感じない―物事に興味や喜びを感じる」
　③「涙が出そうに悲しい―笑顔になりそう，楽しい」
　④「イライラして人を許せない気分―ゆったり心の広い許せる気分」
　⑤「不安―安心」
　結果として，屋上森林においてすべての尺度において有意な上昇を認めた．

4. 最後に

　本コラムで紹介した結果は一時的効果を研究したものであるため，全身的影響および反復利用における効果については，さらなる研究の蓄積が必要である．しかしながら，屋上森林への滞在を繰り返すことにより，生理的リラックス状態となり，うつ感情の継続が中断する状態になるのであれば，うつ治療を補完する可能性があり，臨床的にも非常に興味深い．

　「屋上森林セラピーフィールド」は，2009年，（財）都市緑化技術開発機構主催の第8回屋上壁面特殊緑化技術コンクール屋上緑化部門において審査委員会特別賞を受賞するとともに，筆者らにおける自然セラピー研究の第一歩となった．　　　　　　[松永慶子]

引用文献

1) Matsunaga K, Miyazaki Y *et al.* (2011). Physiologically relaxing effect of a hospital rooftop forest on elderly women requiring care. *J Am Geriatr Soc*, **59**, 2162–2163.
2) 松永慶子，宮崎良文ほか（2011）．病院屋上森林が要介護高齢女性患者に及ぼす主観的リラックス効果—簡易感情尺度を用いて—．日本衛生学雑誌，**66**，657–662．

コラム ③ 医師と歩く森林セラピーロード

「医師と歩く森林セラピーロード」とは，INFOM（コラム15参照）が(公社)国土緑化推進機構の「緑と水の森林ファンド」による助成を受け，2011年から行っている社会貢献事業である．

目的は，医学的・科学的実証に基づく森林空間のもつ癒し機能を参加者が体感することで，参加者の健康維持・増進に役立てるとともに，人間環境を森林環境内におくことの大切さを理解してもらうことで，森と人との共生の重要性を普及啓発することおよび，森林率90％の山間地域住民の森林を活用した経済的活性化を促すことである．

年間の実施地は，2016年4月現在，35都道県に62か所ある森林セラピー基地・ロード（以下，基地）と呼称されるエリア中，国際的な周知を目しINFOMのホームページに広報を掲載している群馬県上野村，高知県梼原町，島根県飯南町，鳥取県智頭町，東京都奥多摩町，長野県山ノ内町・上松町，兵庫県宍粟市，福岡県うきは市，宮崎県日南市にある基地を含む10か所程度である．

実施内容は，基本的には各基地ごとに，開会式，当日実施する森林セラピーのコースに同行するINFOM認定森林医学医（以下，認定医）による森林医学および森林セラピーに関する講話，コースへの出発前血圧・脈拍数・ストレス測定，ウォーミングアップ体操，ガイド（多くは森林セラピーソサエティ公認セラピストまたは森林セラピーガイド）によるコース説明，コース内行動（平均2.5時間），終了時クールダウン体操，後血圧・脈拍数・ストレス測定，認定医による講評，閉会式の順に進行する．

認定医は，年1回INFOMが開催するINFOM認定森林医学医学術講習・視察研修会の受講・研修終了者の中で，医師免許証を有し，5年以上の臨床経験をもち，認定医受諾登録した臨床医である．

現在活躍している認定医は，年齢30代後半以上で，医療の現場経験豊富な上，地球環境問題をはじめとする，自然・社会環境問題に対する造詣が深く，特に森林に関しては知識のみならず実践面でも卓越した能力を発揮している．なかには認定医になる以前に，森林セラピーソサエティの検定試験を受け，セラピスト資格を取得した方が数名いる．基地周辺の医療機関に勤務しながら認定医としても活躍している医師は地域密着型で，森林医学の研究，森林セラピーの普及，医療との連携に尽力している．医療保健制度の中で予防医学分野に取り組んでいる方や地域での過去の実績を生かし，月に1回地域型の「医師と歩く森林セラピーロード」を主催している方もいる．2014年度の本事業の同行においては「参加者中，通常車椅子使用で，在宅O_2療法中のCOPD（慢性閉塞性肺

疾患)男性がコース途中から車椅子を離脱，両側人工膝関節の女性と共に徒歩で帰途」との報告もあった（詳しくは INFOM 日本支部ホームページ参照）．本書の編者に師事し，論文を執筆した認定医もある．

　日頃各基地で行っている森林セラピーに認定医を配する利点としてはまず，参加者の許容範囲を広げられることがある．前記例ほど過激ではなくとも，ストレスの緩和や免疫力を高めることが功を奏すると示唆，または証明されている疾患，たとえば生活習慣病などの疾患患者中，要観察期も含め，日常生活に支障のない場合や，MCI（軽度認知障害）については，家族同伴ならお互いの親和を図れる機会にもなる．次に，認定医の存在は，参加者およびガイドや地元関係者にとって，講話，座観や臥位時の認定医の言動や，昼食やティータイム時の質疑応答などから森林医学および森林セラピー，さらに一般的な医学的知識が身につけられ，行動中のアクティビティについての助言なども参考になる可能性が高く，学術的なレベルを上げる機会にもなる．

　その他としては，本事業では，基地によっては行動終了後昼食となるところもあるが，通常時とは異なり開会式などの時間を要するため，昼食を挟むことが多い．そこで事業の実施当初から森林セラピー弁当またはランチと称する地産品を盛り込んだ弁当の開発を依頼した．現在では各地ともに趣向を凝らした昼食が味わえる．参加者に対するアンケート調査のなかには，弁当について問う欄があるにもかかわらず，イベント全体について問う欄に，いきなり弁当の美味しさや弁当箱の素材に言及する参加者もいるほど人気が高い．弁当を JR の駅弁に育て上げた基地もある．一瞬弁当の良し悪しが最も印象に残ったのかとガッカリするが，弁当に対する興味だけでも本事業には参加意義があると考える．理由は，参加者の多くは森林の虜になること間違いなしだからである．行動終了後，基地周辺の温泉に入浴し，道の駅などで木材製品など地域の特産品を購入してもらえれば，参加者にとっては健康と観光が得られ，地域にとっては経済活性と森林環境保守保全が得られるのが本事業の波及効果である．「森の中，歩いてみようドクターと」がキャッチフレーズの本事業に，多くの人が参加されることを期待する．

［今井通子］

コラム④ 医師による森林セラピー研究
―高知での研究事例―

　四国の西南部を流域とする四万十川の源流の森にある久保谷ロードに程近い梼原町立松原診療所では，森林滞在が健常人に及ぼす影響を研究し，ストレスの軽減，ナチュラルキラー細胞活性の増加，老化に伴い減少するホルモン（DHEA-S，遊離 T3）の増加，酸化 LDL の低下といった効果を明らかにしてきた[1]．

　ストレスが大きな問題となり，メンタルヘルスへの取組みが強く求められている昨今，森林のストレス緩和作用などを心の疲れた現代人に役立たせることができれば，中山間地の活性化にもつながり，大きな意義がある．そこで，地区住民と町立診療所が協力しあい，抑うつなどの不調をもつと自覚している人を対象とする森林セラピープログラムを 2012 年に試行した．新聞や口コミでの募集に応じた 6 名の参加を得た．居住地は，東海地方 2 名，関西 1 名，四国 3 名，年齢は 43～71 歳で，平均 54.5 歳，性別は男女各 3 名，職業は在職中 3 名，休職中 1 名，無職 2 名であった．6 名のうち 2 名が医療機関で抗精神薬を処方されていた．Zung のうつ自己評価尺度（SDS）のスコアは 29～53 点（平均±標準偏差 47.2±9.7 点）と，軽度から中程度の抑うつを有する．森林のテルペン濃度が高い 8 月後半の 4 泊 5 日の日程で森林内ウォーキング，有機農業体験，グループミーティング，ストレッチングなどを実施し，以下の結果を得た．

①ストレスの緩和

　日本語版 POMS 短縮版を来町の 2 週間前，帰宅 1 週間後および 8 週間後に，同じ時刻

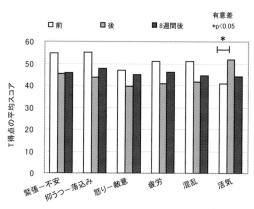

図 1　気分プロフィール（POMS）の変化[1]

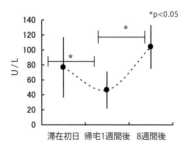
図2 MDA-LDL の推移(平均値±標準偏差)[1]

に記入してもらったところ,「活気」は体験後に有意に上昇し,各感情尺度を総合した総気分障害度は有意に低下していた(図1).これらの結果より,森林セラピー,メンタル不調をもつ人に対して,主観的なストレス緩和効果があるものと考えられた.

②酸化ストレスの軽減

LDL コレステロールが酸化変性して生じる MDA-LDL は,近年一定の条件下で検査が健康保険適応となるなど動脈硬化の促進因子として着目されている.参加者の平均値は滞在初日の 76.7 ± 40.4 U/L であったが,3泊後には 46.3 ± 24.9 U/L と有意に低下していた(図2).メンタル不調時には生活習慣の悪化もあいまって体内の酸化ストレスを引き起こしやすいといわれており,森林滞在によってメンタル不調者の酸化ストレスが緩和されることは,心身への大きなメリットとなると考えられた. [宜保美紀]

引 用 文 献

1) 宜保美紀,的場 俊ほか(2010).森林セラピーが参加者の健康指標に及ぼす影響を明らかにする研究.四国公衆衛生学雑誌,**55**(1),110-119.

コラム5　森林セラピスト・セラピーガイド

　2009年から，NPO法人森林セラピーソサエティにより，森林セラピスト・セラピーガイド認定事業が始まった．これに先立ち，2005年からは全国で森林セラピー基地・ロードが認定されている．これら森林セラピー基地へ利用者が訪れて，セラピー効果を十分に得るためには，「森林」ならびに「生理的効果」に関する知見をもつ専門のガイド・案内人の役割に負うところが大きい．

　森林セラピーは，これまでの登山やトレッキング，一般的な森林浴とは一線を画した活動であるが，一般利用者にとって，森林セラピーは未知の領域であり，案内人の助けなしに効果を十分得るのは難しい．各森林セラピー基地には，地域特有のセラピープログラムが用意されており，それらを利用者に提供するのが，森林セラピスト・ガイドの役割となる．その際，いかに利用者をリラックスさせられるかが，セラピストの腕のみせどころといえよう．

　NPO森林セラピーソサエティによると，「森林セラピストと森林セラピーガイドの役割は，森林環境が持つ快適性効果を引き出すためのアドバイスを，来訪する利用者に行うことである．森林セラピストは，セラピーガイドとしての知見を有していることに加え，森林を訪れる利用者に対して，心とからだの健康を維持・増進させるための適切なプログラムを提供し，効果的なセラピー活動を指導する者である．」と定義されている．

　森林セラピストは，コミュニケーション能力が高く，森林セラピーロードにおける視覚や嗅覚，聴覚刺激を介してリラックスさせる環境要素に精通しており，それらを効率よく体験させてくれる．

　2013年からは，通信教育によって森林セラピスト・ガイドの資格が得られるようになった．2016年現在，およそ1100名の森林セラピスト・ガイドが全国のセラピー基地で活躍している．

[香川隆英]

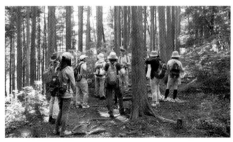

図1　森林セラピーガイドの活動（奥多摩町）

コラム6 森林セラピー映画祭

2015年11月14日に第3回となった「木暮人国際映画祭」というユニークな国際映画祭がある．森林や木に関するテーマをもつ12分までのショートフィルムを世界中から集め，それを上映して観客が賞を与える，(一社)木暮人倶楽部(こぐれびとくらぶ，http://www.kogurebito.jp)が主催する映画祭である．2015年度は，日本以外に前年の中国やタイに加え，韓国やマレーシアからもエントリーがあり，絞られたテーマの映画祭ながら拡がりをみせてきている．

そもそもこの映画祭は，映画や映像を広く社会に広めることで，一般人に森林や木のことをもっと身近に感じてもらうことを目的として始まった．広い意味では，自然共生型社会を目指し，映像を通じて自然と人間の共生や共存を社会とシェアすることで，日本の木にかかわる産業や木の文化の発展にも寄与することを目指している．

このような森林や木に特化したテーマで継続的に行われる映画祭は世界でも珍しく，映画専門誌を出版しているキネマ旬報社によれば世界初の可能性もあるらしい．

そんな森林や木の映画祭に，2014年度はユニークな連作の作品が並んだ．森の部門(4～12分までの作品部門)に，森林セラピー関連の作品が3本も上映されたのである．作品タイトルは，「2014年度森林セラピー実験at木曽」「世界に広がる森林セラピーの可能性～エビデンスから病気の予防へ」「INFOMが目指すコト～森が人を癒す」で，それぞれ宮崎良文先生，李 卿先生，今井通子先生という森林セラピーの世界的権威の皆さんがインタビューで登場する作品群で，宮崎先生にはティーチインにゲストスピーカーとしても参加していただいた．

これらの映画は，木暮人倶楽部Forest Healing部会が製作したものだが，作品を通じて森林セラピーを一般人にわかりやすく伝えようというのが企画意図であった．

宮崎先生の作品では，盛んに行われている実験の様子を解説していただき，李先生からは，これまでの実験でわかったNK細胞の活性などのエビデンスの紹介と森林医学の世界での拡がり，今井先生からはINFOMの活動の紹介と今後の展望がメッセージされた．

会場にいらっしゃった一般の方々にとっては，これだけまとまった森林セラピーの映像をご覧になるのははじめてと思われ，皆さんが興味深そうに観ていたのが印象的だった．ティーチインでは会場からの質問も多くあり，まるで森林セラピーの講演会にきたような様子でもあった．

森林セラピーを題材にした作品は，2015年にも中国の留学生が監督した「森は私たち

の友達〜森林セラピー体験記〜」などがエントリーされ，この映画祭の中で1つのジャンルとなっている．

　2015年のグランプリ作品は，タイからエントリーされたThai Pradithkesorn監督の「The Gardener 〜 200万本の木を植えた男〜」で，タイの田舎の貧しい村に植林をして地域の活性化を支えたタイ版「木を植える男」の話である．

　また，審査員特別賞を獲得した中国のヤンバイ監督の作品「森の熟練者たち〜ウルンチュン族〜」は，自然の摂理や森との共生をテーマにしたドキュメンタリーであり，両作品とも森林セラピーがそうであるように，人にとっての森林の様々な恩恵を伝えてくれる．

　森林や木の様々な可能性が映像化されている作品を上映するこの木暮人国際映画祭には，これからも森林セラピー関連の作品がどんどんエントリーされてくることになるだろう．今後は，海外から森林セラピー関連の作品がエントリーされるようになるのではないかと期待している． 　　　　　　　　　　　　　　　　　　　　　　[吉田就彦]

コラム 7 木材の誘目性

1. 軸材の誘目性

　読者がこのコラムを自分の部屋で読んでいるのなら，少しの間，本から顔を上げて周囲を見回してほしい．床，壁，天井，そして家具を含めて，視野の何割くらいが木材で覆われているだろうか．「20％くらい」「3割かな」のように大雑把に判断したあなたの見積もりは，実はまずまず正確である．図1は，写真に占める木材部分の割合（木材率）があらかじめわかっている住宅内装写真を大学生に見せて，各部屋の木材率を目測で見積もらせた結果である．実測した木材率（横軸）と主観的な木材率（縦軸）の間には見事な直線関係が現れているのだが，同様の関係は内装写真や観察方法を変えた別の調査においても繰り返し認められた．意外かもしれないが，我々はどこにどのくらい木材が使われているのか，何となくわかってしまうのである．

　この主観的木材率は，対象の形状などに影響されることがある．図2の①および②の内装画像を見比べてほしい．両者の木材率にはほとんど差がないのだが，主観的には①の方が②よりも10％程度過剰に評価される．この理由を探るために，内装画像を観察する被験者の視線を追跡した．図2の③〜⑤はその一例で，ある被験者の視線の動きが連続線で示されている．③は木材が一切現れていない内装画像を見たときのもので，被験者の視線は壁の絵や奥の出窓，観葉植物，テーブル上の小物などを所在なく動く．④は床，壁，天井に木材が「面的」に配された内装画像の場合であるが，視線の動き方は③とよく似ている．一方，柱や梁などが現れた⑤（①と同じ画像）では，これらの「軸的」な部材に沿って視線が移動している．図2⑥は，10名の被験者が①の画像を自由に観察

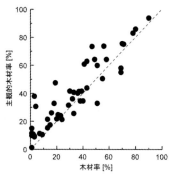

図1 木材率と主観的木材率の関係[1)]

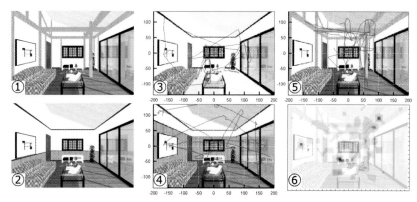

図2 内装画像を観察するときの視線の動きと停留分布[2]

したとき,彼らの視線がどこにどれだけの長さ留まったか(停留したか)を濃淡で表したもので,柱や梁などの軸的な部材に視線が集まっていることがわかる.すなわち,軸的な部材は見る者の視線をよく引きつける誘目性の高いデザイン要素であり,そのことが木材量の過剰評価につながったと考えられる.「新民家風」などと称して,木製の柱や梁などをあえて見せる住宅内装を最近見かけるが,これは軸材のアクセント効果を利用して,暗黙のうちに内装の木質感を強調しているのかもしれない.

2. 節の誘目性

木造住宅を新築する際,地元で伐採され製材された木材で建てる,いわゆる「産直住宅」が少しずつ増えてきている.この種の住宅では,内装にも多くの木材が直接見える形で使われる傾向があり,そこここに「節」が現れていることが多い.節は樹木の幹から伸びた枝のなごりである.樹木が葉を繁らせて効率よく光合成を行うには枝を張る必要があるので,節が材面に現れることは木材が生物由来の材料であることの証でもある.しかし,節の多い内装はその「自然さ」が評価される一方,決して万人受けしない.

図3①は,多数の節が現れた壁面の一部である.この画像において,節が占める面積は全体の何パーセントくらいに見えるだろうか.多くの人が10〜20%と答えるのだが,画像解析によって正確に求めると実は2%弱にすぎない.このような一種の錯覚が生じる理由として,節の誘目性の高さが考えられる.そこで,大型液晶テレビにこの壁面画像を等倍表示して,約20秒間その画面を自由に観察する被験者の視線の動きを追ってみた.図3の②および③は,①と同じ節の多い壁面を見たときの視線移動の例である.線と線をつなぐ黒い点は視線が0.1秒以上留まった停留点を表しており,この停留点が見事に節から節へとホッピングしている様子が見てとれる.停留点の動きは節の大きさや数が小さくなった場合も同様である(図3④,⑤).一方,節が現れていない壁面の場合

コラム7 木材の誘目性

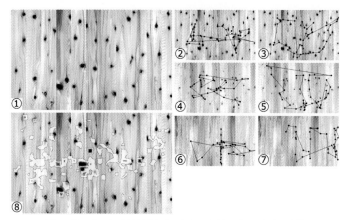

図3 節の現れた壁面を観察するときの視線の動きと停留分布[3]

(図3⑥,⑦),視線の動きは節のある壁面よりもこぢんまりとしており,停留は山形の板目模様の頂点付近などで生じやすい.

図3⑧は20名の被験者の視線追跡データから構成された停留点分布図である.視線がどこにどれだけの時間留まったかが濃淡で表されているのだが,視線の停留は節部に面白いように集中している.主観的な「節の目立ち具合」と節への視線の停留の度合の間には正の相関関係が見出されており,節には好き嫌いにかかわらず見る者の視線を引き寄せる強烈な誘目性があることがわかる.目立つから停留するのか,停留するから目立つと感じるのか,その後先は判然としないが,おそらくは両者が相補的に節のイメージに影響を及ぼしているのだろう.

木材の節に限らず,住空間に誘目性の高い事物が多すぎると,目のやり場に困ってしまい,心身ともにどうにも落ち着きにくくなることが予想される.人にとって快適な視環境を実現するためにも,ほどよい誘目性を有した内装への配慮が必要といえる.

[仲村匡司]

引用文献

1) 仲村匡司,増田 稔(2000).住宅内装画像における木材領域の自動抽出(第2報)—主観的木材率および学生居室の木材率—.木材学会誌,**46**(6),566–572.
2) 仲村匡司,増田 稔(2004).住宅内装における木質部材の存在形態と量が心理的イメージに与える影響,木材学会誌,**50**(6),376–383.
3) Nakamura M, Kondo T (2008). Quantification of visual inducement of knots by eye-tracking. *J Wood Sci*, **54**(1), 22–27.

コラム⑧ 自然セラピーの家

1. はじめに

　人工技術は自然の厳しさを和らげ便利な生活を提供してくれる．しかし，最近それが度を越してきた．つくり手の都合で加工される部品のアセンブル空間は，もはや人が生活する空間にふさわしいといえるのかどうか．森林セラピーという環境体験は，それに気づくよい機会を与えてくれる．森林環境そのものが教えてくれる究極の住居のあり方のポイントを，ここでは5つに絞って紹介する．

　①空間を構成する材料にゆらぎをもたせること

　たとえば木のもつ年輪模様は自然のつくり出した造形パターンであり，これは1/f特性(注1)のゆらぎを有している．同様に熟練した職人の手仕事や人の生命活動にみられる体内リズムも1/f特性をもつことが知られている．日本の伝統構法は自然素材と職人技能の賜物であり，ゆらぎをつくり出す最高の手法である．

　②環境変動を室内と連続させること（図1）

　自然環境は主として太陽と地球大地の熱のやりとりで様々な環境変動を生み出す．人が自然と一体の存在ならば，これらの変動に寄り添うように共生することがいちばんよい．ところが今の工業カプセル住居では，色々な設備によって，大きな自然とは関係なく室内環境を制御してしまう．一方で昔の住居のように外部環境をそのまま反映してしまうと，冬は寒すぎ夏は暑すぎということになる．そのピークをやわらげるような断熱・遮熱あるいは熱容量付加の技術こそ古くて新しい真の建築技術開発の方向性なのである．

　③住居が人の体内時計機能のインターフェイスをもつこと（図2）

　一般にパッシブ設計(注2)の手法は省エネを志向する太陽熱の利用法といえる．セラピー住居という場合，熱エネルギーだけでなく人の健康に寄与する太陽の利用を考えるべきだろう．現代人の様々なストレスや未病状態は，現代社会が生物の体内リズムの重要性を忘れて行動した結果，体内時計を狂わせていることから生じると考えられている．人の健康維持には毎日の体内時計のリセットが必要で，それは朝日の中のブルーライトを浴びることで機能する．自然から隔絶した家をもつようになったいちばんの弊害は，人が体内時計のリセットをする機会を失ったことであると思われる．

　④地球大地とコンタクトすること（図1）

　人の住まいの原点は穴であり，猿のように木の上ではない．竪穴住居が人の住まいの始まりで，高床式はあくまでも穀物倉庫の形式である．地球大地は暑ければ熱を吸い取り，寒いときには人はその体温を利用できる．母なる大地の安定した力は大きな安心の

コラム8 自然セラピーの家

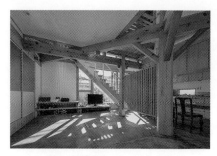
図1 地球大地へのコンタクト

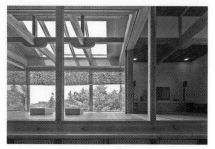
図2 サーカディアンリズムのインターフェイス

リズムで住人を包む．これは最も大きなセラピー効果なのである．

⑤人工リズムを極力排除すること

地球上の生物はすべて共通のサーカディアンリズムに同調する体内時計をもつ．自然環境の変動もこのリズムに沿って起こり，$1/f$の特性をもってゆらいでいる．それに対して室内にあふれる人工リズムはもとの電源が発電コイルに由来する50 Hzの機械的振動である．照明も電磁波も音波も，すべて人工の波動であふれかえっている室内環境なのである．これらを極力排除しないと生体にとっての安息の場とはならない．

(注1) $1/f$特性とは $P \propto f^n$ ($n = -1$) で表される数学的規則．自然現象や体内リズムのゆらぎに共通する特性．

(注2) パッシブ設計とは建築の工夫で太陽や風の恵みを最大限に取り入れ機械力の使用を極力抑える設計手法．

2. 最後に

自然セラピーの家というとき，筆者は人に究極の癒しを与えてくれる森林空間を思い浮かべる．そこにはフィトンチッドなどの化学物質効果のみならず，生物と大きな自然が同調する空間の効果を認めざるをえない．森林に人が癒され，健康や活力が増進するという森林医学が示したエビデンスがそのことを示しているように思う．だからこそ自然セラピー研究は建築の世界をも大きく変える可能性があるのだ． ［落合俊也］

コラム9 自然由来の嗅覚刺激が要介護高齢者にもたらす効果

懐かしい記憶を想起させることにより高齢患者に安心感を与える「回想法」が高齢者施設において盛んに行われている．就眠前不安がつのり落ち着かなくなる入院高齢患者に対し，一般的に抗不安薬や睡眠導入剤が処方されるが，調節に苦慮することも多い．自然由来の嗅覚刺激により患者の不安を和らげ安眠を促すことができれば臨床医療の大きな助けとなるため，筆者らは下記のような研究を行った．

1. 自然由来の各種嗅覚刺激が要介護高齢者にもたらす主観的影響[1]

被験者は平均年齢83.7歳の要介護女性26名とした．オレンジ・スイート，レモン，ラベンダー，バラ，タイワンヒノキ，リモネンおよびα-ピネンの7種類のにおいについて，におい物質を脱脂綿に染み込ませて密封した「嗅ぎ分けカップ」を作成し，名前を隠して嗅いでもらった．

その結果，オレンジ・スイートの嗅覚刺激によって，有意に「心がゆったりする」と評価され，65%以上の被験者において「快適で」「自然な」，「懐かしい」においであり，「目が覚めるようなにおいではない」と評価され，主観的リラックス効果が明らかとなった．

嗅ぎ分けカップを用いれば，集中力が持続しにくい要介護高齢者においてもにおいの弁別が可能になる．回想法は本来五感への刺激を通じて被験者の自己充足感を高める心理療法であるが，一般的に昔の写真などの視覚刺激を用いて施行されている．嗅覚刺激によって想起された記憶は視覚刺激より強い情動性をもつことが報告されており，本研究はオレンジ・スイートという嗅覚刺激を用いた「回想法」として興味深いと思われる．

2. オレンジ・スイートのにおいが要介護高齢者の就眠前不安にもたらす生理的影響[2]

平均年齢83.7歳の要介護女性12名を被験者とし，におい環境と対照環境で1泊ずつしてもらい，比較した．におい刺激としてはオレンジ・スイートを用い，就寝前には加湿器で吸入してもらい（「就眠前におい吸入」），その後においを居室内に充満させながら就眠した（「におい環境下における睡眠」）．生理指標は心拍変動性（3.1.1，3.1.2項参照）とした．

結果として，「就眠前におい吸入」におけるHF（副交感神経活動の指標）値は平均133.2 msec^2（対照61.3 msec^2）であり，リラックス状態において活発となる副交感神経活動が有意に亢進していることが示された（図1上）．また，「におい環境下睡眠」起床後におけるHF値においては，副交感神経活動が有意に抑制されていることがわかった（図2）．体動記録においては12名中9名が体動なく就眠し（図3），主観評価においては

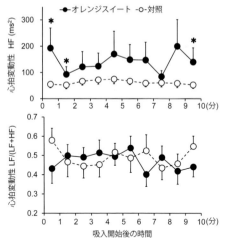

図1 就眠前オレンジ・スイート吸入時の副交感神経活動（上）ならびに交感神経活動（下）[2]
平均値±標準誤差，*：$p < 0.05$．

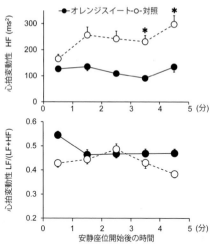

図2 オレンジ・スイート充満下における睡眠後の副交感神経活動（上）ならびに交感神経活動（下）[2]
平均値±標準誤差，*：$p < 0.05$．

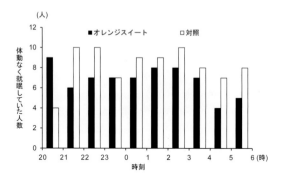

図3 オレンジ・スイート環境下における就眠時において体動なく就眠していた人数と時刻（$N = 12$）[2]

9名以上が「すぐに寝付き」，「ぐっすり眠れ」，「途中で起きなかった」と感じていた．

結論として，オレンジ・スイートのにおいにより，要介護高齢者の就眠前不安が和らぎ生理学的にリラックスした状態となること，および熟眠感を改善させ，翌朝は生理的に活気の増した状態となることが示された．

若年者ではnon REM（rapid eye movement）睡眠時に副交感神経活動が亢進し，起床に伴いそれが抑制されることが知られている．この実験では，脳波測定を実施してお

らず睡眠ステージを特定できないが，自然由来の嗅覚刺激による副交感神経活動の概日リズムの回復が認められており，大変興味深い結果が示された．　　　　　[**松永慶子**]

引 用 文 献

1) 松永慶子，宮崎良文ほか（2013）．植物の精油ならびに精油成分の吸入が要介護高齢者にもたらす主観的影響．アロマテラピー学雑誌，**13**(1)，55-62.
2) 松永慶子，宮崎良文ほか（2013）．オレンジ・スイートのにおいが要介護高齢者の就眠前不安にもたらす生理的影響．アロマテラピー学雑誌，**13**(1)，47-54.

コラム⑩ 日本の花き市場の現状

　春の彼岸の頃になるとよく眠れない．木々の芽や蕾が膨らみ，土の中からは芽出しの音が聞こえるようだ．ドキドキして明るくなるのが待ちきれない．ヒトの DNA に刻まれた何かが季節に反応しているのだろうか．

　花きの消費に元気がない．1998 年頃をピークにじりじりと需要が落ちている．世帯あたりの総消費支出が落ちているのだから仕方がないのだろうか．2014 年の日本の花きの生産額は 3732 億円，輸入が約 500 億円で，小売価格では 8000 億円程度といわれる．需要減の原因は何であろうか．宴会などの法人需要の減少，いけばな人口の減少（1990 年代 1000 万人から 2011 年 200 万人：総務省「社会生活基本調査」[1]），母の日などの物日の売上減少などが考えられる．

　かつて日本には世界に誇る素晴らしい花文化があった．600 年前には池坊の僧侶により「いけばな」が生み出され，1970 年代には，いけばな人口は 3000 万人に上った．また，江戸時代には，大名や武家の教養としてアサガオ，キク，ナデシコなどの品種改良が行われ，町人にまで広がり，まさに百花繚乱の園芸文化が繁栄した．錦絵や障壁画，着物の模様などから当時の園芸文化の隆盛がうかがえる．

　では，現代の花文化はどうなっているのか．残念ながら，日常生活の中の花文化は，きわめて希薄になっている．2 人に 1 人は母の日以外に花を買わない．葬儀，結婚式，宴会などを除くと，日常的に購入されるのは仏花が中心となる．花が売れるのは，年に 5 回の物日，3 月（彼岸，卒業式など），5 月（母の日），8 月（お盆），9 月（彼岸），12 月（正月）に集中している．物日に需要が集中するので，国産の花では足りずに，遠くアフリカや南米，アジアの熱帯高地で生産された花が輸入され，価格も上がる．消費者は，高くて，必ずしも品質が保証されない花を買い，不満がたまるといった負のスパイラルに入っていく．そもそも，イネのように収穫期が 1 回の作物と違って，バラやカーネーションなどの花は，生育期間にわたって毎日のように収穫される．たった 1 日の物日以外は売れるかどうかわからない花を生産するのは，リスクが大きすぎる．その結果，母の日向けの赤いカーネーションをつくる国内生産者は激減した．物日が過ぎれば，品質のよい花が驚くほど安価に購入できることがわかると，消費者は徐々に物日に花を買わなくなる．

　さて，ここから抜け出す処方箋はあるのだろうか．2014 年 6 月に「花きの振興に関する法律」が議員立法により制定され，同年 12 月に施行された．この法律は，研究開発から，生産，流通，花文化まで幅広く対象にしている．農林水産省はこの法律を根拠に

2015年度6億5400万円の予算を獲得した．野菜や果樹の予算に比べれば数十分の一の微々たるものだが，2年前までは年間予算が5000万円だったことを考えると，花き業界関係者にとっては，大変ありがたく貴重な予算である．花き業界関係者のみならず，異業種などの取組みに学び，マーケティングや広告宣伝のプロの力も借りて大いに活用したいものである．かつてオランダの「花き協会（Flower Council）」が，法令に基づき卸売市場で徴収した豊富な資金で，研究開発や消費宣伝を長年にわたって戦略的に支援し，毎週金曜日には夫が花を買って帰り，週末には家族で花から元気を貰って，翌週の金曜日まで1週間楽しむというキャンペーン「Friday is a flower day.」を粘り強く続け，家庭に花を飾ることを習慣として定着させた事例もある．国により文化が異なることから，花きの消費増進も，日本にあった戦略を立てなければならない．そろそろ年に5回の大きな物日に依存する消費構造から脱却し，日常的に花を暮らしに取り入れる文化を普及させたいものである．

　このような状況の中，千葉大学の宮崎らが花きの人に対する効用について，次々に解明し，論文に取りまとめている．やはり，人の暮らしには花きが必要なのだと勇気づけられる．花を売るのではなく，花から元気を貰い，オフィスでも家庭でも花とともに暮らす「ライフスタイル」を，異業種や住宅関連企業などとも協力しながら提案していきたいと思う．長い戦いになると思うが花き業界関係者が心をあわせて取り組んでいかなければならない．

［石川君子］

引 用 文 献

1) 総務省（2011）．社会生活基本調査．

コラム11 漢方としての桜

　古代ギリシャの哲学者プラトンが「自然の観察なしには医学は成立しない」といった通り，医学は自然由来のものとともに発展してきた．その中のひとつである漢方は中国の伝統医学が日本に伝えられたものである．

　近年，世界的に代替医療としての伝統医学に注目が集まっており，2015年の世界保健機構（WHO）国際疾病分類第11版（ICD-11）には，「伝統医学」の章が新規につくられている．これらの動向に伴い，漢方薬の科学的検証は進みつつあるが，いまだに明らかになっていない点が多い．

　身近な植物であり，食材でもあるシソは，漢方薬に含まれる生薬の一種であり，日本では蘇葉（そよう）という名で医薬品としても扱われているということは意外と知られていない．シソは気のめぐりをよくし，胃の働きを回復するといわれ，太古の昔から使用されているものの，科学的検証については不十分な点が多い．また，漢方薬においてはその香りも重要とされ，シソのように香りを有する植物の働きについて注目が集まっている．シソの嗅覚刺激がもたらす効果に関しては，2.4.2項bを参照されたい．

　また，中国から伝来された生薬以外に，日本で独自に生薬として使用されてきたものがあり，その代表が桜である．日本人にとって，桜は特別な感情を抱かせるものである．日本では開花時期が話題になるほど春の花見は一大イベントであるし，桜の花や葉を使用した食品も多い．すぐに思い浮かぶものだけでも，桜の葉でくるまれた桜餅，桜の花の塩漬けが添えられた和菓子やあんぱん，そのほかにも桜をモチーフにした和菓子や近年では洋菓子に至るまで，いくつも挙げることができる．おそらく，桜に美味を求めているというよりは，日本人が桜にもつ特別な感情に注目して商品化されているのだろう．また，桜の木の皮を使用した工芸品もあり，一般への流通量は少ないが桜による草木染も行われている．一方，桜の木の皮は薬としても使用されている．日本の漢方薬は中国の伝統医学を日本で独自に発展させたものであるが，桜を生薬としたのは日本が起源である．桜の木の皮は日本では民間薬として皮膚病などに使用されてきた．有吉佐和子の小説で知られる江戸時代の外科医・華岡青洲は，中国の処方をもとに，十味敗毒散という漢方薬を考案し，それに桜が使われている．当時，華岡青洲は桜の木の皮のことを「桜笳（おうじょ）」と書き記しているが，現代では「桜皮（おうひ）」という名で日本薬局方に記載されている．その後，浅田飴のルーツとなる処方を考えた浅田宗伯が，桜皮を樸樕（ぼくそく：クヌギ，コナラ，ミズナラ，アベマキの樹皮）に変え，十味敗毒湯と名前を変えて今日まで使用されてきた．現代では，名称は十味敗毒湯と統一されてお

り，製薬会社によって，桜皮を使用している場合と樸樕を使用している場合がある．十味敗毒湯は現代でも腫物，湿疹，蕁麻疹，ニキビ，水虫などの薬として使用されている．一方，桜皮抽出エキスは単独で鎮咳去痰薬として大正初期から使用されており，現代でも医薬品として使用されている．桜皮エキスには，サクラニン，フルコゲンクワニンなどの配糖体やタンニンなどが含まれていることがわかっているが，鎮咳去痰薬としての有効成分については不明である．

　さて，本コラムでは日本人にとって特別である桜が薬としても使用されていることを紹介した．一方，桜の花が日本人の感情にもたらす変化についても注目が集まっており，今後の研究が待たれている．桜がもつ様々な効果については，まだまだ謎が残されており，興味は尽きない．　　　　　　　　　　　　　　　　　　　　　　［五十嵐美穂］

コラム ⑫ アメリカにおける漢方の導入

　中国伝統医学（traditional Chinese medicine）は 200 年ほど前に中国からの移民とともにアメリカに伝わったと考えられるが，実際にアメリカにおいて中国伝統医学が市民権を得る契機となったのは，1970 年代初頭にニクソン大統領が中国を訪問したことであった．ほどなくしてアメリカ国内でははじめて鍼灸の資格を与えるニューイングランド鍼灸学校が 1975 年に開校された．初期の教育プログラムは，当時中国で行われていた教育プログラムとは全く異なるもので，正式な資格認定の手続きや研修期間などを含まない 1 年のコースのみであった．その後，補完代替医療（complementary and alternative medicine）への興味の高まりや，アメリカにおける東洋医学の普及につれて，より厳密な教育プログラムが全米でつくられるようになった．認定の基準自体は各州により異なるが，今日では丸 4 年間，学期ごとに 5〜6 種類の科目（様々な保健診療所での臨床研修を含む）を選択する形のコースが一般的である．授業では病理学，生理学といった通常の医学教育にも含まれるような分野に加え，中国，日本や韓国それぞれの鍼灸や生薬による治療などにも触れることとなっている．卒業には一連の資格試験に合格することが必要であり，卒業後は個人で，または小さな治療院に所属して働くケースが多い．中国では西洋医学と中国伝統医学の両方の部門をもつことにより相乗効果を狙う病院も数多くあるが，それに比較するとアメリカでは西洋医学と東洋医学を戦略的に融合させるような試みはあまりなされていない．

　中国伝統医学における薬効植物の使い方をよく表すものとして「近寄れば有効」，「飲めば健康」，そして「栽培ものより天然もの」という 3 つの信奉が挙げられる．中医学における治療行為には，自然や自然由来のものが人間の健康やすこやかな生活を守ってくれるものだという信頼が強く，深く織り込まれている．アメリカでは多くの治療者が，中国から薬効植物を買いつけてつくられる既成のチンキ剤，錠剤，粉薬を使用する．アメリカの漢方製薬会社の中には，中国に契約農場をもち，薬効植物の生産過程（農場外にある"野生の"薬草や，栽培している薬草の収穫，不純物の検査，認証など）をすべて管理しているものもある．地域に古くから伝わる栽培法や製剤法は，その地のエネルギーをもつ漢方薬をつくる秘訣であると考えられていた．たとえば朝鮮人参は「気」を高める効果があるものとして非常に人気があり，かつ単独で服用されるほぼ唯一の漢方薬である．山岳地帯に自生する，根が人の形をしたものが最高品質であるとされる．成熟した朝鮮人参は効能が非常に高いと考えられており，高値がつく．成長した天然の個体の周りにまだ若い根を円状に植えて，強い「気」をもつ人参を栽培しようとする試み

もある．

　アメリカにおいて患者が中国伝統医学を求めるのには様々な理由があるが，そのひとつとしてこれまでの西洋医学では症状がうまく改善されないという問題意識がある．月経不順，不眠症，慢性痛，メンタルの不調，不妊症やインフルエンザといった様々な症状に対して，中国伝統医学は西洋医学でみられがちな副作用なしに，改善の手助けをできることがある．西洋の患者は漢方薬を煎じて飲むという行為には慣れていないことが多く，手軽に飲める調剤された粉薬や錠剤を好む傾向がある．また薬効植物をそのまま用いた"自然な"漢方薬の方が，"人工的に"植物から抽出された活性物質や合成成分よりも好まれる．しかしこのような思い込みは再考されるべきものであろう．まず，多くの近代的な薬（たとえばアスピリン）は植物からできており，また製薬産業の大きな達成のひとつは成分や効き目を安定化させることに成功したことにある．一方，生薬に含まれる活性物質は安定しておらず，栽培，製剤，抽出の過程で不純物が混ざることもあるため，効き目が一定ではなく安全面からも問題がある．さらに中国の薬学に関する書物は数千年前の物であるという問題もある．そこに書かれている植物のうち，あるものは特定され現生のものと同じであると確定しているが，なかにはすでに絶滅してしまった植物を使った処方や，現代では間違った植物が使われている処方もあると考えられる．このような成分の不確実性は，気候変動による環境ストレス（気温，降水量や土壌の変化など）による薬効植物への予測不能な影響によりさらに増強される．中国漢方医学を洗練させ，より厳密なものに変えていくのは難しいことかもしれないが，環境の変化や消費者の安全への取組みと歩調をあわせていかなくてはならない．このことが現代における中国伝統医学の確固たる地位を保つことにつながると考えられる．

〔Julia K. Africa・訳：恒次祐子〕

コラム⑬ 農林水産政策研究所プロジェクト
―花きの効用の科学的エビデンスと生産・流通・消費システム―

1. 農林水産政策研究所における医食農連携に関する研究

　農林水産政策研究所は農林水産省におかれた社会科学を専門とする研究機関である．研究所では，農林水産行政の推進に資するよう毎年行政部局の研究ニーズに対応した研究課題を設定し研究に取り組んでいる．

　近年，グローバル化や情報化，価値観の多様化などが進展する中で，農林水産分野においても新たな視点や長期的展望に立った政策が重要になっており，2009年度より大学，シンクタンクなどの研究機関の幅広い知見を活用する提案公募型の研究委託事業「農林水産政策科学研究委託事業」を実施している．

　2012年度の研究委託事業においては，医食農連携の推進に資するテーマを設定し，公募を行った．多数の応募課題の中から外部専門家および行政部局による審査を経て，最終的に3つの研究課題が採択された．ここでは本書のテーマに関連が深いと思われる千葉大学（研究総括者：宮崎良文）から提案のあった「花きの医学的効果等の総合的評価法の確立とそれを用いた生産・流通・消費システムの確立」（2012～2014年度）の研究成果について紹介する．

　この研究は，①観葉植物などの花きが都市居住者らをはじめとした人に与えるストレス軽減などの生理的・心理的医学的効果の総合的評価法の確立とデータの蓄積，②花きの効用に関する情報の業界関係者との共有方法，消費者への適切な伝達方法の検討，③花きの効用情報を活用した新たな生産・流通・消費システムの構築を目的としている．

2. 花きの医学的効果などの総合的評価手法の確立

　研究目的のうち①の研究成果については，2.4節ですでに紹介されたように，バラ生花，観葉植物（ドラセナ）の視覚刺激や嗅覚刺激により生理的，主観的に生体をリラックスさせることがいくつかの指標を用いた実験データから明らかにされた．花きの有する医学的効果について新たな科学的エビデンスが得られたことになるが，今回の評価手法を活用して今後さらに多くの種類の植物を使った実験を重ねることにより，花きの効用に関する科学的エビデンスの蓄積が進むことが期待される．

3. 花きの効用情報を活用した生産・流通・消費システムの構築

　委託研究事業の最終目的は，科学的エビデンスとして得られた効用情報を効果的に消費者や実需者に伝え，その価値を認識させることにより，花き需要の拡大や花きそのものの価値の向上（価格の上昇）につなげることである．本研究では，効用情報を効果的に消費者に伝え購買行動につなげるには，①専門的な知見に基づく信頼性の高い情報で

あること，②情報を受け取る消費者の生活にとって重要な情報であること，が不可欠の要素であるという仮説に立ち，ほかの分野で効用情報を活用して販売されている商品事例の収集・分析を行った．その結果，たとえば食品のある成分の含有量についての表示があっても，その成分が実際にどの程度身体に効果があるのかが標記されておらず，結果として，効用情報が消費者にきちんと訴求されていないことが確認された．

花きの販売店・販売担当者も，花きの効用情報の発信が販売増に役立つと認識している．しかし，それを具体的にどういう手法で実現するかは必ずしも明確になっていない．また，花き業界ではこれまでも販売業者向けの説明会などにより花木に関する情報を伝達してきたが，商品説明と飾り方などのノウハウ伝授が中心であり，効用を伝えるという観点はこれまであまりなかった．こうしたことを踏まえて，効用情報を含め花きに関する情報の伝達手法や内容を体系的に整理した上で，広報活動を継続的・計画的に推進することの重要性を指摘している．

また，一般の消費者向けとは別に花きを大量に消費することが期待される領域である観光，スポーツ，街づくり・都市景観，医療・介護，教育などの業界団体などと交流する場を積極的に設け，情報伝達することを提案している．さらに，中期的な課題として人材育成の重要性にも言及しており，花きの効用情報について，科学的知見を消費者に正確かつわかりやすく説明できる専門的知識を有した人材を育成することが提案されている．そのための研修プログラムや認証する仕組みについては，先行して普及しつつある森林セラピストを参考にするとしている．

本研究において明らかにされた花きの医学的効用を活用して新たな花きの需要を喚起する生産・流通・消費システムを構築するには，生産から消費に至る花きのサプライチェーンにおいて，医学的効果の根拠となる科学的エビデンス情報の信頼性が確保され，その有用性が理解されるとともに，その情報が伝達・共有されることが不可欠である．このため，以上のような取組みを，生産者，販売業者，実需者，研究機関などの関係者が連携して推進する体制を確立することが必要と考えられる．　　　　　[石原清史]

3

人のストレス・リラックス状態測定法

　人のストレスならびにリラックス状態を把握するためには，①自律神経活動，②脳活動，③内分泌活動，④免疫活動を評価する必要がある．

　本章においては，自然セラピー最新研究において使用されている生理的計測法について示し，さらに傍証としての質問紙法についても紹介する．

[宮崎良文]

3.1 生理的評価法

3.1.1 心拍変動による自律神経活動計測

a．通常の心拍数測定とどこが異なるか

　通常，心拍数は1分あたりの拍動数で表される場合が多いが，このような方法では心拍の細かいゆらぎをとらえることはできない．心拍の間隔を1拍ごとに測定することにより，心拍のゆらぎの解析が可能になる．実際，心拍の間隔を1拍ごとに計測してみると，長期的な平均値の変動とは別に短周期のゆらぎが存在しており，このゆらぎは単にランダムな変動ではなく，周期性をもったリズミカルな変動であることがわかる．

　図3.1は60秒間の心拍間隔の2つの測定例である．上段（A）と下段（B）では，どちらも平均心拍数は75 bpm程度である．しかし，一見してこの2例では心拍のゆらぎパターンが大きく異なることがわかる．心拍変動解析では，心拍数の平均だけではなく，そのゆらぎのパターンの違いも評価することが可能となる[1]．図の例では20歳男性と74歳女性の例を比較している．一般的に平均心拍数は年齢によってそれほど変化しないが，高齢者では心拍のゆらぎがほぼ消失することが知られている[2]．このことから，心拍変動は平均心拍数とは独立した指標であることがわかる．

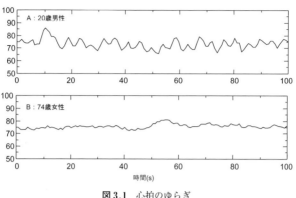

図 3.1 心拍のゆらぎ

b. 心拍変動の周波数解析

このようなゆらぎパターンを定量化するために様々な手法が提案されている．比較的シンプルな方法は SDNN（standard deviation of normal to normal intervals）と RMSSD（root mean square of successive difference）と呼ばれる非時系列的指標である．SDNN は正常心拍間隔の標準偏差，RMSSD は連続した正常心拍間隔の差分の二乗平均の平方根である．

より高度な解析方法として周波数解析（スペクトル解析）が用いられる．心拍変動解析に用いられる周波数解析法としては高速フーリエ変換や最大エントロピー法などがある．どちらの方法にせよ周波数解析の結果得られるのはパワースペクトルである．パワースペクトルとは，周波数ごとの変動成分の強さを表している．単位は，心拍間隔を分析した場合 ms^2/Hz，心拍数を分析した場合 bpm^2/Hz となる．

図 3.2 は心拍変動のパワースペクトルの典型的な例である．この例では約 0.1 Hz（約 10 秒周期）と約 0.25 Hz（約 4 秒周期）とにピークが現れている．このように心拍変動のパワースペクトルには 2 つのピークが存在する場合が多い．つまり，大まかにいえば心拍の変動は 2 つのリズムが重なりあった結果であると考えることができる．

c. 自律神経活動との関係

心拍変動の 2 つの成分のうち周波数が高い方の成分（0.2〜0.4 Hz）を HF 成分と呼び，これには副交感神経活動が関与していると考えられている．これに対

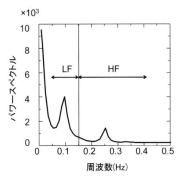

図 3.2　心拍振動のパワースペクトル

し，周波数が低い方の成分（0.1 Hz 弱）を LF 成分と呼び，これには副交感神経活動に加えて交感神経活動も関与していると考えられている[3]．また相対的交感神経活動の指標として，これら 2 つの成分の比である LF/HF を求める場合も多い．

　LF 成分や HF 成分を数値化する際には，パワースペクトルの値の積分値を用いる．積分する周波数帯域は LF 成分の場合 0.04 〜 0.15 Hz，HF 成分の場合 0.15 〜 0.40 Hz が標準的に用いられる[4]．これらの HRV 指標は正規分布から大きくはずれ，右に長い（極端に大きい値が発生してしまう）ので，分析の際には自然対数に変換した ln LF，ln HF を用いる場合が多い[5]．

d.　検出エラーの影響

　心拍の検出には心電図法や光学的方法などがあるが，どの方法を用いるにせよ体動などの影響で検出エラーが生じる．中間の拍動の検出に失敗し 2 拍分（場合によっては 3, 4 拍分）の長い心拍間隔が生じるエラーはよく発生し，この場合，極端に長い心拍間隔（もしくは極端に低い心拍数）が生じる．

　図 3.3 の A は 300 拍のデータから得られたパワースペクトル，B はこのデータに 1 か所検出エラーを加えた場合のパワースペクトルである．平均心拍数は 74.4 bpm と 74.1 bpm で大きな差はないが，心拍変動指標には大きな差が生じている．このように 300 拍の中の 1 か所だけのエラーでも大きな影響があることから，心拍変動解析の際には検出エラーによる異常データの除去，もしくは補正が必要である．

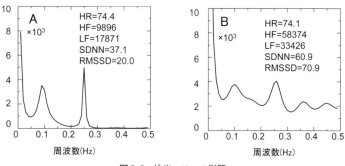

図 3.3 検出エラーの影響

e. 心拍数と心拍間隔

心電図波形から直接得られるデータは心拍間隔であるが，一般的によく用いられているのは心拍数（1 分あたりの心拍動数）である．心拍変動研究においても，心拍数の変動をみるのか，心拍間隔の変動をみるのか，2 つのアプローチがある．心拍数と心拍間隔は逆数の関係にある．したがって心拍数が大きいときには心拍間隔は小さい（またその逆）と考えればよいのだが，変化量を分析する場合にはこの関係が複雑になる．

表 3.1 に例を示す．1200 ms を中心に ±60 ms ゆらぎがある場合（A）と 900 ms を中心に ±40 ms のゆらぎがある場合（B），心拍間隔で考えれば A の方がゆらぎの幅が大きい．このデータを心拍数で表示すると，A のゆらぎ幅は ±2.5 bpm，B のゆらぎ幅は ±3.0 bpm となり，B の方が幅が大きい．

このように心拍間隔で示した場合と分時心拍数で示した場合で，A，B どちらのゆらぎが大きいかという結果が逆転してしまう．一般的に，平均心拍数が高いほど，心拍間隔で示した場合のゆらぎの幅は小さくなる．逆に心拍間隔が長いほど，心拍数のゆらぎの幅は小さくなる．このように分析方法によって結果が逆転してしまうので，注意が必要である．

表 3.1 心拍間隔と心拍数

	A	B
心拍間隔	1200 ± 60 ms	900 ± 40 ms
心拍数	50.0 ± 2.5 bpm	66.7 ± 3.0 bpm

f. 相対パワー (NU) と LF/HF

この問題を解決するひとつの方法が,相対パワー (normalized unit：NU) である．LF, HF を全パワー (0.4 Hz 以下) に対する比率で表す．NU で表した場合,周波数分析が心拍間隔で行われても心拍数で行われても,(全く同一ではないが) ほぼ同様の変化を示す.

特に LF 成分に関しては,NU で表した場合 (nuLF), 交感神経活動の変化をよく反映する[4]. LF/HF も単位を無次元化するという点において nuLF と同様の効果がある．心拍間隔を分析した場合は LF ではなく LF/HF (もしくは nuLF) を用いるべきである．

近年は心拍変動の測定分析パッケージが市販されるようになり,研究者は詳細な分析方法などを意識しなくてもこの測定が実施できるようになった．しかし,以上に示したように細かな分析方法の違いが結果に大きく影響する場合がある．心拍変動の測定・解析の際には分析方法・指標の特性にも留意すべきである．

[小林宏光]

引用文献

1) Kobayashi H, Noguchi H et al. (1999). Heart rate variability；an index for monitoring and analyzing human autonomic activities. *Appl Hum Sci*, **18**(2), 53–59.
2) Kobayashi H (2007). Inter-and intra-individual variations of heart rate variability in Japanese males. *J Physiol Anthropol*, **26**(2), 173–177.
3) Pomeranz B, Benson H et al. (1985). Assessment of autonomic function in humans by heart rate spectral analysis. *Am J Physiol*, **248**, 151–153.
4) Task Force of ESC and NASPE (1996). Heart rate variability—Standards of measurement, physiological interpretation, and clinical use. *Circulation*, **93**, 1043–1065.
5) Kobayashi H, Miyazaki Y et al. (2012). Normative references of heart rate variability and salivary alpha-amylase in a healthy young male population. *J Physiol Anthropol*, **31**, 9.

3.1.2 各種心拍変動計測法

心臓は規則正しく脈を打っているように思われているが,実際は 1 拍ごとの時間間隔にゆらぎ (変動性) がある．このゆらぎは,呼吸のほか,交感神経活動や副交感神経活動が関連し,いくつかの規則的な大小のゆらぎが重なりあって生じていることが知られている．このことから,心拍の変動性を周波数解析し,交感神経系,副交感神経系の活動に分けてとらえる手法が確立され,ストレス状態や

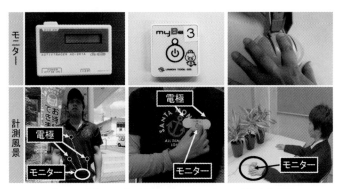

図3.4 自然セラピー研究において用いられる心拍変動計測

リラックス状態の評価に用いられている．

　自然セラピー研究においては，実験プロトコル，計測条件および被験者の属性に応じて，3種の心拍変動計測法を使い分け，データの蓄積が進められている（図3.4）．本項においては，計測法の概要および計測時の注意点について紹介する．

　携帯用の心電図モニター（図3.4左）（たとえば，Activtracer AC-301，GMS社）を用いて心拍間隔を計測する．本計測法は，フィールド実験・室内実験ともに幅広く用いられており，代表的な心拍変動計測法である（2.1，2.2，3.1節を参照）．被験者の胸部に電極を装着するため，特に女性被験者を対象とする実験においては，別室を用意し，女性実験者が装着するなどの配慮が必要である．また，冬季に実施された都市公園歩行実験において，皮膚の乾燥などにより電極の装着状態が不完全でデータが取得できないケースがあり，その場合は，電極装着前に，ウェットティッシュで皮膚を拭くなどの対策が必要となる．

　最近，中央に設置された心拍センサー（たとえば，WHS-1，ユニオンツール（株））にて心拍間隔を計測する機器が開発された（図3.4中央）．機器が小型であるため，機器の着脱が容易であるが，歩行などにより体動がある場合には注意しなければいけない．その場合は，鎖骨の下ではなく，できるだけ下部に装着するなどの工夫が必要となる．

　指式脈波法（図3.4右）においては，加速度脈波測定システム（たとえば，アルテット，(株)ユメディカ）を用い，指尖脈波を計測し，二回微分することによって指尖加速度脈波を算出する．この指尖加速度脈波による脈波間隔は，心拍間

隔と高い相関をもつことが知られている[1,2]．このシステムは指先を機器の上に置くだけで計測が可能であるため，簡易に生理データを取得する実験に適した計測法である（2.4.1項aを参照）．一方，被験者の姿勢に制約が生じ，体動がある場合には使用できない．また，寒冷などにより指先の血流が不良となり脈波が計測できない場合も使用できない．

上記した各計測法のメリットとデメリットを考慮し，実験プロトコルに適した方法を選択することが重要である． [池井晴美]

引用文献

1) Takada M, Sakai Y et al. (2008). The acceleration plethysmography system as a new physiological technology for evaluating autonomic modulations. Health Eval Promot, **35** (4), 373-377.
2) Sawada Y, Iimura O et al. (1997). New technique for time series analysis combining the maximum entropy method : Its value in heart rate variability analysis. Med Biol Eng Comput, **35**, 318-322.

3.1.3 血圧計測

血圧とは，心臓のポンプ作用によって全身に血液が送り出されるとき，血管内に加わる圧力のことである．心臓が血液を送り出すために収縮したときの血圧を収縮期血圧（最高血圧），心臓が血液をためるために拡張したときの血圧を拡張期血圧（最低血圧）と呼ぶ．

一般的に，収縮期血圧 140 mmHg 以上，または拡張期血圧 90 mmHg 以上が「高血圧症」とされている[1]．日本高血圧学会では，高血圧治療ガイドライン 2014 (JSH2014) を公表し，成人における血圧値の分類を示している（表3.2）[2]．また，

表3.2 成人における血圧値の分類（高血圧治療ガイドライン 2014[2] による）

分類	収縮期血圧 (mmHg)		拡張期血圧 (mmHg)
至適血圧	< 120	かつ	< 80
正常血圧	120 ~ 129	かつ/または	80 ~ 84
正常高値血圧	130 ~ 139	かつ/または	85 ~ 89
I 度高血圧	140 ~ 159	かつ/または	90 ~ 99
II 度高血圧	160 ~ 179	かつ/または	100 ~ 109
III 度高血圧	≥ 180	かつ/または	≥ 110

正常範囲より低い状態は低血圧症と呼ばれる．

血圧の測定には，水銀血圧計あるいはアネロイド血圧計を用いた聴診法と自動血圧計を用いたオシロメトリック法が使われるが，森林セラピー実験時には，多くの場合，オシロメトリック法が用いられる．

オシロメトリック法は，カフに空気を加圧して徐々に空気を排気するとき，動脈血管上のカフに生じる圧振動の大きさを圧センサーで感知・記録することで非侵襲的に血圧を測定する方法である．

また，指を用いるフィナプレス法は，主として第三指にカフを装着し連続的に血圧の変化をモニタリングする手法で，室内実験において用いられる．長所は①1拍ごとあるいは1秒ごとに収縮期血圧，拡張期血圧ならびに脈拍数が測定できること，②センサーの装着が簡便で10秒程度で行えることであるが，短所としては，①血圧の絶対値計測を行う場合は，センサーの位置を心臓と同じ高さにする必要があること，②指先のセンサーのカフに空気を送り込むため違和感があること，ならびに③長時間の計測ができないことが挙げられる．

血圧は，食事，飲酒，喫煙，運動，入浴，仕事といった状況，環境によって変動し，日内変動も存在するため，手順や環境を整えて計測する必要がある．

［宋　チョロン］

引用文献

1) World Health Organization, International Society of Hypertension Writing Group (2003). 2003 World Health Organization (WHO)/International Society of Hypertension (ISH) statement on management of hypertension. *J Hypertens*, 21, 1983-1992.
2) 日本高血圧学会 (2014)．高血圧治療ガイドライン2014（JSH2014）．

3.1.4　近赤外分光法による脳活動計測

近赤外分光法（near infrared spectroscopy：NIRS）は脳酸素代謝や脳血液循環の変化を非侵襲的に測定する手法である．具体的には酸素化ヘモグロビン濃度と脱酸素化ヘモグロビン濃度を測定し，これらから組織酸素飽和度や血液量変化，代謝変化を判定する．

a. 基礎知識

ヘモグロビンは血液中で酸素を運ぶ役割をしている．動脈血中ではほとんどが

酸素と結びつき酸素化ヘモグロビンとして存在し，逆に静脈血では酸素を手放した脱酸素化ヘモグロビンが増加する．単純に考えれば酸素化ヘモグロビンの増減は組織に供給される酸素の変化を示し，脱酸素化ヘモグロビンの増減は代謝された（使われた）酸素の変化を示す．

脳の場合，通常は血圧がある範囲内で変動しても脳血流量を一定にするオートレギュレーションという機能が働く．一方，脳の局所の神経活動と局所血液循環は密接につながっており，神経活動の亢進に伴う局所血流量の増加は，neurovascular coupling として知られている．活動部位への局所的な血流増加は，代謝で消費された酸素やグルコースなどの補充と解釈されるが，明らかとなっていない点も多い．

このため脳の高次機能を働かせると，脱酸素化ヘモグロビンをほとんど変化させないよう酸素化ヘモグロビンが増加することで脳血液量の調節を行う（たとえば計算などで頭を使うと脳の血流量が増えるという変化がこれに該当する）．

ヘモグロビンと水の吸収スペクトルを図3.5に示す．可視光域（450〜700 nm）におけるヘモグロビンの吸収は大きいため，可視光を生体に照射してもそのほとんどが吸収されてしまい，体外に出てくることはできない．それに対して近赤外光の波長域（750〜900 nm）の光は，水やヘモグロビンによる吸収がほかの波長域と比較してきわめて少ないため，この波長帯の光が生体に照射された場合，ある程度離れた場所に置かれたセンサーで，吸収されずに届いた光を感知することができる．これが，近赤外光が「生体の窓」といわれる所以である．

さらに，近赤外光域ではヘモグロビンの吸収度合は少ないものの，図3.5下に示すように酸素化ヘモグロビン，脱酸素化ヘモグロビンが波長によってそれぞれ特異的な吸収特性を示す．これを利用し，この領域の2波長以上の光を用いて同時計測を行い，吸光分析の原理に基づいた方程式を用いると酸素化ヘモグロビン・脱酸素化ヘモグロビンそれぞれの濃度を換算することが可能となる．

得られる情報は動脈，静脈，毛細血管のすべてのヘモグロビンの酸素化状態を反映するが，存在比率が高く，なおかつ細い血管系（細動静脈，毛細血管）の情報が主となる．

b. 近赤外分光法を用いる利点と欠点

利点は非侵襲的にリアルタイム計測が可能なことである．装置が比較的小型であるため被験者の側に装置を持ち込むことが可能である．携帯型も開発してお

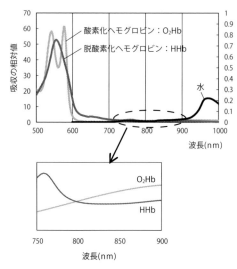

図 3.5　ヘモグロビンの吸収スペクトル

り，より自然な反応測定が可能である．

欠点は，外来光に弱いため原則的には測定環境内での照度を一定に保つ考慮が必要なことである．また原理によっては無視できないレベルで皮膚血流の影響を受けるため，被験者に対する刺激に留意が必要である．さらに頭部測定の場合は頭位の変化は，重力による血液移動の影響を受けるので，頭位の変動には注意が必要なことなどが挙げられる．

c. 測定原理

NIRS の代表的な測定原理としては MBL 法，空間分解分光法，時間分解分光法などがある．

(1) MBL 法

MBL（modified Beer-Lambert）法は，BL（Beer-Lambert）法を生体用に改良（修正）したものである（図 3.6）．BL 法は一定の大きさの容器の中に溶液を入れて光の減衰率を測定することで，溶液の濃度を求めるものである．ただし，これを生体に応用した場合，容器（生体）は人によって皮膚の色や骨の厚みなどの諸条件がばらばらなので濃度を直接求めることはできない．したがってスタート時点からの光の吸収量の増減を変化量として測定することになる．光が組織内

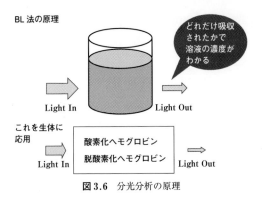

図 3.6 分光分析の原理

を飛ぶ距離(散乱を繰り返しながら進むため直線距離よりはるかに長い)を計算式に代入すると μmol/L の単位を用いることができる．光が組織内を飛ぶ距離は平均光路長ともいわれる．

この方法では，光の強度差を利用し信号の変化量を計測するため，反応が鋭敏でわずかな変化をとらえることが可能である．その反面，皮膚の血流変化も同時に測定してしまうため，皮膚血流の寄与分を減らすために照射・受光間の距離を十分にとり，被験者に与える刺激については，皮膚血流の増減が起こりにくい内容を選択する配慮が必要である．

近年，感性研究においても 16 チャンネル以上の多チャンネルで頭部全体を計測し，グラフ化するトポグラフィなどが使用され始めたが，これらもこの原理を用いている．

(2) 空間分解分光法

照射と受光の関係は 1：2（もしくはそれ以上）であり，受光 2 点間の光の強度の差分（減衰率）を利用する．空間分解分光法（spatial resolved spectroscopy：SRS）はその方程式から組織酸素飽和度の計測が可能であり，理論上，皮膚血流の影響をキャンセルすることができる．

運動分野においては組織酸素飽和度が大きく変動するため，有用な指標とすることが可能であるが，感性研究分野においてはヘモグロビンの変化量がそれほど大きくなく，組織飽和度が大きく変化する以前に測定が終了してしまうことも少なくない．

組織酸素飽和度の上手な利用方法としては，被験者の初期状態を把握できるこ

とを利用して，初期の組織飽和度が高いグループと低いグループなどで，被験者のグループ分けをすることが考えられる．

(3) 時間分解分光法

照射と受光の関係は1：1である．この原理がゴールドスタンダードと呼ばれる所以は，光の強度差を利用するのではなく，光がセンサーに到達するまでの遅れ時間と拡散状態を利用することによる．光が到達するまでの遅れ時間はMBL法では平均光路長として定数を用いていたのに対して，時間分解分光法（time-resolved spectroscopy：TRS）は実光路長を表す．また，光拡散方程式を用いてヘモグロビン濃度の絶対値を算出することができる．このためほかの原理では不可能であった隔日，隔週といった経時的計測が可能となった．ただし，フォトンカウンティング（光の粒の計測）のため，一定時間のデータストックが必要であり，実用上測定間隔は最速5秒間隔程度が限界となる．そのためリアルタイム性（時間応答性）という点ではほかの原理に劣る．

d. まとめ

近赤外分光法は比較的簡便に，脳酸素代謝や脳血液循環の変化を非侵襲的に測定できるという長所をもっている．

一方，同じ近赤外分光法といっても使用する測定原理によって長所と短所があるので，測定原理に伴う特徴を理解して，操作方法（特にプローブ固定）を熟知し，測定環境を整えて測定を行うことが重要である． ［藤田直人］

引用文献

1) Suzuki S, Kobayashi Y et al. (1999). Tissue oxygenation monitor using NIR spatially resolved spectroscopy. *Proc. SPIE*, **3597**, 582-592.
2) Villringer K, Villringer A et al. (1997). Assessment of local brain activation. A simultaneous PET and near-infrared spectroscopy study. *Adv Exp Med Biol*, **413**, 143-153.
3) Kleinschmidt A, Frahm J et al. (1996). Simultaneous recording of cerebral blood oxygenation changes during human brain activation by magnetic resonance imaging and near-infrared spectroscopy. *J Cereb Blood Flow Metab*, **16**, 817-826.
4) van der Zee P, Delpy DT et al. (1992). Experimentally measured optical pathlengths for adult head, calf and forearm and the head of the new born infant as function of inter optode spacing. *Adv Exp Med Biol*, **316**, 143-153.
5) Al-Rawi PG, Kirkpatrick PJ et al. (2001). Evaluation of a near-infrared spectrometer (NIRO-300) for the detection of intracanial oxygenation changes in the adult head.

Stroke, **32**, 2492–2500.
6) Chance B, Holtom G *et al.* (1988). Time resolved spectroscopy of hemoglobin and myoglobin resting and ischemic muscle. *Anal Biochem*, **174**, 698–707.
7) Yamashita Y, Tamura M *et al.* (1996). In vivo measurement of reduced scattering and absorption coefficients of living tissue using time-resolved spectroscopy. *OSA TOPS*, **2**, 387–390.
8) Delpy DT, Wyatt J *et al.* (1988). Estimation of optical pathlength through tissue from direct time of flight measurement. *Phys Med Biol*, **33**, 1433–1442.
9) Oda M, Tsuchiya Y *et al.* (2000). Nearinfrared time-resolved spectroscopy system for tissue oxygenation monitor. *Proc. SPIE*, **4160**, 204–210.
10) Hoshi Y, Tamura M *et al.* (2000). Visuospatial imagery is a fruitful strategy for the digit span backward task：A study with near-infrared optical tomography. *Cogn Brain Res*, **9**, 339–342.

3.1.5　各種近赤外分光法

前頭前野計測に関して，自然セラピー研究で用いられている3種の近赤外分光法（据置型近赤外分光法，携帯型近赤外分光法，近赤外時間分解分光法）を紹介する（図3.7）．

据置型近赤外分光法[1-3]（機器はたとえばNIRO-200, 浜松ホトニクス(株)）は，脳前頭前野の活動に伴う酸素化・脱酸素化ヘモグロビン濃度の変化をそれぞれの

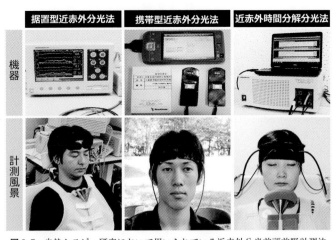

図3.7　自然セラピー研究において用いられている近赤外分光前頭前野計測法

ヘモグロビンの近赤外線吸収特性の違いを利用して経時的に計測する手法であり，筆者らは毎秒計測を実施している（実験結果は 2.4.1 項参照）．前額部表面に両面テープにてプローブを装着して計測するため，被験者への負担が小さいという利点がある．測定原理は MBL 法による．

　携帯型近赤外分光法は，従来の据置型近赤外分光法と比較し，小型かつ軽量な計測機を用いる（たとえば，Pocket NIRS，（株）ダイナセンス）．前額部表面にプローブを装着し，前頭前野における酸素化・脱酸素化ヘモグロビン濃度の変化を計測する．適切な遮光を施せば野外でも計測可能であり，また機器が小型であるため，歩行などの運動時においても計測可能という利点がある．測定原理は MBL 法による．

　近赤外時間分解分光法[1,4,5]（機器はたとえば TRS-20，浜松ホトニクス（株））は，脳前頭前野に短パルス光（100 ピコ秒）を照射し，4 cm 程度離れた部位で検出された時間応答波形を，光拡散方程式を用いて解析する．本計測法は，脳前頭前野におけるヘモグロビン濃度を絶対値計測することが可能であるという大きな利点をもつ．脳波や f-MRI などのほかの脳計測法においては，絶対値計測ができず，測定開始時との変化分を計測するため，日・週単位の経時的な計測ができないという大きな問題点があった．絶対値計測が可能な本計測法においては，これらの長期経時的変化を計測することが可能となった．　　　　　　　　　[池井晴美]

引 用 文 献

1) Torricelli A, Spinelli L et al. (2014). Time domain functional NIRS imaging for human brain mapping. *NeuroImage*, **85**, 28–50.
2) Wong F, Walker A et al. (2009). Tissue oxygenation index measurement using spatially resolved spectroscopy correlates with changes in cerebral blood flow in newborn lambs. *Intensive Care Med*, **35**, 1464–1470.
3) Rasmussen P, Gjedde A et al. (2007). Capillary-oxygenation-level-dependent near-infrared spectrometry in frontal lobe of humans. *J Cereb Blood Flow Metab*, **27**, 1082–1093.
4) Ohmae E, Yamashita Y et al. (2006). Cerebral hemodynamics evaluation by near-infrared time-resolved spectroscopy : Correlation with simultaneous positron emission tomography measurements. *NeuroImage*, **29**, 697–705.
5) Ohmae E, Tamura M et al. (2007). Clinical evaluation of time-resolved spectroscopy by measuring cerebral hemodynamics during cardiopulmonary bypass surgery. *J Biomed Opt*, **12**, 062112.

3.1.6 唾液を用いたストレス関連マーカー計測

人のストレス応答には，①視床下部-下垂体-副腎皮質系および②視床下部-交感神経-副腎髄質系が関与しており，ストレス状態を測定するマーカーとしては，①に関連するホルモンであるコルチゾールや②に関連するカテコールアミンなどが知られている．これらのマーカーを使用して，人のストレス・リラックス状態を測定することが可能である．しかし，血液サンプル採取においては，採血がストレッサーとなるため，非侵襲的なサンプル採取法が検討されてきた．近年では唾液を用いたストレス関連マーカーの測定が一般的に用いられており，室内ならびにフィールド実験において活用されている．ストレスマーカーとしては，上述のコルチゾールやカテコールアミン以外に，これらの代謝産物や分泌に関連する化学物質が挙げられる．

本項においては一般的によく使用されているコルチゾール，クロモグラニン A，α-アミラーゼの3点について述べる．

a. コルチゾール

コルチゾールは糖質コルチコイドの一種であり，副腎皮質から分泌されるホルモンとして視床下部-下垂体-副腎皮質系によりその分泌が制御されている[1]．

唾液中コルチゾール濃度は血漿中コルチゾール濃度と相関が高く[2]，いずれもストレスマーカーとして使用されており，EIA（enzyme immunoassay）によって比較的簡便に測定を行うことができる．一方，日内変動があることが知られており，異なる時間に摂取したサンプルの比較は難しいと考えられている[3]．また，薬（経口避妊薬など）や月経周期の影響[4]，口腔疾患の影響[5]を受ける可能性があり，注意が必要である．

b. クロモグラニン A

クロモグラニン A は副腎髄質クロム親和性細胞および交感神経終末の分泌顆粒中に存在し，血中のカテコールアミン分泌を反映する指標として知られている[6]．また，顎下腺導管部にも存在し[7]，自律神経刺激により唾液中に放出されることが知られている[8]．唾液中クロモグラニン A はストレスマーカーとして使用されているが，血漿中クロモグラニン A は腫瘍マーカーとして使用されている[9]．

唾液中クロモグラニン A は，慢性的な精神的ストレスの生化学的マーカーとして有用であると考えられている[3,10]．しかし，欠点としては，口腔疾患の影響を受けることが挙げられる[5]．近年，安定した EIA キットが確立され，比較的簡便に

測定を行うことが可能となった.

c. α-アミラーゼ

α-アミラーゼは唾液および膵液に存在し,食物として摂取されたデンプンをオリゴ糖類にまで分解する酵素であるが[11],交感神経系を反映する指標でもあることが知られている[12].交感神経β受容体遮断薬を投与すると,ストレス負荷をかけても唾液中アミラーゼ濃度は変化しないことが報告されている[13].

唾液中アミラーゼは,フィールド実験における現場での計測が可能であるが,酵素反応を利用しているため,温度の低下に伴いその計測値が低下することが知られている[14].温度変化を伴うフィールド実験においては,温度管理や補正が必要であり,それを怠ると誤った計測結果を導くことになる.

それぞれのストレスマーカー測定には長所と短所があり,実験デザインに適した測定指標を選ぶ必要がある.また,自然セラピー研究においては,フィールド実験も実施されるため,サンプルの保存状態にも留意する必要がある.

[五十嵐美穂]

引用文献

1) Clements, AD (2013). Salivary cortisol measurement in developmental research: Where do we go from here? *Dev Psychobiol*, **55**, 205-220.
2) 井澤修平,鈴木克彦(2007).唾液中コルチゾールの測定キットの比較—唾液中・血漿中コルチゾールの相関ならびに測定法間の比較—.日本保管代替医療学会誌,**4**,113-118.
3) Obayashi K (2013). Salivary mental stress proteins. *Clin Chim Acta*, **425**, 196-201.
4) Hellhammer DH, Kudielka BM *et al.* (2009). Salivary cortisol as a biomarker in stress research. *Psychoneuroendocrinology*, **34**, 163-171.
5) Shigeyama C, Takehara T *et al.* (2008). Salivary levels of cortisol and chromogranin A in patients with dry mouth compared with age-matched controls. *Oral Surg Oral Med Oral Pathol Oral Radiol Endod*, **106**, 833-839.
6) Simon JP, Aunis D *et al.* (1988). Secretion from chromaffin cells is controlled by chromogranin A-derived peptides. *Proc Natl Acad Sci U S A*, **85**, 1712-1716.
7) Saruta J, Sato S *et al.* (2005). Expression and localization of chromogranin A gene and protein in human submandibular gland. *Cells Tissues Organs*, **180**, 237-244.
8) Nakane H, Yanaihara N *et al.* (1998). Salivary chromogranin a as an index of psychosomatic stress response. *Biomed Res (Tokyo)*, **19**, 401-406.
9) 株式会社矢内原研究所,YK070 Human Chromogranin A EIA 取扱い説明書.

10) Gallina S, Di Baldassarre A et al. (2011). Salivary chromogranin A, but not alpha-amylase, correlates with cardiovascular parameters during high-intensity exercise. *Clin Endocrinol (Oxf)*, **75**, 747-752.
11) 岡田隆夫 (2014). 生理学 改訂2版, メヂカルビュー社.
12) Nater UM, Rohleder N (2009). Salivary alpha-amylase as a non-invasive biomarker for the sympathetic nervous system: Current state of research. *Psychoneuroendocrinology*, **34**, 486-496.
13) van Stegeren A, Wolf OT et al. (2006). Salivary alpha amylase as marker for adrenergic activity during stress: Effect of betablockade. *Psychoneuroendocrinology*, **31**, 137-141.
14) 東 朋幸, 水野康文ほか (2004). 唾液アミラーゼ活性を利用した交感神経活動モニタと運動ストレスの評価. 電気情報通信学会技術研究報告, OME, 有機エレクトロニクス, **104**, 35-40.

3.1.7 尿を用いたストレス関連マーカー計測

従来,神経系,内分泌系および免疫系はそれぞれ独立の系として扱われてきたが,ストレスの概念が誕生してから,この3つの系が相互に関連しつつ総合的に生体調節系として働くことがわかった.たとえば,脳がストレス状態を感じると,次に,視床下部-下垂体-副腎皮質系が働いて副腎皮質から副腎皮質ホルモンの分泌が促進され,この副腎皮質ホルモンが免疫系の機能を抑制する.またストレス状態では交感神経が興奮し,副腎髄質ホルモンの分泌を促進する.これは「精神心理・神経系-内分泌系-免疫系」ネットワークという[1]

副腎髄質はカテコールアミン(アドレナリンとノルアドレナリンなど)を分泌し,筋収縮力,心拍数,血圧,代謝率および血糖を上昇させる.交感神経が興奮すると副腎髄質からのアドレナリンの分泌が亢進する.ゆえに尿中アドレナリンおよびノルアドレナリン濃度も交感神経活動をよく反映する[2].また尿中アドレナリンとノルアドレナリン濃度はそれらの血中濃度をよく反映することから,ストレス関連研究ではこれらの尿中濃度を測定することが多い[3].尿中アドレナリンとノルアドレナリンは通常高速液体クロマトグラフィー(HPLC)で測定できる[4,5].一方副腎皮質は,糖質コルチコイドと電解質コルチコイドを分泌する.糖質コルチコイド(コルチゾールなど)は,多くの組織に作用し,血糖値を上昇させ,胃酸分泌を促進する.電解質コルチコイドは腎尿細管に作用し,ナトリウムの再吸収を促進する.アドレナリン,ノルアドレナリンおよびコルチゾールは代表的なストレスホルモンである[2].

これまで尿中アドレナリンは，精神的ストレスのマーカーとして，尿中ノルアドレナリンは，身体的ストレスのマーカーとして看護作業，自動車運転作業および精神的作業など様々な作業負荷によるストレスへの評価に応用されてきた[6-9]．当然のことであるが，ストレス状態では尿中アドレナリンとノルアドレナリン濃度は上昇する．またKomoriらは尿中コルチゾール濃度を測定してフィトンチッドによるリラックス効果を評価してきた[10]．

筆者らは，尿中アドレナリンとノルアドレナリンを用いて森林浴によるリラックス効果およびストレス軽減効果を評価してきた．図3.8に示すように，男女に関係なく，2泊3日の森林セラピーは，有意に尿中アドレナリンの濃度を低下させたが，一方で，都市部における一般旅行による有意な尿中アドレナリン濃度の低下は認められなかった[4-6]．さらに女性において森林セラピーは，有意に尿中ノルアドレナリンの濃度を低下させることも明らかとなった[5]．また日帰り森林セラピーも男性被験者の尿中アドレナリンおよびノルアドレナリン濃度を低下させることが明らかになった[11,12]．これは，森林セラピーがヒトをリラックスさせ，ストレスを減少させた最も重要な証拠である．さらに尿中アドレナリンおよびノルアドレナリン濃度と血圧との間に有意な相関が認められる[13]．筆者の研究でも森林セラピーが尿中アドレナリンおよびノルアドレナリン濃度を減少させることによって，中高年男性の血圧を降下させることが明らかとなった[12]． ［李　卿］

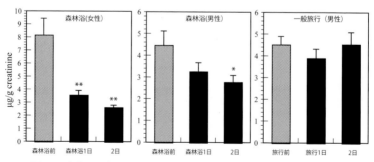

図3.8 森林セラピーと都市部一般旅行による尿中アドレナリンへの影響[4,5]
＊：$p < 0.05$，＊＊：$p < 0.01$（森林浴前との比較）．

引用文献

1) 李 卿, 川田智之 (2011). 森林セラピーによる「精神心理・神経系-内分泌系-免疫系」ネットワークへの影響. 日本衛生学雑誌, **66**, 645-650.
2) Frankenhaeuser M (1975). Experimental approach to the study of catecholamines and emotion. *Emotions, Their Parameters and Measurement* (Levi L ed.), 209, Raven Press.
3) Moleman P, Boomsma F et al. (1992). Urinary excretion of catecholamines and their metabolites in relation to circulating catecholamines. Six-hour infusion of epinephrine and norepinephrine in healthy volunteers. *Arch Gen Psychiatry*, **49**, 568-572.
4) Li Q, Krensky AM et al. (2008). Visiting a forest, but not a city, increases human natural killer activity and expression of anti-cancer proteins. *Int J Immunopathol Pharmacol*, **21**, 117-127.
5) Li Q, Miyazaki Y et al. (2008). A forest bathing trip increases human natural killer activity and expression of anti-cancer proteins in female subjects. *J Biol Regul Homeost Agents*, **22**, 45-55.
6) Li Q, Kawada T (2011). Effect of forest environments on human urinary adrenaline. *Biochemistry Research Updates* (Baginski SJ ed.), 257-266, Nova Science Publishers.
7) Brown DE, Mills PS et al. (2006). Occupational differences in job strain and physiological stress: Female nurses and school teachers in Hawaii. *Psychosom Med*, **68**, 524-530.
8) van der Beek AJ, Kuiper S et al. (1995). Lorry drivers' work stress evaluated by catecholamines excreted in urine. *Occup Environ Med*, **52**, 464-469.
9) Sluiter JK, Frings-Dresen MH et al. (1998). Work stress and recovery measured by urinary catecholamines and cortisol excretion in long distance coach drivers. *Occup Environ Med*, **55**, 407-413.
10) Komori T, Yokoyama MM et al. (1995). Effects of citrus fragrance on immune function and depressive states. *Neuroimmunomodulation*, **2**, 174-180.
11) Li Q, Kagawa T et al. (2010). A day trip to a forest park increases human natural killer activity and the expression of anti-cancer proteins in male subjects. *J Biol Regul Homeost Agents*, **24**, 157-165.
12) Li Q, Kagawa T et al. (2011). Acute effects of walking in forest environments on cardiovascular and metabolic parameters. *Eur J Appl Physiol*, **111**, 2845-2853.
13) Mena-Martín FJ, Castrodeza Sanz JJ et al. (2006). Hortega Study Investigators. Influence of sympathetic activity on blood pressure and vascular damage evaluated by means of urinary albumin excretion. *J Clin Hypertens (Greenwich)*, **8**, 619-624.

3.1.8 NK細胞の抗がん機能計測

NK細胞, すなわちナチュラルキラーは, 標的細胞（がん細胞）を自然に破壊

する細胞で，その細胞表面にはCD16およびCD56というマーカーを有し，T細胞でもB細胞でもないリンパ球である．NK細胞は，腫瘍細胞の発生・増殖・転移を抑制する免疫学的監視機能を有し，がんの発生と感染症の防止，免疫機能の制御において重要な役割を果たす．NK細胞は，主に3種類の抗がんタンパク質パーフォリン，グランザイム（A,Bなど），グラニューライシンを放出してがん細胞を傷害すると考えられている．まずパーフォリンががん細胞の膜に穴を開けそこからグランザイムとグラニューライシンが細胞内に入り，がん細胞のアポトーシス（細胞死）を誘導する[1,2]．NK細胞の機能が高まれば，生体の抗がん能力も高まると考えられる．我々の体の中では毎日がん細胞が発生しているが，NK細胞が常時監視し，がん細胞をみつけたら殺すという強力な防御システムを構築している．NK細胞の抗がん機能はNK細胞活性，NK細胞数および細胞内の抗がんタンパク質グランザイム，パーフォリンとグラニューライシンの測定で評価される[2-7]．

① NK活性の測定

アイソトープ^{51}Crで標識されたK-562細胞（慢性骨髄性白血病患者の胸水中の芽球から樹立された細胞株）を標的細胞としてヒト末梢血から分離したリンパ球と一緒に4時間培養した後，クロム解離法でがん細胞の障害率を測定することによってNK活性を評価する[4-7]．

② NK細胞数測定

蛍光標識抗体FITC/PE-anti-CD16またはPE-anti-CD56を用いてフローサイトメトリー（flow cytometry）法によって行われる[3-7]．

③ リンパ球内の抗がんタンパク質（パーフォリン，グランザイム，グラニューライシン）の測定

蛍光標識抗体を用いてフローサイトメトリー法によって行われる．細胞内パーフォリンの測定にはFITC-anti-Perforinを，グランザイムAの測定にはFITC-anti-Granzyme Aを，グランザイムBの測定にはFITC-anti-Granzyme Bを，グラニューライシンの測定にはrabbit anti-GranulysinおよびPE-anti-rabbit IgGを用いる[3-7]．

以上の手法を用いて実験を行った結果，森林セラピーはNK細胞数および細胞内の抗がんタンパク質の増加によってNK活性を上昇させ，その上昇には持続効果があることが明らかとなった[6,7]．

[李　卿]

引用文献

1) 押見和夫 (1993). NK細胞, 基礎から臨床へ, 金原出版.
2) 李 卿, 川田智之 (2011). 森林セラピーによる「精神心理・神経系-内分泌系-免疫系」ネットワークへの影響. 日本衛生学雑誌, 66, 645-650.
3) Li Q, Krensky AM et al. (2007). Healthy lifestyles are associated with higher levels of perforin, granulysin and granzymes A/B -expressing cells in peripheral blood lymphocytes. Prev Med, 44, 117-123.
4) Li Q (2010). NK cell assays in immunotoxicity testing. Methods Mol Biol, 598, 207-219.
5) Li Q, Kawada T et al. (2007). Forest bathing enhances human natural killer activity and expression of anti-cancer proteins. Int J Immunopathol Pharmacol, 20, 3-8.
6) Li Q, Krensky AM et al. (2008). Visiting a forest, but not a city, increases human natural killer activity and expression of anti-cancer proteins. Int J Immunopathol Pharmacol, 21, 117-127.
7) Li Q, Miyazaki Y et al. (2008). A forest bathing trip increases human natural killer activity and expression of anti-cancer proteins in female subjects. J Biol Regul Homeost Agents, 22, 45-55.

3.2 質問紙法

　質問紙を用いて行う印象評価および気分評価のうち,実際に自然セラピー研究に用いられている手法を紹介する.図3.9に実験現場における記入風景を示す.
　SD法 (semantic differential method)[1] は,形容詞対を通常7〜13分割したスケールの両端に配置し,事象に対して抱く印象を評価する方法である.筆者らは,自然セラピー研究においては,主に13分割したスケールを用い,「快適な―不快な（快適感)」「鎮静的な―覚醒的な（鎮静感)」「自然な―人工的な（自然感)」について評価している（図3.10).「非常に不快な（覚醒的な/人工的な)」を-6点,「かなり不快な（覚醒的な/人工的な)」を-4点,「やや不快な（覚醒的な/人工的な)」を-2点,「どちらでもない」を0点,「やや快適な（鎮静的な/自然な)」を2点,「かなり快適な（鎮静的な/自然な)」を4点,「非常に快適な（鎮静的な/自然な)」を6点とし,評点の平均値を項目ごとに求める.
　また,気分状態の評価においては,いくつかの質問紙法が用いられている.疲労,不安,気分などに関する質問紙が多く開発されており,快適感を評価する自然セラピー研究においてもいくつかの質問紙が用いられている.

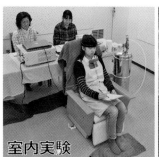 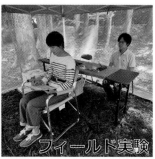

図 3.9 質問紙記入風景

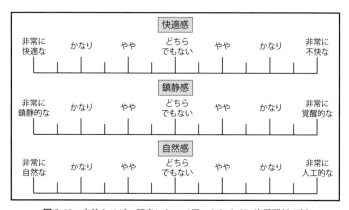

図 3.10 自然セラピー研究において用いられる SD 法質問紙の例

　自覚症状しらべ[2] は，測定時における対象者の自覚疲労症状を 3 つの群に分けて評価する質問紙である．質問紙は 30 項目の質問から成り立っており，I 群「ねむけとだるさ」，II 群「注意集中の困難」，III 群「局在した身体違和感」に分類される．たとえば，「頭が重い」という質問に対し，現在その症状を感じている場合は「○」，感じていない場合は「×」をつけ，各群の「○」の個数を得点とし評価する．

　状態−特性不安検査（state-trait anxiety inventory：STAI）とは自己評定型不安尺度のひとつであり，不安感を一過性の「状態不安」と安定した特性としての「特性不安」に分けて検査する方法である[3]．自然セラピー研究における心理的評価の指標としては，状態不安検査が用いられている．状態不安検査は 20 項目から

表 3.3 自然セラピー研究における POMS 短縮版の代表的な結果

対象		著者	被験者	実験の方法(刺激/対照)	POMS 短縮版尺度					
					緊張-不安	抑うつ-落込み	怒り-敵意	疲労	混乱	活気
森林		Tsunetsugu et al. (2013)[8]	男子大学生 n = 48	15分間の座観(森林/都市)	**	—	—	**	**	**
		Lee et al. (2014)[9]	男子大学生 n = 46	15分間の歩行(森林/都市)	**	—	**	**	**	**
		Park et al. (2011)[10]	男子大学生 n = 116	15分間の歩行(森林/都市)	**	*	**	**	**	**
				15分間の座観(森林/都市)	**	—	**	**	**	**
都市公園	春季	Song et al. (2014)[11]	男子大学生 n = 17	15分間の歩行(公園/都市)	*	—	—	*	—	*
	冬季	Song et al. (2013)[12]	男子大学生 n = 13		**	—	—	—	—	**
木壁の視覚刺激		Sakuragawa et al. (2005)[13]	男子大学生 n = 14	90秒間の視覚刺激(ヒノキ材パネル/ホワイトスチールパネル)	—	*	—	—	—	—
バラ生花の視覚刺激		小松ほか(2013)[14]	女性医療従事者 n = 15	4分間の視覚刺激(バラ生花30本/生花なし)	—	*	—	**	—	**
		池井ほか(2013)[15]	高校生 n = 55(男性 n = 37、女性 n = 18)		*	*	*	**	*	**
		Ikei et al. (2014)[16]	男性オフィスワーカー n = 31		**	*	*	**	**	**

*:有意差あり($p < 0.05$), **:有意差あり($p < 0.01$), —:有意差なし

構成され,各項目に「その通りだ(1点)」から「全くちがう(4点)」までの4段階で回答させ,その合計得点により,今現在の不安感を評価することができる.

気分プロフィール検査(profile of mood state:POMS)はアメリカで開発され,広く普及している質問紙である[4].65項目の質問に回答することにより「緊張-不安」「抑うつ-落込み」「怒り-敵意」「疲労」「混乱」「活気」の6つの気分尺度を評価することができる.1回の実施時間は数分であるが,何度も繰り返すと被験者が飽きたり,疲れたりする可能性があるので注意が必要である.最近では,30項目で同じく6つの気分尺度を評価することができる「POMS短縮版」[5-7]が開発され,広く用いられている(最近の自然セラピー研究におけるPOMS短縮版の結果は表3.3参照).　　　　　　　　　　　　　　　　　　　　　　　[池井晴美]

引用文献

1) Osgood CE, Suci GJ et al. (1957). *The Measurement of Meaning*, University of Illinois Press.
2) 日本産業衛生学会産業疲労研究会 (1970). 産業疲労の「自覚症状しらべ」(1970) についての報告. 労働の科学, **25**(6), 12–62.
3) Spielberger CD, Gorsuch RL et al. (1970). *Manual for the State—Trait Anxiety Inventory*. Consulting Psychologists Press.
4) McNair DM, Lorr M (1964). An analysis of mood in neurotics. *J Abnorm Soc Psych*, **69**, 620–627.
5) 横山和仁,竹下達也ほか (1990). POMS(感情プロフィール検査)日本語版の作成と信頼性および妥当性の検討. 日本公衆衛生学会誌, **11**, 913–918.
6) McNair DM, Lorr M et al. (1992). *Profile of Mood States Manual*. Educational and Industrial Testing Service.
7) 横山和仁,奥山富男ほか (1993). 感情プロフィール検査(POMS)日本語版の訳語ならびに短縮版の検討. 日本公衆衛生学会総会抄録集, **52**, 1055.
8) Tsunetsugu Y, Miyazaki Y et al. (2013). Physiological and psychological effects of viewing urban forest landscapes assessed by multiple measurement. *Landscape Urban Plan*, **113**, 90–93.
9) Lee L, Miyazaki Y et al. (2014). Influence of forest therapy on cardiovascular relaxation in young adults. *Evid Based Complement Alternat Med*, 834360. DOI:10.1155/2014/834360.
10) Park BJ, Miyazaki Y et al. (2010). The physiological effects of Shinrin-yoku (taking in the forest atmosphere or forest bathing):Evidence from field experiments in 24 forests across Japan. *Environ Health Prev Med*, **15**(1), 18–26.
11) Song C, Miyazaki Y et al. (2013). Physiological and psychological effects of walking on young males in urban parks in winter. *J Physiol Anthrop*, **32**(18). DOI:10.1186/1880–

6805-32-18.
12) Song C, Miyazaki Y *et al.* (2014). Physiological and psychological responses of young males during spring-time walks in urban parks. *J Physiol Anthropol*, **33**(8). DOI：10.1186/1880-6805-33-8.
13) Sakuragawa S, Makita T *et al.* (2005). Influence of wood wall panels on physiological and psychological responses. *J Wood Science*, **51**(2), 136-140.
14) 池井晴美, 宮崎良文ほか (2013). バラ生花の視覚刺激がもたらす生理的リラックス効果――高校生を対象として――. 日本生理人類学会誌, **18**(3), 97-103.
15) 小松実紗子, 宮崎良文ほか (2013). バラ生花の視覚刺激が医療従事者にもたらす生理的・心理的リラックス効果. 日本生理人類学会誌, **18**(1), 1-7.
16) Ikei H, Miyazaki Y *et al.* (2014). The physiological and psychological relaxing effects of viewing rose flowers in office workers. *J Physiol Anthropol*, **33**(6). DOI：10.1186/1880-6805-33-6.

4

個人差と生体調整効果

「個人差」は「誤差」ではなく「実体」であり，今後の人研究において，重要なテーマとなることは間違いない．しかし，「個人差」解明のためのアプローチ法については，提出されていないのが現状である．

本章においては，「初期値の法則」と「パーソナリティ」という観点から「個人差」の解明を試みたので紹介する．さらに，その解明の過程において，自然セラピーがもつ「生体調整効果」が明らかとなったので，紹介する． [宮崎良文]

4.1 初期値の法則

自然セラピーにおいては，大きな個人差が存在し，その個人差には「快適性」が大きくかかわっていることが知られている．乾[1]は，快適性について「消極的快適性」と「積極的快適性」に分類しており，宮崎ら[2]は，「消極的快適性は，不快の除去を目的としており，個人の考え方や感じ方が入ることがなく合意が得られやすい．それに対し，積極的快適性は，プラスαの獲得を目的としているため，合意を得ることは困難となり，個人差が生じる」と述べている．今，現代社会において求められている快適性も「積極的快適性」が多く，自然セラピーは「積極的快適性」を求めているため，大きな「個人差」が生じる．しかし現状，その解明に関するアプローチ法は確立されていない．

筆者らはその個人差を解明することを目的とし，様々なアプローチ法を用いて検討を行っており，本節では，「初期値の法則」という観点から，その研究結果を紹介する．

「初期値の法則」はWilder[3]によって提唱され，ある刺激に対する生理反応の方向は，初期値に起因することが多く，初期値が高ければ生理機能を促進する刺激への反応は小さく，抑制する刺激への反応は大きいという原理に基づく．これ

4.1 初期値の法則

までの研究は，初期値と機能促進刺激への反応の関係を中心に行われてきており，自然セラピーのような機能抑制刺激への反応と初期値との関係を明らかにする研究はほとんど存在しない．そこで，森林セラピーによる生理的リラックス効果の個人差を「初期値の法則」という観点から解明し，さらに，森林セラピーがもたらす生理的調整効果を明らかにしたので以下に記す[4, 5]．

本実験[4]は，2012年と2013年の2年間，日本国内8か所の森林および都市において実施し，15分間の歩行実験を行った．測定指標は，収縮期血圧，拡張期血圧ならびに脈拍数とし，歩行の前後に計測した．被験者は，各実験地とも20代の男子大学生12名とし，データを取得できた計92名（平均22歳）を対象とした．

まず，本データにおける個人差を示すため，図4.1左に各被験者における森林歩行による拡張期血圧の変化分として，「森林歩行後−森林歩行前」の値を示した．森林における歩行後と歩行前の血圧に差がなければ，0となる．森林の中を歩くことによって，血圧が低下することが予想されるが，実際には低下する被験者も，上昇する被験者もおり，大きな個人差が存在することがわかる．

本研究においては，森林における歩行による血圧と脈拍数の変化分について初期値との関係を解析することとした．個人のもともとの値である初期値としては「森林歩行前」の絶対値を用い，歩行による変化分としては「森林歩行後−森林歩行前」の値を用いてその相関を検討した．

図4.1右に「初期値（森林歩行前の絶対値）」と「変化分（森林歩行後−森林歩

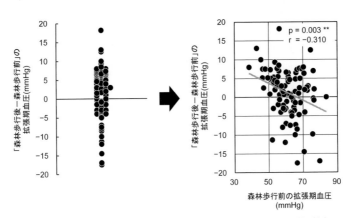

図4.1 森林歩行による拡張期血圧の変化分（左）と初期値との関係（右）
$N = 92$, ** : $p < 0.01$, ピアソンの積率相関分析[4]．

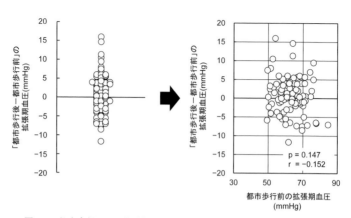

図 4.2 都市歩行による拡張期血圧の変化分（左）と初期値との関係（右）
$N = 92$，ピアソンの積率相関分析[4]．

行前）」の関係を示す．本図に示したように，「初期値」と「変化分」の間には負の相関があることが認められ，初期値が高い被験者は森林歩行により低下し，低い被験者は上昇することが示された．一方，同じ被験者群における都市部の結果を図4.2に示すが，「初期値」と「変化分」の間には相関が認められなかった．脈拍数に関する「初期値」と「変化分」の関係においても同様の結果であった．つまり，森林における歩行においては，拡張期血圧ならびに脈拍数を適正な値に近づけるという生体調整効果があると結論づけられた．

「初期値の法則」に関する先行研究に関しては，TsunetsuguとMiyazaki[6]による研究があり，唾液中コルチゾール濃度において，初期値と変化分（森林内15分間の歩行前後）の間に有意な負の相関があることが報告されている．また，LeeとTsunetsuguら[7]は，森林内15分間の歩行前後を調べ，唾液中免疫グロブリンA濃度の変化についても，初期値が高い群は大きく低下し，低い群は軽度の低下あるいは上昇を生じると報告しており，初期値と森林セラピーによる変化分の間に有意な負の相関があることを示している．

一方，バラの視覚刺激実験（2.4.1項aを参照）における交感神経活動においても，同様に負の相関が認められ，交感神経活動が高い被験者は低下し，低い被験者は上昇することが観察されている[8]．

自然セラピー研究においては，一般的に，大きな個人差を生じることが知られ

ており，今後の研究においては，自然が人にもたらす効果を明らかにすることとともに，個人差の解明が必須となる． ［宋　チョロン］

引用文献

1) 乾　正雄 (1988)．やわらかい環境論，海鳴社．
2) 宮崎良文，松永慶子ほか (2011)．自然セラピーの予防医学的効果．日本衛生学雑誌，**66**，651-656．
3) Wilder J (1967). *Stimulus and Response : The Law of Initial Value*, Wright Press.
4) Song C, Miyazaki Y et al. (2015). Elucidation of a physiological adjustment effect in a forest environment : A pilot study. *Int J Environ Res Public Health*, **12**, 4247-4255.
5) 宋　チョロン，宮崎良文ほか (2014)．森林セラピーがもたらす生理的調整効果の解明．日本衛生学雑誌，**69**，111-116．
6) Tsunetsugu Y, Miyazaki Y (2007). Correlation between baseline value and amount of change in salivary cortisol concentration and salivary immunoglobulin A concentration. *J Physiol Anthropol*, **26**, 612.
7) Lee J, Miyazaki Y et al. (2012). Nature therapy and preventive medicine. *Public Health —Social and Behavioral Health* (Maddock JR (ed.)), 325-350, InTech Publishing Press.
8) 宋　チョロン，宮崎良文ほか (2013)．バラ生花視覚刺激がもたらす心拍変動性（指式加速度脈波法）の個人差．日本生理人類学会誌，**18**(1)，100-101．

4.2　パーソナリティ

　これまでの個人差研究においては，「タイプA行動パターン」という行動パターンの分類によってアプローチすることも試みられている．「タイプA行動パターン」は心臓病患者に示される共通した行動パターンであり，その特徴としては，強い競争心，時間的切迫感，短気ならびに精神的・肉体的過激性などが挙げられる[1,2]．「タイプB行動パターン」は「タイプA行動パターン」とは逆の行動パターンを示す．

　Songら[3]は森林セラピー実験の大規模データを用いて，個人差の解明を試みている．被験者は，各実験地居住の20代男子大学生12名とし，44か所，計528名の集団において，データを取得できた485名（平均21.8歳）について分析した．被験者はそれぞれの実験地にて1人ずつ15分間，椅子に座って景色を眺める「座観」を行った．血圧ならびに脈拍数の測定は，座観前後に行った．また，被験者の行動パターン分類には，KG式日常生活質問紙による得点を用いた．

解析は，座観による脈拍数の変化分として，「座観後－座観前」を用いて，①全被験者における森林部ならびに都市部の比較，②タイプB群（0～43点；252名）とタイプA群（44～88点；233名）における森林部と都市部の比較を行った．加えて，③タイプB群とタイプA群の被験者をさらに半分に分け，低得点タイプB群（0～34点；126名），高得点タイプB群（35～43点；126名），低得点タイプA群（44～50点；116名），高得点タイプA群（51～88点；117名）の4群とした場合についても検討した．

その結果，①被験者全体，485名の脈拍数は，森林部における15分間の座観によって低下した．しかし，②タイプA群とタイプB群に分類した場合，タイプB群においては，森林部において，脈拍数の低下を認めたが，タイプA群では差異は認められなかった（図4.3）．パーソナリティによる違いによって異なる反応を示すことが明らかになった．加えて，③4群に分けた場合，タイプB群内でも，低得点タイプB群では，森林部における脈拍数の変化分は，都市部に比べ，低下を示した（図4.4）．高得点タイプB群を含め，ほかの3群においては森林部と都市部間に差異は認められなかった．

結論として，①森林セラピーによって脈拍数が低下すること，ならびに②その低下はパーソナリティによって異なることが認められ，森林セラピーにおける脈拍数の変化はパーソナリティによる分類によって説明できる可能性を示した．

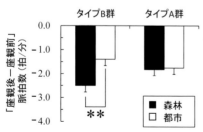

図4.3 座観における脈拍数の変化分に関するタイプB群とタイプA群における森林部と都市部の比較[3]
タイプB群：$N = 252$，タイプA群：$N = 233$，平均±標準誤差，**：$p < 0.01$，2元配置分散分析（単純主効果）．

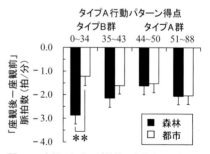

図4.4 座観における脈拍数の変化分に関する4分割群における森林部と都市部の比較[3]
低得点タイプB群：$N = 126$，高得点タイプB群：$N = 126$，低得点タイプA群：$N = 116$，高得点タイプA群：$N = 117$，平均±標準誤差，**：$p < 0.01$，2元配置分散分析（単純主効果）．

既往研究において，Parkら[4]は，ユーカリ味のドリンク摂取におけるコルチゾール濃度の変化を調べ，ドリンク摂取によって，タイプB群においてはコルチゾール濃度が低下するが，タイプA群においては変化しないことを示している．また，MiyazakiとTsunetsugu[5]は，チョコレートという味覚刺激による前頭前野の総ヘモグロビン濃度変化に関して，タイプB群において上昇することを示している．さらに，Songら[6]は，都市緑地における歩行がもたらす心理的影響を調査し，「強迫-衝動」尺度においてタイプB群は有意に低下するが，タイプA群においては変化しないことを示しており，主観評価においても生理応答実験と同様の結果が得られることを明らかにしている．このような結果から自然刺激による反応は，タイプB群の方がタイプA群より大きいという可能性が示されている．

一方，2.4.3項bのように，タイプA群では有意に変化するが，タイプB群では変化しないとの結果も報告されている．今後，大きなサンプルサイズの多様な属性の被験者集団を用いて，自然由来の刺激による反応の違いを検討していく必要があると思われる． ［宋 チョロン］

引用文献

1) Friedman M, Rosenman RH (1974). *Type A Behavior and Your Heart*, Knopf Press.
2) Jenkins CD, Zyzanski SJ et al. (1974). Prediction of clinical coronary heart disease by a test for the coronary-prone behavior pattern. *N Engl J Med*, **290**, 1271-1275.
3) Song C, Miyazaki Y et al. (2013). Individual differences in the physiological effects of forest therapy based on Type A and Type B behavior patterns. *J Physiol Anthoropol*, **32**(14). DOI：10.1186/1880-6805-32-14.
4) Park BJ, Miyazaki Y et al. (2009). Psychological effects of ingesting eucalyptus essential oil with milk casein peptide. *Silva Fenn*, **43**, 173-179.
5) Miyazaki Y, Tsunetsugu Y (2005). A tentative proposal on physiological polymorphism and its experimental approaches. *J Physiol Anthropol Appl Human Sci*, **24**, 297-300.
6) Song C, Miyazaki Y et al. (2011). Psychological effects of walking in the urban forest—Results of field tests in Shinjuku-gyoen, Japan—. *J Korean Forest Soc*, **100**, 344-351 (in Korean).

コラム ⑭ 個人差研究の歴史

1. 伝統医学における個人差のとらえ方

「同病異治，異病同治」という言葉がある．漢方治療の特徴を示す言葉で，「人はそれぞれ様々な体質をもつので，同じ病気であっても人により異なる治療が必要になる場合もあるし，また異なる病気であっても同じ治療法が有効な場合もある」というような意味である．このように，漢方医学では個人差を体質として分類し理解することを重視している．日本だけでなく，古代の三大医学といわれるギリシャ・ローマ医学，古代インド医学，中国医学のすべてに体質という考え方が示されている．古代ギリシャの医師ヒポクラテスは，4つの体液（粘液，血液，黄胆汁，黒胆汁）のバランスが性格（気質）や体質の起因であると説いた．中国では，紀元前2～1世紀頃に成立した最古の医学書とされる黄帝内経で体質に関して論じられている．インド医学の経典であるアーユルヴェーダでもヴァータ体質，ピッタ体質，カファ体質の3つの体質が論じられている．近代的な西洋医学では，個人の間で共通した性質（たとえば解剖学的性質など）を基盤とした体系であるのに対し，これらの伝統医学は個人差そのものに着目した体系であると考えることができる．

2. ケトレの「へたくそな洋服屋」

現在行われている人に関する研究では，多くの場合，個人の間で共通した普遍的性質に注目し，個人間のバラツキは誤差であるとみなされている場合が多い．個人差が大きい結果からは何もいえないので，研究者は誤差である個人差ができるだけ小さくなるように努力することになる．

個人差を誤差とみなす，という考え方は19世紀のベルギーの数学者・天文学者A. ケトレに遡ることができる．1817年，ケトレは5732名のスコットランド人兵士の胸囲の測定データをヒストグラムで表し，この分布がガウス曲線（正規分布）によく一致することを示した．このケトレの分析は，ヒトの特性が正規分布するということを示した最初の例であるといわれている．ここでケトレは，もともとの自分の専門分野である天文学の手法に沿ってこの結果を以下のように理解した．

物理的な測定には誤差がつきものであるが，その誤差は正規分布に従うことがその当時から知られていた．測定誤差の分布とヒトのバラツキが同じ分布特性を示すということは，この2つが同じものであることを意味している，つまり個人差は誤差であるとケトレは考えた．

1つの同じ対象に測定を繰り返すことと，多数の対象に測定を繰り返すことはまった

く異なるが，ケトレの解釈ではこれを同一視している．彼はこの考えを「へたくそな洋服屋」という例で説明した．極端にへたくそな洋服屋が平均的な体格をもったある1人の人物の胸囲を繰り返して測ったとする．計測が不正確なので場合によっては本当の値よりも10 cm以上はずれた値を読んでしまうこともあるが，このような大きなずれが生じる確率は低く，多くの場合は正しい値から比較的わずかな偏差に収まると考えられる．結果として，ある1人の兵士の胸囲を数千回繰り返して測った結果の分布は正規分布を示す．この例は個人内のバラツキであるが，個人間のバラツキも同様のメカニズムで生じるものであるとケトレは説明した．

3. 平均人理論

個人差が誤差であるなら，何に対する誤差かということが問題となる．つまり誤差の基準となる真の値が存在しなければならない．ケトレは集団の平均値を真の値として想定した．ある集団には本来あるべき姿としての標準タイプというものが存在し，多くの人はこの標準に近い特性をもっている．しかし，一部の人はこれから大きくはずれた性質を示す．その偏差は標準に対して大きい方にも小さい方にも同様に生じるはずなので，多数の個人の特性を平均することによってこの偏差を相殺することができる．したがって，個人間の平均値はこの集団における人間の本来あるべき姿を示している．これがケトレの平均人理論である．

物理的な測定であれば，誤差を含まない本当の値というものが存在するということ自体を確信することはできる．これに対して，身長・体重・胸囲のようなヒトの特性においては，真値というものの存在を単純に想定することができない．この点が平均人理論の根本的問題点である．

4. ホモ・アブニガス

W. テンという1950年代に活躍したアメリカのSF作家の作品に『非P』という奇妙なタイトルの短編小説がある[1]．以下にその概略を紹介する．

> 長年の社会学的調査によって，ジョージ・アブニーゴーという奇跡的な人物が発見された．アブニーゴーはアメリカの平凡な田舎町に住むこれといって特徴のない男性なのであるが，平均的な体格を持ち，平均的な職業に就き，平均的な収入を得て平均的な家庭を営む，あらゆる点で平均的な人物であった．アブニーゴーの存在が紹介されると，最もアメリカ人らしいアメリカ人として，彼は全米の民衆から熱狂的な支持を受け，結局合衆国大統領に祭り上げられてしまった．
>
> 大統領に就任したアブニーゴーは，独自の平均値主義に基づく政策を行った．例えば，学校の試験では，平均点に近いものから合格し，極端に点数が高いものは点数が低いものと同様に不合格とされた．この社会では平均こそが善であり，そこからの偏差はすべて悪とされた．その後，このアブニーゴー主義はアメリカのみなら

ず全世界に広まっていった．アブニーゴーの社会では競争が生じないので，戦争は起こらず基本的には平和であったが，すぐれた芸術や科学技術は生み出されず，文化・社会は衰退していった．それから数百年たち，文化・社会の面だけではなく生物学的な特徴に関しても，人類は多様性を失い，平均値に収束していった．世界中どこに行っても，同じような顔をした，同じようなことを言う同じような人物ばかりになってしまった．このとき，人類は自らをホモ・サピエンスと呼ぶことをやめ，ホモ・アブニガスと称するようになった．

このように，この作品では多様性を失った社会の悪夢的様相が描かれている．作者のテンがケトレを意識していたかどうかは定かではないが，アブニーゴーはケトレの平均人の戯画化された姿であり，この作品は平均値主義に対する痛烈な批判になっている．

5. 個人差をどのように扱うべきか

脳機能や自律神経機能などヒトの全身的協関にかかわる性質においては，大きな個人差が生じる．このことは，これらの測定の精度が低いことを意味するわけではない．同じ対象を繰り返し測定して異なる値が得られたのならそれは誤差であるといえるが，異なる対象（個人）を測定して異なる値が得られるのは当然のことであり，これは決して誤差ではない．平均値の変化に注目してしまうと，どうしても個人差は誤差とみなされてしまう．個人差を誤差とみなさないためには，平均値ではなく個人差そのものを研究対象としなければならない．

平均値を推定することは比較的少数のサンプルからでも可能であるが，個人差そのものを扱うためにはより多くのサンプルが必要となる．これが個人差研究の困難な点である．これまでの自然セラピーに関する研究では大人数を測定し個人差に着目した研究がなされているが，それ以外のテーマについても，人に関する研究ではこのような視点が必要になると思われる． ［小林宏光］

引 用 文 献

1) W. テン（著），中村保男（訳）(1973). ウィリアム・テン短編集 (1)，東京創元社．

5

世界の自然セラピー研究

近年,自然由来の刺激がもつ予防医学的効果に世界の関心が集まっている.本研究領域である「自然セラピー」においては,日本発の研究成果や考え方が世界をリードしているが,世界各国においても,森林セラピーを中心に様々な取組みがなされている.

本章においては,韓国,中国,フィンランド,アメリカにおける取組みについて,各国を代表する自然セラピー研究者から紹介する.さらに,日本における森林セラピー研究の現状を示すとともに,自然セラピー関連活動をコラムにて紹介する.

[宮崎良文]

5.1 韓国における森林セラピー

5.1.1 韓国社会と森林セラピー

韓国は国土面積の約64%が森林で覆われており,フィンランド,日本,スウェーデンとともに森林面積率の最も高い国である.韓国は1900年代後半より本格的な都市化が進み,現在の都市化率は約90%に達しており,最も都市化が進んだ国のひとつでもある.急速な都市化や産業化,情報化は生活様式だけでなく社会様式における大きな変化をもたらし,現代人の健康状態にも影響を及ぼしている.様々な環境性疾患とアレルギー性疾患および生活習慣病に悩む人は年々増加しており,総人口の22%にあたる約1130万人が高血圧や糖尿病などの生活習慣病患者と推測されている.またアトピー性皮膚炎患者数も2012年現在100万人に達しており,深刻な社会問題となっている.

また,韓国は高齢化が最も速く進んだ国である.そのため,今後65歳以上の高齢者による医療費は持続的に増加すると予想されており,それによる中央政府の財政負担が大きくなることは明らかである.近年は健康とQOL向上への関心が

高まっていることもあり，森林環境のもたらす健康増進効果が医療費削減につながるとして大きな注目を集めている．

さらに，森林環境によるストレス緩和や免疫力増進効果に関する科学的エビデンスが蓄積されることによって森林に対する国民の期待が高まっている．2009年に行われた森林セラピーに関する国民認識調査[1]によると，国民の約61%が森林のもたらす健康増進効果を認識しており，90%が今後，森林セラピーに対する需要が増加すると答えた．患者を対象にした調査においては約78%の人が森林セラピーが健康増進に有効であると答えた．これらの調査により，健康資源としての森林の役割は今後，ますます増加すると予想される．

5.1.2 森林と福祉との融合

森林の造成ならびに森林整備の活性化を図るため10年ごとに森林基本計画が樹立され，第5次山林基本計画（2008～2017年)[2]においては国土面積の64%を占めている森林を福祉資源として活用していくことが明記されている．これには森林に対する国民のニーズの多様化とともにQOL向上のための資源として重要性が見直されていることが背景にある．これまで，森林は環境や経済の側面から主として評価されてきたが，福祉という新たな面から再評価されている．森林福祉[3]は，人間と自然との関係を取り戻すことにより自然からの持続可能なサービスをすべての人が享受できる制度であり，環境的基盤を整えることにも通じる．森林福祉を具現化するために，国民のライフステージにあわせた福祉戦略が導入されており，様々な森林福祉プログラムを提供する準備が進められている．つまり，出産や育児のためのセラピープログラム，森林体験ならびに森林教育プログラム，森林スポーツ，休養サービス，長期森林療養サービス，樹木葬まで社会のニーズにあわせた森林サービスを提供するためのインフラの構築やソフトウェアの開発が進みつつある．また，多くの人々が，日常において森林環境に接することができるように都市林を積極的に造成するとともに，健康増進活動を行うことのできる森林施設の整備が全国的に広がっている．

5.1.3 山林治癒と治癒の森

韓国では森林を健康資源として戦略的に活用していくために法律整備を推進している．山林庁は"香り，景観など自然の様々な要素を活用し免疫機能を高める

とともに健康を増進させる活動"を「山林治癒（森林セラピー）」と定義し，「山林文化・休養に関する法律」に明記した．また，山林治癒を行うことを目的として造成される森を「治癒の森」とし，国や自治体による予算補助ができるように法的基盤を構築した．

　山林庁は治癒の森を全国に拡大するため，治癒の森造成に関する法的根拠を「山林文化・休養に関する法律」に設けるとともに「治癒の森」造成基本計画を樹立している[4]．治癒の森は，林相の管理状態のよい針葉樹林または針広混交林（1か所あたり50〜100 ha）を主な対象とし，利用者の安全，衛生ならびに利便性を考慮した施設計画を必要とする．利用者の健康状態をチェックできる治癒センター，2 km以上の散策路（セラピーロード），森林作業体験場などが整備されている．治癒の森は2016年現在7か所において運営されており，2017年までに全国34か所に造成される予定である．

5.1.4　山林治癒指導者制度

　国民に良質の山林治癒プログラムを提供するとともに山林治癒の専門家を育成するために「山林治癒指導者」という国家資格制度を確立し法的根拠を設けた[4]．山林治癒指導者は1級と2級に区分されており，1級は主に山林治癒プログラムの開発や企画を担当し，2級は山林治癒プログラムの実践を担当する．法律によって造成された治癒の森を運営するためには山林治癒指導者の配置が義務づけられており，これにより利用者は良質な森林治癒サービスを受けることができる．この資格を取得するためには一定の資格要件を満たし，国から指定を受けた養成機関において教育課程を履修した後，国家試験に合格しなければならない．履修科目としては，森林科学，健康保健，カウンセリングなど山林治癒プログラムの企画や実践に必要な専門分野が含まれている．2013年に38名の山林治癒指導者が輩出されて以降，年々増加しており，2017年までに約500名程度の山林治癒指導者が養成されると予想されている．

5.1.5　国立山林治癒院

　森林環境のもたらす健康増進効果への期待が高まるにつれ，長期滞在型セラピー施設に対するニーズも強くなってきている．しかし，山林治癒の科学的効果の検証ならびにエビデンスに基づいたセラピープログラムの構築は不十分な状況に

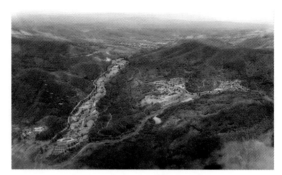

図 5.1 国立山林治癒院の鳥瞰図

ある．このような多様なニーズに対応するため，山林治癒に関する研究・教育，体験などのサービスを連携して提供できる「国立山林治癒院」を 2015 年に造成した[5]．国立山林治癒院は韓国東部の山間地域に位置しており，152 ha の敷地に国費約 1400 億ウォン（約 150 億円）が投入された．主な施設として，山林治癒研究センター，健康増進センター，研修センター，治癒庭園，宿泊施設などが導入されている．個人の体質や身体機能，好みなどを評価し，それにあわせて食餌や運動などエビデンスに基づいたセラピープログラムが体験できることが特徴である．今後国内における山林治癒の中心地としての機能が期待されている（図 5.1）．

5.1.6　今後の課題

「治癒の森」造成事業が全国で本格化しており，医療分野と連携するなど実効性のある治癒プログラムの開発，運営が重要となっている．より多くの人が日常生活において治癒プログラムを体験するためには，山林治癒指導者の活動場所を治癒の森に限定せず都市域にまでに拡大する必要があり，このための制度の改善も課題となる．

さらに，森林の健康増進効果に関する科学的エビデンスの蓄積とメカニズムの解明は最も重要な課題といえる．山林庁では「山林治癒研究事業団（2012-2017）」を発足し森林，医療保健，経済などと連携した学際的研究を支援しており，将来的には山林治癒を産業モデルとして育成していく方針である．

韓国と日本はこの分野における最も先進的な国として研究や政策など多面的な相互協力が期待されている．山林庁（代表：申 阮燮）と林野庁（代表：今井 敏）

は2014年に開催されたハイレベル定期対話において山林治癒（森林セラピー）について意見交換を行い多様なレベルにおいて交流の活性化に取り組むことを約束しており，今後両国の連携によるこの分野の発展が期待される．

[李　宙営・申　冘燮]

引 用 文 献

1) Gallup（2009）．山林治癒に関する国民意識調査．
2) 山林庁（2007）．第5次山林基本計画．
3) 山林庁（2013）．山林福祉総合基本計画．
4) 山林庁（2007）．治癒の森造成基本計画．
5) 山林庁（2010）．国立白頭大幹テラピー団地造成事業基本計画．

5.2　中国における森林セラピー

　中国には昔から「森林浴」という言葉があり，それとともに「海水浴」や「陽光浴」などの造語もある．森林セラピーは中国で「森林療養」または「森林養生」と訳されている．しかし，中国では森林セラピーの健康効果に関する科学的研究はそれほど多くない．2012年に筆者が編集した"*Forest Medicine*"[1]では浙江農林大学の旅と健康学院の孟らが"Forests and human health—Recent trends in China"を執筆し，中国における森林浴研究の現状をレビューした[2]．その総説をまとめてみると，これまで中国で実施された研究は以下の領域に分類できる．
　①森林環境空気中マイナスイオンの測定
　この分野では，主に観光向けの森林公園空気中マイナスイオン濃度を測定しているが，生体影響に関する研究は見当たらない．
　②森林環境空気中フィトンチッドの測定
　主に中国の中南林業科学技術大学森林旅遊研究センターの研究成果が紹介されている．この研究では樹木の葉156種，木材112種，花き20種および森林環境18か所の空気中のフィトンチッドの種類および各種化学物質間の比を計測しており，フィトンチッド442種を検出し，その中にモノテルペン81種，セスキテルペン106種が含まれていたと報告されている[2,3]．またフィトンチッド放出に影響する因子として気温，光強度，水害，相対湿度，土壌栄養，空気中CO_2濃度，生物

学的因子（樹齢，葉の寿命，有機体，生物種および人工的妨害など）が挙げられている．これらの物質の人への影響としてヨガ練習中における混合精油の心理的効果が報告されている[2,4]．

③森林・公園景観による生理的・心理的影響

本領域の研究はまだ少ないが，いくつかの研究において森林・公園景観によるリラックス効果が報告されている[2,5]．

④森林浴による心理的・生理的影響

本総説では36名のじん肺患者を対象とした森林浴実験を紹介し，森林浴はじん肺患者の頭痛，呼吸困難，息切れおよび咳嗽などの自覚症状改善に有効であることが報告されている[2]．

その他，朱らの総説では森林浴が交感神経の興奮を抑制し，「緊張・不安」「抑うつ」「敵意・怒り」「混乱」の得点が有意に低下し，さらに血液循環を改善し，血圧を降下させるという研究結果をレビューしている[6]．

最近Maoらは中国浙江省にある国家森林公園で森林浴実験を行い，森林浴がレニン，アンジオテンシン系および主に血管内皮より産生される血管収縮物質エンドセリン1への作用を介して有意に中高年高血圧被験者の血圧を低下させ，森林浴による高血圧症の予防効果があると報告している[7]．また森林浴が血清中炎症マーカー（インターロイキン6：IL-6，腫瘍壊死因子TNFなど）レベルを低減させることによって酸化ストレスを減少させ，さらに血中コルチゾール濃度も減少させることも報告している[8]．

また中国清華大学（北京）の楊らと中国林業科学研究院の叶らが，中国の南方都市杭州で都市部森林環境をモニターして天気予報の方式で空気清浄度を住民に発信するシステムの構築に関する研究を行っている[9]．

この数年中国各地で深刻な大気汚染が発生していることがきっかけとなって，中国政府が全国規模で植林に力を入れ，森林面積の拡大による大気汚染防止に動き出している．これに伴い，健康志向の観点から日本で行っている森林セラピーにも興味を示し始めている．2013年10月に北京市園林局が"Forest Medicine"[1]を中国語に翻訳し，中国語版『森林医学』[10]を発刊した．同年12月には日本の森林セラピー研究者を招聘して林業従事者および地方政府公園管理担当者を対象に森林セラピーの講習会を開催し，中国における森林浴・森林セラピー実践および研究を推進してきている．現在，日本の森林セラピー研究者の指導および協力を

得ながら今後1～2年内に北京市近郊で森林セラピー基地をつくる計画を立てている．さらに中国国家林業局（日本の林野庁にあたる）が中国林業科学研究院（日本の森林総合研究所にあたる）と共同で積極的に日本の森林セラピー基地のコンセプトを取り入れ，数年内に中国全土で森林セラピー基地をつくる方針を打ち出している．2014年11月14～16日には，日本と韓国の森林セラピー研究者・森林セラピー基地担当者を招聘して中国重慶市で中国国家林業局が主催した中・日・韓森林セラピーフォーラムが開催され，三国間の交流を推進している．今後，中国における研究報告および森林セラピー基地認定に期待が高まっている．

[李　卿]

引 用 文 献

1) Li Q (ed.) (2012). *Forest Medicine*. Nova Science Publishers.
2) Meng M, Xue Q et al. (2012). Chapter 21. Forests and human health—Recent trends in China. *Forest Medicine* (Li Q (ed.)), 267–276, Nova Science Publishers.
3) Wu CC, Luo JB (2006). *Research on Plant Essence*, Chinese Forestry Publisher (in Chinese).
4) Pan XL, Wu YN et al. (2009). Research on incremental vigor excitation effects of essential oil aroma in yoga practice. *J Shanghai Jiaotong Univ (Agric Sci)*, **27**, 79–81 (in Chinese).
5) Kang N, Li FH et al. (2008). Study on the effect of different landscapes on human psychology. *Chinese Landscape*, **7**, 69–72 (in Chinese).
6) 朱金悦，顧暁艶ほか (2013)．国内森林旅遊対人体亜健康状況促進研究総述与展望．健康旅遊研究進展（薛群慧，兪益武ほか（編）），143-149，中国林業出版社．
7) Mao GX, Yan J et al. (2012). Therapeutic effect of forest bathing on human hypertension in the elderly. *J Cardiol*, **60**, 495–502.
8) Mao GX, Yan J et al. (2012). Effects of short-term forest bathing on human health in a broad-leaved evergreen forest in Zhejiang Province, China. *Biomed Environ Sci*, **25**, 317–324.
9) Yang J, Ye B (2013). Long-term monitoring of health effects of urban forests in Hangzhou, China. 2013 National Outdoor Recreation Conference and IUFRO Conference on Forests for People, Traverse City, Michigan, USA, May 19–23.
10) 王小平，陳峻崎ほか（訳）(2013)．森林医学（李卿（編）），科学出版社．

5.3 フィンランドにおける森林セラピー研究

　森林は木材生産だけではなくレクリエーションやエコツーリズムを通して，古くからフィンランド人の健康や生活の質に重要な役割を果たしてきた．特にこの10年ほどは，森林が人間の健康やすこやかな暮らしを助けることが，様々な公的セクターを巻き込んで社会的に認知されつつある．国の森林政策や，国立公園，休養地や都市近郊林の整備目標にも，「健康増進」がはっきりと意識されている．

　フィンランドでは近年，都市，地方の両方を対象とし，野外レクリエーションと人間の健康との関係に注目した研究が行われてきている．人々の健康づくりに役立つ森林のキーポイントは，アクセスがしやすく，魅力的な景観があり，レクリエーション用の質の高いインフラが整っているという点である．ある主導的研究では，様々な研究手法で「回復効果」を測定することにより，このような自然に触れることによる心理的効果を調査している[1-3]．またヘルシンキとタンペレという都市部で行われた研究では，ひと月あたり5時間以上緑に触れるとポジティブな感情（集中力，意欲，活力）が増進するという結果が示されている[4]．

　自然環境を訪れることによる健康効果は，フィンランド森林研究所が先頭となり国レベルで行われた自然レクリエーションのモニター調査でも明らかとなっている[5,6]．自然環境のどのような要素が，その場所を訪れる人の回復感や健康感に影響を与えるのかという研究も現在行われている．ある自然環境を訪れた際の気分的な効果は，一緒にいる人の人数やその場所にいる時間の長さよりも，その場所でいかに回復的な体験をするかということによって左右されるとの報告例もある[7]．

　最近ではフィンランドでも緑地の心理的な効果だけではなく生理的な健康効果にも注目した研究が行われた．これはフィンランドと日本が共同で行った「都市近郊林におけるストレス緩和効果プロジェクト」で実施されたものである．首都ヘルシンキで行われたフィールド実験では，ごく短時間であっても自然環境を訪問することにより，人工環境下よりも高いストレス緩和効果が得られることが明らかとなった．研究の対象としたヘルシンキ市内の大きな都市公園とよく整備された都市近郊林という2種の自然環境はどちらもストレス緩和に効果があったが，最終的な総合的回復感は都市近郊林の方が高かった[8]．フィンランドにおける研

究で得られた結果は，共同研究のパートナーである日本側の研究成果とおおむね似た傾向を示している[9]．この共同研究は現在フィンランドアカデミーの助成で行われている「GreenHealth プロジェクト」に引き継がれることとなった．GreenHealth プロジェクトでは疫学調査も行われており，①GIS（地理情報システム）によって得られる居住地の緑地環境と②ヒアリングで得られる居住者の緑地利用の頻度と健康状態との関係が分析されている．前述の共同研究の成果もあわせて自然環境の量，アクセス容易性，そしてタイプやサイズが健康に与える影響がわかると期待されており，すでに都市郊外地域では緑地により健康増進につながる運動が促進されていることが明らかになりつつある[9]（訳者注：フィンランドアカデミーはフィンランド教育科学文化省が管轄する研究サポート機関）．

　現在は，このような研究で得られた成果を公衆衛生部門や居住・労働環境の計画などの実践の場に，いかによりよく反映させていけるかという国レベルの議論が行われているところである．フィンランド文化財団の助成による「生態系サービスと健康プロジェクト」（2013〜2015 年）では，研究者や専門家，そして政策決定者が，フィンランド森林研究所と環境研究所が共催するワークショップやセミナーを通して対話を深めている．これによりフィンランドにおける研究の現状把握ならびに将来の政策ニーズに対する包括的かつ多面的な理解が形成されつつある．

　「生態系サービスと健康プロジェクト」からの重要な発信として「国家発展 10 か年計画」を提案したことが挙げられる．この 10 か年計画は「健康のための自然 2015-2025」と呼ばれており，国家活動計画と多分野にまたがる研究プログラムからなっている[10]．背景には自然環境のもつ健康効果を公衆衛生の向上や心身の疾病予防に生かし，医療費削減につなげたいとの考えがある．この活動計画はすべての国民の健康増進に役立ち，非感染性疾患や社会的疎外・孤立を防ぐとともに，高齢者や失業者，精神性疾患の患者やハンディキャップのある人々など，社会的に弱い立場にあるグループのサポートのために使うことができると考えている．健康増進に向けた都市計画，自然を活用したサービスやビジネスの発展，そして生物多様性にも貢献すると期待されている．

5.3 Forest Therapy Research in Finland

Forests have played an important role in contributing to the well-being and quality of life of Finnish people for a long time not only through the manufacture of wood-based products but also through nature-based recreation and tourism. During the past decade, the role of forests in supporting and enhancing human health and well-being has been increasingly recognized by the Finnish society across different government sectors. Health promotion has also been explicitly acknowledged in defining national forest policies and in setting management objectives for National Parks, hiking areas and urban forests.

During the past 10 years, research in Finland has investigated the links between outdoor recreation and human health, both in urban and rural environments. The key features of forests that enhance human well-being include easy accessibility, attractive landscapes and good quality infrastructure for recreational use. One of the main research areas has been investigating the psychological effects of visiting nature using various psychological indices to measure the restorativeness of nature areas[1-3]. For example, a study conducted in Helsinki and Tampere showed that positive feelings (concentration, eagerness and vigour) of urban citizens increased when green areas were visited for more than 5 hours per month[4].

The health and well-being effects of nature visits have also been investigated on the basis of nationwide nature-based recreation-monitoring survey studies co-ordinated by the Finnish Forest Research Institute[5,6]. Ongoing research has also been conducted on the environmental qualities influencing the perceived restoration and well-being gained by nature visits. A recent study confirmed that emotional well-being is mainly mediated through restorative experiences gained during a recreational visit, whereas the amount of social company or duration of recreational visits were clearly less important factors[7].

Recently, studies focussing on the psychological and physiological health effects of visiting green spaces have been conducted in Finland. These field experiments have been conducted within a joint Finnish-Japan project titled, 'Stress Reducing Effects of Urban Green Areas'. A field experiment conducted in Helsinki, the capital of Finland, showed that even short-term visits to nature areas had positive effects on perceived stress relief relative to the effects of visiting built-up environments. In this study, both a large urban park and an extensively managed urban woodland had positive influences on stress relief; however, the overall perceived restorativeness was higher in the woodland[8]. These results were generally in agreement with what Japanese colleagues obtained from their experiments[9]. This joint work has continued in an ongoing GreenHealth project funded by the Academy of Finland in which epidemiological studies have also been conducted. These studies aim at understanding how the amount, accessibility and type and size of nature areas affect human health.

The analysis linked GIS data describing the provision of green areas within housing environments with survey data describing the frequency of visiting green areas and the health status of residents. First results show that green areas enhance physical activity in suburban areas that promote health of residents[9].

The latest efforts in Finland include national discussions on how the implementation of research knowledge in the public health sector and in planning of living and working environments can be improved. A project called 'Ecosystem Service and Human Health' (2013-2015) funded by the Finnish Cultural Foundation stimulated dialogue among researchers, experts and decision-makers through workshops and seminars jointly carried out by the Finnish Forest Research and the Finnish Environment Institute[10]. The project resulted in comprehensive and multidisciplinary insights into the current state of national research and into near-future policy needs.

The main outcome of the project was a proposal for a 10-year national development program named 'Nature for Health and Well-Being in Finland (2015-2025)', which consists of a national action plan and a multidisciplinary research program[10]. The program is motivated by potential savings on healthcare costs if natural environments are taken into account more effectively in promoting public health as well as in prevention of both physical and mental illnesses. Moreover, the action plan would promote the health of all citizens and aid in the prevention of non-communicable diseases and social exclusion, while also supporting the well-being and rehabilitation of vulnerable citizen groups, such as the elderly, unemployed, mental health patients and disabled people. The program contributes to health-promoting decision-making with respect to urban planning, development of nature-based services and business opportunities as well as to protection of biodiversity.　　　[Liisa Tyrväinen・訳：恒次祐子]

引 用 文 献

1) Korpela K, Silvennoinen H et al. (2008). Determinants of restorative experiences in everyday favourite places. *Health & Place*, 14, 636-652.
2) Korpela K, Tyrväinen L et al. (2010). Favorite green, waterside and urban environments, restorative experiences and perceived health in Finland. *Health Prom Int*, 25, 200-209.
3) Tyrväinen L, Ojala A et al. (2014). Health and well-being effects of outdoor recreation. *Well-being from Forests* (Tyrväinen L, Sievänen T et al. (eds.)), Finnish Literature Association (in Finnish).
4) Tyrväinen L, Ylen M et al. (2007). Importance of nature and effect on psychological well-being. *Nature-based Tourism, Forests and Well-being. Metla's Working Reports* (Tyrväinen L, ja Tuulentie S (eds.)), 52, 57-77 (in Finnish).
5) Pasanen T, Korpela K et al. (2014). The relationship between perceived health and physical activity indoors, outdoors in built environments, and outdoors in nature. *Appl Psy-*

chol Health Well-Being, **6**(3), 324-346.
6) Pietilä M, Tyrväinen L *et al.* (2015). The association of exposure to urban green spaces, physical activity and self-rated health. *J Outdoor Recreat Tour*, **10**, 44-54.
7) Korpela K, Tyrväinen L *et al.* (2014). Analyzing the mediators between nature-based outdoor recreation and emotional well-being. *J Environ Psychol*, **37**, 1-7.
8) Tyrväinen L, Lanki T *et al.* (2014). The influence of urban green environments on stress relief measures : A field experiment. *J Environ Psychol*, **38**, 1-9.
9) Tsunetsugu Y, Miyazaki Y *et al.* (2013). Physiological and psychological effects of viewing urban forest landscapes assessed by multiple measurements. *Landscape Urban Plan*, **113**, 90-93.
10) Jäppinen J-P, Ojala A *et al.* (2014). Nature for health and well-being in Finland—Results and recommendations from the Argumenta Project Ecosystem Services and Human Health (2013-2014). *Reports of Finnish Environment Institute, 35*, Multiprint Oy.

5.4 自然,健康と人工環境—北米における自然セラピー—

　公衆衛生的戦略は,厳密な用量-反応関係と一般的に人が抱くイメージとが交わる点をうまくとらえると成功するものである.E. O. ウィルソンが大著の"*Biophilia*"[1]で「哲学や宗教においてはいまだに過小評価されているが,我々人間の存在は自然愛(生まれながらにしてもつ自然への愛)によって立ち,精神は自然愛によって織りなされ,希望は自然愛の上に立ち上がる」と書いたように,自然は今のところ後者の「一般的なイメージ」の例といえるだろう.一方で,人工環境下のあちらこちらに存在する「自然」や「自然を思わせるデザイン」が,環境への曝露と生理的,心理的健康とを結びつけようと努力している研究者たちに課題を投げかけている[2].新しい革新的な研究が行われ,自然に触れることによる効果の用量-反応関係を様々なスケールで明らかにしようとしている.たとえば研究は上空を回る人工衛星がつくる植生マップを使うようなレベルから,極小微生物が人間を様々な病気から守り治す効果を調べるようなレベルにわたる.人を導き,モデルとなり,インスピレーションを与え,そして癒しとなる自然.もし生態サービスの定義に人間の健康への寄与を含めるべきときがくるとしたら,それは今である.

　2013年10月に,ハーバード公衆衛生大学院健康・地球環境センターは,この用量-反応関係の問題を,医学,景観設計,公衆衛生,そして森林科学といった

様々な視点から検討するために世界から 20 名の専門家を集めた．日本からは宮崎良文，恒次祐子，李 卿が参加し，日本全国にまたがる森林セラピー基地における実験から，セラピー効果をもつ環境の特性などに関する考察を発表した．フィンランドから参加した K. コルペラ，L. トゥルバイネンの発表では，現在コンセプト化が進んでいるフィンランドの「パワーフォレスト」に対する日本の森林浴の影響について考察され，恒次らのグループとの 3 年にわたる連携が報告された．さらに，韓国の李 宙営からは同国における森林ツーリズムやそれに関係する大学の学位プログラムについて，また地元ハーバード大学医学大学院医師生涯教育プログラム講師の A. ローガンからは，10 年にわたって「ビタミン G」を教え続けている体験について報告がなされた．本会議においては，自然環境による健康増進効果が，都市化の進行，気候変動の影響，精神性疾患を含む慢性的な非感染性疾患の増加といった全地球的な傾向をふまえて議論されたのである．このような議論は，後に発表された「自然環境イニシアティブ」という提言書[3]につながった．この論文は，健康効果を目的とした際にどのように自然を都市計画に取り込めるか——取り込むべきか——を「生態サービス」の枠組みの中で検討したものである．筆者のグループはこのような考えを「AIM」という頭文字で表している．advocate（主張：健康を目的とした自然環境へのアクセス），invest（投資：平等なアクセスの実現），そして mediate（仲介：公衆衛生分野を越えた方策のための分野間の対話）である[3]．

　ハーバード大学を中心に行われたいくつかの大規模なコホート研究において，人々の住まいや仕事の場所と衛星データである正規化植生指数（NDVI）を結びつけた緑地への曝露と長期的な健康状態との関係が明らかになってきている．Wilker らは居住地から緑地への距離と脳卒中後の生存率が関連するという驚くべき事実を見出した[4]．社会経済的地位（SES）が低く緑地に乏しい地域ほど生存率が下がったという結果であり，緑地への平等なアクセスの必要性がよくわかる．Wu らは学校の近くの緩衝緑地が多いほど，州規模の学力標準テストにおける数学および英語の成績がよいという強い相関を明らかにした[5]．結果は性別ならびに SES を調整しても変わらなかったという．これらの研究には，もちろん価値があるが，分析が都市/自然という粗い二分化に基づいており，健康に影響すると推測される景観の特性の違いは考慮されていない．この点について，たとえば Wheeler らがイギリスで行った最近の研究では，いくつかの指標（土地被覆タイ

プ，鳥類の種類，指定された保護区分など）によってグループ化された緑地タイプと，国勢調査における健康状態のデータとの関係を線形回帰分析している[6]．健康度と特定のタイプの緑地密度とは正の相関があり，それらは「広葉樹の森林」「耕作地や園芸地」「改良草地」「海」，そして「海岸」といったタイプの景観であったという．鳥類の種類は生物多様性の指標として取り上げられており，やはり健康度と関連していた．Mitchellらによる最新研究成果は，健康によい景観への平等なアクセスの重要性を強く示唆している[7]．ヨーロッパ34か国の都市部に暮らす21294人という大規模被験者群において，社会経済的な要因によるメンタルヘルス状態の差（訳者注：一般にSESが低い層でメンタルヘルスの状態が悪化）は，行きやすい場所に緑地・レクリエーション地があると答えた場合はそうでない場合に比べ40%も改善されていた．「社会経済的な不平等と健康状態の不平等とのつながりを断つことによって平等さを生成する景観」に対する理解をより深めることが重要である．

　景観の構造的な特徴は用量−反応関係に大きな影響をもつ．自然環境にみられる秩序のある複雑性は，認知的な明瞭性の鍵であると同時に，その環境の魅力そのものである．季節ごとの風がつくる渦，木々の枝がつくるフラクタル，静かに流れるせせらぎの低い音，そして花びらのフィボナッチ構造（訳者注：フィボナッチ数と呼ばれる，自然界にみられる3，5，8，13枚の花びらなどの構造）は，気づくにせよ気づかないにせよ，どれも混乱した心や問題を抱える体を落ち着かせる手がかりを与えてくれる．生物多様性――つまり構造的な多様性――は人間の景観への好みと関係している．このような自然への志向性は現在の人工環境下では「バイオフィリックデザイン」（自然や自然なデザインを健康増進のために使うこと）という言葉でよく知られるようになってきている．空間に無垢のヒノキやスギを使い，フィトンチッドの恩恵を受けるという直接的な方法[8]から，オウムガイの形を真似たらせん階段にみられるような構造的な方法まで，人工環境と自然環境がその境界においてますます溶けあうようになっている．構造的に取り入れるような使い方（たとえば緑に満ちたアトリウム），または自然を真似するような使い方（たとえば樹冠の形に見えるような回廊）は認知的な交絡因子となり，ある人が自然に曝露された際の影響を正しく調べることを妨げるだろうか？　様々な問題と同じくこの点はまだ研究がなされていない．

　回復効果をもたらす環境要素のうち音，特に鳥の歌声も注目すべきものであろ

う．鳥類とのであいは視覚と聴覚の両方を通して行われる．一般的に，鳥たちは都市に生息する野生動物の一角をなすと考えられている．人工環境への高い適応力をもち，様々な形のアート（絵画，ファッション，音楽など）に文化の壁を越えて入り込んでいる．ご存知のように鳥の歌声は，ジオフォニー（その景観で音がどのように響くかという特徴）やバイオフォニー（鳥の歌声と競合するほかの生物が発する音）によって変化する．鳥の声にはそれぞれ種に固有なリズム，テンポ，パターンがあり，種によっては純粋に楽しみのために歌っているのではないかと思われるほどに華やかな歌声をもつものもある．ただし，人間の声と同じように，重金属などによる汚染によって鳥たちの声は変わってしまう．メチル水銀に汚染された鳴禽類（鳴き鳥の仲間）のさえずりは，短く，単純でピッチが低いことが示されており，また北欧では精錬所の近辺に生息する鳥のうち，重金属による汚染度が高いものは，汚染度が低い場所の鳥と比較して歌声の種類が少なく，明け方に鳴く量が少ないことも明らかとなっている．もちろん金属だけではない．ポリ塩化ビフェニルにさらされたアメリカコガラは「変な歌を歌う」[9]．口笛のような音，声を震わせるトリル，甲高いさえずり，カーカー鳴く声——汚された環境が発する奇妙な音は，目には見えないが耳を傾ければ聞こえるのである．

このような鳥たちの歌声の変化は，人間の生物多様性の認識や，自然環境の「癒し効果」に影響を与えるだろうか？　音が重要であることは間違いないが，筆者らはどのような音が特に重要であるか研究を続けている．自然の音は，都市の雑音に比較して心理的ストレスから心身が回復する速度を最大で37％速めることがわかっている[10]．様々な景観の写真と，それに組み合わせる音の有無による印象の違いを調べたイギリスの研究では，生物多様性が高い景観では雑音レベルが高くても耐えられるとの結果が出ている[11]．我々人間は，中程度の音圧レベル（65〜70デシベル）の雑音（ノイズ）を好み，たとえば岩の上を流れていく小川や木々の間を吹き抜ける風のように，重なりあうフラクタル的な複雑さをもつ音を好む[12]．心理的な効果は植生面積の増加とは関係がなく，生物の多様性が上がるほど強くなる[13]という結果は，自然の量よりも複雑さや融合性といった質の方が意味をもつことを教えてくれる．

生態学者にとって，環境の悪化——気候変動が全地球的にもたらした変化が要因であっても，ある特定の地域の汚染が要因であっても——は公衆衛生医にとってのアロスタティック負荷[14]のようなものである．個人や集団における環境スト

レスへの反応，あるいはある一時のあるシステムに対する適応や順応の程度を示す言葉である．病気や死は適応能の範囲を越えたストレスを受けたシステムに起こると考えられる．さて，都市は人間の適応能の回復と維持の協力者になるのだろうか？ 自然環境による都市居住者の健康への効果の裏づけを進めるにつれて，どのような種類や質の自然環境が健康によい影響を与えるかが徐々にわかっていくだろう．従来の意味での用量-反応関係を明らかにするには至らないかもしれない．だが，国際的な連携により，様々な文化，慣習や生物群系をまたぐ健康への道が明らかになるものと筆者は信じている．

5.4 Nature, Health, and the Built Environment
—Nature Therapy in North American Cities—

Effective public health strategies succeed at the intersection of crisp dose-response relationships and the popular imagination. Nature captures the latter with ease, as E.O. Wilson memorably wrote in his treatise *Biophilia*[1]: "to an extent still undervalued in philosophy and religion, our existence depends on this (innate love of nature), our spirit is woven from it, and our hopes rise on its currents." The ubiquitous presence of nature and natural design cues in the built environment poses a challenge for researchers bent on connecting exposure to changes in physiological and psychological health[2]. Innovative research strategies attempt to clarify dose-response relationships at every scale, from the pixelated maps of vegetation generated by spiraling satellites to the most miniscule microbiota that are increasingly cast as essential protection against and treatment for a wide range of conditions. Nature as mentor, model, muse and medicine: if ever there was an hour when we needed to radically expand our definition of ecosystem services to include support for human health, it is now.

In October 2013, the Center for Health and the Global Environment at the Harvard School of Public Health brought together 20 international experts to consider this question of dose-response from diverse fields of medicine, landscape architecture, public health, and forestry science. Doctors Miyazaki, Tsunetsugu and Li contributed nuanced characterizations of therapeutic environments from their personal research as well as experiential insights from Forest Therapy Bases across the Japan. Colleagues from Finland, Doctors Korpela and Tyrväinen, recalled a three year collaboration with Dr. Tsunetsugu and her colleagues, citing the influence of Japanese Forest Bathing practices on their evolving conceptualization of Finnish Power Forests. Dr. Lee contributed perspectives on Korean forest tourism facilities, including University-level degree granting programs, while Dr. Logan recounted the decade he has spent teaching "Vitamin G" to clinicians in Harvard Medical School's continuing medical education program. The contribution of natural environments to improved health outcomes was discussed in the context of global trends including increasing urbanization, disruptions due to climate change, and rising rates of chronic, non-communicable diseases including mental health disorders. Our conversations formed the basis for the *Natural Environments Initiative*, a working group paper and illustrative review that explores how we can and should integrate nature into urban planning to support public health under the larger framework of "ecosystem services". The group captured this sentiment with the acronym "AIM": Advocate (access to nature for health), Invest (in equitable access), and Mediate (engage in translation between disciplines to build support beyond the health sector)[3].

Large cohort studies with residential or occupational addresses tethered to normalized difference vegetation index (NDVI) satellite data helps establish associations between exposure to green space and chronic health outcomes in the general population. Wilker *et al.*[4] found a striking positive association between residential proximity to green space and post-stroke mortality; survival rates decreased in low socioeconomic status (SES) neighborhoods with little greenspace, highlighting the need for equitable access. Wu *et al.*[5] found a strong positive association between large green space buffers surrounding schools and performance on state-wide standardized tests of Math and English proficiency, even after adjusting for gender and SES. These techniques, while valuable, rely on an urban/nature dichotomy that is coarse and doesn't reveal the differences in landscape characteristics that may contribute to outcomes in health and well-being. By way of example, a recent study from Wheeler *et al.*[6] harnessed 2011 health data derived from the national census in Great Britain and used linear regression to analyze the influence of green space grouped by small-area environmental indicators like land cover type, bird species richness, and designated protection status. Positive associations were observed between good health and the density of certain green space types including "broadleaf woodland", "arable and horticulture", "improved grassland", "saltwater" and "coastal" landscape types. Bird species richness was used as an indicator of biodiversity and was also associated with good health. A recent study by Mitchell *et al.*[7] underscores the importance of equity in access to healthful landscapes. In a large cohort of 21,294 urban residents from 34 European nations, socioeconomic inequality in mental well-being was 40% narrower among respondents reporting good access to green/recreational areas as compared with those who had less access. It is critical that we understand more about the landscape types that are "equigenic (through) disrupt(ion of) the usual conversion of socioeconomic inequality to health inequality".

Structural features in landscape present an important (if poorly understood) contribution to the dose-response relationship. The ordered complexity found in natural environments is key to their neurological intelligibility and, indeed, enduring allure. The eddies and swirls of seasonal winds, the fractal branching of trees, the low murmur of streams and Fibonacci structure of flower petals all provide unconscious and conscious cues that settle the addled mind and soothe the troubled body. Biodiversity—and, by default, structural diversity—is broadly associated with landscape preference. Increasingly, these preferences are recognized in our built environment under the term "Biophilic Design", defined as the use of natural settings and design features to improve occupant health and well-being. Whether through direct introduction of phytoncides from unvarnished hinoki and sugi[8] to more structural references found in spiraling staircases that mimic a nautilus, the divisions between our built and natural environments continue to become ever more porous. Do gross structural features (i.e. a lush atrium) or references (i.e. an archway that looks like a canopy) act as neurobiological confounders, changing our ability to effectively test when a subject is 'exposed' to nature? This question, among others, has not been well addressed.

The contribution of sound—and, in particular, birdsong—to the perception of restorative environments also deserves special attention. Exposure to birds is both visual and aural; generally speaking, they are a widely accepted category of urban wildlife, with a high potential for adaption to the built environment and strong cross-cultural penetration into various art forms (painting, fashion, music, etc.). Birdsong is famously variable, responding both to geophony (landscape features that determine how sound travels) as well as biophony (sounds generated by surrounding biota with which the song must compete for it's sonic niche in order to be heard). Each species has its own rhythm, tempo and pattern, some so flamboyant that one might be convinced that they sing for the sheer joy of it. However, just as is the case with human speech, exposure to contaminants such as heavy metal changes their vocalizations. Songbirds contaminated with methylmercury have been shown to sing shorter, simpler, lower pitched songs, and birds near a smelter in northern Europe with "a lot of heavy metal contamination knew fewer songs and sang less at sunrise than birds at two less polluted sites". The story doesn't end with metals, of course; chickadees exposed to polychlorinated biphenyls "sing strange songs"[9]. Whistle, trill, chirp and caw: the increasingly garbled sounds of our disordered environment are often invisible but perceptible if we listen.

Do changes in these songs affect the perception of biodiversity or observed rates of human 'restoration' in response to natural settings? There's no doubt that sound matters; we continue to study what qualities of sound are most important. Natural sounds, when compared to urban noise, allow for physiological and psychological restoration to occur up to 37% faster after exposure to a psychological stressor[10]. Participants in a UK study comparing tranquility ratings of scenes with and without coupled audio tracks noted that participants tolerated higher noise levels when they were associated with biodiversity[11]. Studies suggest that we prefer moderate sound levels (65–70 decibels) of ambient noise with the kind of layered, fractal complexity found in streams flowing over rocks or wind in the trees[12]. The psychological benefits of nature increase with higher levels of biodiversity; these benefits increase with biodiversity and not with an increase in natural vegetative area[13] reminding us that complexity and integration rather than quantity is critical.

Ecological perturbance—whether through global shifts wrought by climate change or more site-specific contamination—is to ecologists what allostastic load[14] is to public health clinicians. Both terms capture individual and communal responses to environmental stressors and the degree of adaption or accommodation that is possible in a given system at a given time. Disease and death can follow from a system that is stressed beyond its adaptive capacity. Can cities be our allies in restoring and sustaining adaptive capacities? As we continue to explore and validate the contribution of natural environments to the health and well-being of urban residents, we get closer to understanding the types and qualities of natural features that influence health. We may never arrive at a dose-response relationship in the conventional sense, but I am confident that our international partnerships will eventually lead to recommendations for population health that apply across cultures, building practices and biomes. 　　　　　　　　　　　　　　　　　[Julia K. Africa・訳：恒次祐子]

引 用 文 献

1) Wilson EO (1984). *Biophilia : The Human Bond with Other Species*, Harvard University Press.
2) Sullivan W, Chang C et al. (2014). Gaia meets Asclepius : Creating healthy places. *Landscape Urban Plan*, **127**, 182–184.
3) Africa J, Spengler J et al. ; on behalf of the NEI Working Group (2014). The Natural Environments Initiative : Illustrative Review and Workshop Statement. Center for Health and the Global Environment at the Harvard School of Public Health.
4) Wilker EH, Mittleman MA et al. (2014). Green space and mortality following ischemic stroke, *Environ Res*, **133**, 42–48.
5) Wu CD, Spengler JD et al. (2014). Linking student performance in Massachusetts elementary schools with the "greenness" of school surroundings using remote sensing, *PLoS One*, **9**(10), e108548.
6) Wheeler BW, Depledge MH et al. (2015). Beyond greenspace : An ecological study of population general health and indicators of natural environment type and quality, *Int J Health Geogr*, **14**(1), 17.
7) Mitchell R, Pearce J et al. (2015). Neighborhood environments and socioeconomic inequalities in mental well-being. *Am J Prev Med*, **49**(1), 80–84.
8) Tsunetsugu Y, Miyazaki Y et al. (2010). Trends in research related to "Shinrin-yoku" (taking in the forest atmosphere or forest bathing) in Japan, *Environ Health Prev Med*, **15**(1), 27–37.
9) Fields H, Mitchell A (2014). Wild birds' songs, feather colors changed by mercury contamination, *National Geographic*. http://news.nationalgeographic.com/news/2014/08/140828-bird-song-mercury-language-brain-science-winged-warning/
10) Alvarsson JJ, Nilsson ME et al. (2010). Stress recovery during exposure to nature sound

and environmental noise, *Int J Environ Res Public Health*, **7**(3), 1036-1046.
11) Pheasant R, Barrett B *et al.* (2008). The acoustic and visual factors influencing the construction of tranquil space in urban and rural environments tranquil spaces-quiet places? *J Acoust Soc Am*, **123**(3), 1446-1457.
12) Ryan C, Kallianpurkar N *et al.* (2014). Biophilic design patterns : Emerging nature-based parameters for health and well-being in the built environment. *Int J Archit Res*, **8**(2), 62-76.
13) Fuller RA, Gaston KJ *et al.* (2007). Psychological benefits of greenspace increase with biodiversity, *Biol Lett*, **3**, 390-394.
14) Juster RP, Lupien SJ *et al.* (2010). Allostatic load biomarkers of chronic stress and impact on health and cognition, *Neurosci Biobehav Rev*, **35**(1), 2-16.

5.5 自然セラピー研究のトレンド―グローバルな視点から―

5.5.1 は じ め に

ここ数十年，科学技術に関する研究はそれまでになかった成長をみせた．自然セラピー研究は一見，気候変動，生物多様性，急速な都市化，非感染性疾患といった我々が現在直面する大問題とはかけ離れたものにみえるかもしれない．しかし自然環境と人間との関係がもたらすセラピー効果は，実はこれらの問題に直に結びつくものであることが，今まさに盛んに行われている研究を通して示されつつある．

「自然環境や自然セラピーに関する研究」は広い概念を含むので，ここで用語の定義をしておくのがよいだろう．自然環境とは人間によって「比較的」変えられていない，または荒らされていない環境のことをいうことが多い[1]．生物多様性が豊かな場所，つまり人間以外の動物，様々な樹木，灌木，岩石，土，砂，そして水などを擁する場所のことである．また自然環境には光，放射，イオン，芳香性の化学物質，そして微生物といった大気中の要素も含まれる．このような場所は純粋に人間によってつくり上げられた環境とは全く別のものであるが，自然環境には人間によってデザインされてつくられ，維持されている場所も含まれることがある．都市か郊外かということには関係なく，庭，公園，森や水辺といった場所も自然環境の典型例である．

「自然セラピー」もまた広い概念を含む用語であるが，ここでは自然環境を人間の健康や，すこやかな生活（well-being）を増進させるために意図的に利用する

ことを指すものとする．都市の人工環境や室内環境に比べて自然環境に多くみつかる要素を使うことともいえるかもしれない．樹木や植物から放散される芳香性の化学物質や，自然光，自然の音，イメージなど，人間に五感を通して影響を与えるようなものがこれにあたる．セラピーという言葉から健康ではない人（病気の人）が対象であると感じられるかもしれないが，実は自然環境を用いた介入は予防医学的な効果があることが示されつつある．

5.5.2 伝承から実証へ

自然環境が人間の健康に影響するという考えは，医学の始まりの頃からすでにあった．およそ1世紀前，生物学者であるJ. A. トンプソン卿は，工業化と急速な都市部の拡大は，人間の自然環境との進化的つながりと全く調和していないと論じた．都市化が人々に高いストレス負荷を与え，さらに都市工業社会における生活では自然体験が少ないためにストレスを緩和する機能が衰えてしまっていると主張したのである[2]．この説は今では広く受け入れられているが，当時自然セラピーの裏づけとなるような適切な科学的エビデンスはあまり見当たらなかった．

R. ウルリッヒによる記念碑的な研究が行われてから2014年でちょうど30年となる．この研究では窓から木々の緑が見える病室に入院していた患者はより早く回復し，鎮痛剤の服用が少なかったことが明らかにされた[3]．自然セラピーに関する研究がまさに現在ルネッサンス，つまり転換期を迎えている証として，ウルリッヒによるこの研究の雑誌や書籍への引用の40%が2010年以降に，そしてその半数にあたる20%近くが2013年以降になされたものであることを指摘したい．自然セラピー研究に対する興味が世界的に盛り上がっていることは間違いないだろう．

初期の研究は自然環境と人工都市環境（または制御された実験室内環境）における五感を通した体験を，生理的な，そして気分的な効果の面から比較することに重点をおいてきた．しかし公衆衛生・疫学，園芸学，森林科学，生理学，微生物学，建築・デザイン学，メンタルヘルス，免疫学，生態学，環境的公正，進化心理学，環境心理学，そして神経科学など幅広い分野における研究成果により，自然環境が健康増進効果という非常に重要な価値をもつことも明らかになりつつある[4]．

5.5.3 主要なトレンドはコラボレーション

　自然セラピーに関する研究が目覚ましく成長しているにもかかわらず，それを解釈し応用につなげる動きは学問的，そして地理的な孤立により様々に妨げられてきた．自然セラピーや自然環境が大きな概念であることもあり，体系的なアプローチがないために研究は細切れになり，目立たず，関連性が見えにくいのかもしれない．簡単にいうと，たくさんの研究があるにもかかわらず，それらは解釈，普及という壁を越えられずにすっぽり囲まれている状態なのである．

　この数年，特に森林浴研究が欧米社会に知られるようになって以来，分野や国を越えた議論のドアが開かれたといえる．急速な都市化や地球温暖化がもたらす弊害が議論の的になるにつれて，自然セラピーの重要性がより明らかになりつつある．とりわけ心理的苦痛やメンタルヘルスの問題を抱える人の増加は21世紀における公衆衛生問題の第一の関心事となっている．

　自然セラピー研究の重要な世界的流れとして，自然環境は最も重要な生態系サービスの一部であるという考え方が生まれていることが挙げられよう．自然セラピーという分野が成熟し，研究者たちがもはや自然セラピーをほかから切り離されたものとしてみることはできないことに気づき始めたと言い換えることもできる．様々な専門分野間の言葉のやりとりが，まさに今なされているのである．

　その先駆的な例が，最近行われたハーバード公衆衛生大学院における「自然環境イニシアティブ」ワークショップと提言書である．この提言書の執筆には建築，公衆衛生，医学，森林科学，自然医療，環境心理，そして神経科学といった様々なバックグラウンドと国籍をもつ20名の専門家がかかわった．執筆グループは，自然をベースにした健康増進用の製品やサービスは世界の医療費の大幅な削減につながる可能性があること，そしてそれを政策レベルで実現するには「分野を越えた，異文化間のコラボレーション」が不可欠であることを結論として挙げている[5]．

　分野を越えた研究を考える中で，特に重要と思われるいくつかの研究分野について，以下で紹介する．自然環境に関する研究の最新の動きを取り上げるが，それぞれの研究分野の中で，各研究が全体の枠組みの中にどのように位置づけられるかを体系的に示していくことを目標とする．これらの研究の多くは我々を進化医学の核心部へといざなう．

5.5.4 発生起源説

DOHaD（成人病胎児期発生起源）説と呼ばれる分野において，発生のごく初期の環境がずっと後までその人の健康状態に影響を与えることが多くの研究から明らかにされている[6]．たとえば出生時低体重など，生まれたときの状態がその後の神経-感情発達の障害と関係することがわかってきている．このことを考えると，いくつかの研究で住まいの近くに自然環境があることと，健康な正期産の関係が見出されたことは興味深い[7, 8]．

自然環境は運動とストレス緩和の機会を与えてくれる．そして運動とストレスは世代を越えて影響する可能性が考えられるので[9]，その波及効果は相当なものとなる．つまり，自然セラピーによる効果はある一個人に対する一過性のものだけではない可能性があるといえる．そして自然セラピーから生涯に得られる効果は，もしかすると我々が生まれる前にすでに始まっているかもしれないのである．

5.5.5 メンタルヘルス

非感染性疾患の広がりとともにメンタルヘルスが多くの議論の場で問題となっている．世界保健機関は「メンタルヘルスなくして健康はありえない」としている．抑うつやその他のメンタルヘルス不調問題はそれ自体が非感染性疾患であるともいえるが，一方で肥満，2型糖尿病やその他の慢性疾患とも密接につながっている．抑うつやその他の精神障害が原因となる疾患がもたらす負担は，全世界的に今後数十年の間増え続けるだろう．そして都市環境や伝統的な生活スタイルからの全面的な転換は抑うつやその他の精神障害に関係していることがわかっているので，自然セラピーのもつポテンシャルは重要な論点となりうる[4]．

自然環境とメンタルヘルスとの関係が調査されつつある．あるヨーロッパの研究では，緑の少ない地域（家から1 kmの範囲内で緑地の占める面積が約10%）に住んでいる人は，緑が多い地域の人に比較して，抑うつのリスクが25%，不安障害のリスクが30%増加するという結果が出ている[10]．イギリス世帯パネル調査を分析した研究では，緑の少ない地域から多い地域に引っ越した人はメンタルヘルスが向上したことが見出された．メンタルヘルスの向上は3年間の研究期間中ずっと維持されたという[11]．ニュージーランドでは都市部の住宅地における緑について調査がなされた．これによると住まいの周りの緑地がほんの少し（1%）増加するだけで，不安・気分障害の治療数が減少したとされている[12]．カナダでは

併存症についての研究がなされており，近隣に緑が多い場合（緑の量は衛星で測定される）には，2型糖尿病をもつ人の抑うつのリスクが低くなると報告されている[13]．

北米におけるフィールド研究では，自然環境が抑うつ症状をもつ人の気分や認知機能を改善する効果をもつかどうかが調査されている．この研究では中等度の抑うつ患者50人がランダムに分けられ，植生が豊かな樹木園の中か，繁華街の道を50分間歩いた．抑うつ者の特徴である反すうを惹起するために，被験者は歩行の前にネガティブな経験を思い出すように指示を受けた．結果として，歩行直後の認知機能テストにより自然の中を歩いた群でワーキングメモリーと気分状態の改善がみられたと報告されている[14]．

5.5.6　自然とのつながり

自然への心理的なつながりと，様々な面からみた健康との関係を理解することを目指す研究分野も広がりつつあるもののひとつである．この分野の研究では，自然とのつながり（自然連結性，自然関係性などともいわれる）が強いほど，活気にあふれ，肯定的なものの見方をし，人生の満足度が高いことが示されている[15]．また研究者たちは，性格や自然関係性のどのような要素が環境保護への態度と関係しているかを理解するための努力を続けている．

自然とのつながりと健康の関係がより強固に証明されるにつれて，ある当然の疑問が浮かび上がってきた．もし自然とつながることがよいことだとしたら，どうすればもっとつながることができるだろうか？　まだ研究の余地はあるが，自然連結性は経験を通して培われることが示されつつある．このことは次の国際的研究の波における重要なパーツとなるかもしれない．自然セラピーも含め生態サービスというものは環境が保護されているからこそ成り立っている．自然体験により心身が健康になり，かつ自然へのつながりという本能的な価値観が培われるということは，結果的にその人だけではなく地球のためにもよいということになる．この分野の研究により自然環境（たとえば木陰）をどのように配置すれば，空間の目的――たとえばレクリエーションのための場所，自然関連性を養う経験のための場所，そして生物多様性保護のための場所など――にあわせられるかを明らかにすることができるかもしれない．

5.5.7 脆弱なグループ

　自然環境によってもたらされる健康効果を調べるだけではなく，社会の特定の一部に注目した研究もなされ始めている．根源的な問題は，同じように自然に触れていたとしても，ある特定の人たちだけがその人たちに特有の効果を得ることはあるだろうか？ということである．だれが自然セラピーから最も恩恵を受けるのだろうか？

　社会経済的に恵まれない地域では非感染性疾患（抑うつやほかの精神障害も含む）の率が高いことを考えると，脆弱なグループに特定の効果があるのではないかと思われる．実際に恵まれないコミュニティーでは自然環境は心身の健康増進に非常に重要な役割を担っているというエビデンスがある．そして自然環境は単に運動を促すという価値を超えて，そのような恵まれない地域の社会資本とさえなりうることが示されている[16]．

　このことは国際的にも活発に議論されている．脆弱なグループは非感染性疾患という重荷をより多く背負っているが，このようなグループは通常自然に触れることは少ない．都市における植生は必要不可欠な生態サービスであり，おおむね社会経済や政治や住民層のレベルに従って傾斜配分されている．社会の隅に追いやられた恵まれないグループには不利になるよう配分されているのである[17]．樹木が大量の汚染物質を取り除き，騒音を減じてくれることを考えると，恵まれないコミュニティーにおける樹木や緑の不在は重要な研究のテーマとなるだろう．また樹木やほかの植生は微生物の多様性をも支えているのである．

5.5.8 環境微生物

　衛生仮説では人間が暮らす環境はどんどん清潔化しているとされる．この分野の研究はほとんどがアレルギーと自己免疫の状態に焦点をあてているが，約10年前，アレルギー反応に（免疫やほかの経路を通して）よい影響をもたらす非病原性のバクテリアが，神経認知領域にもよい影響を与えるのではないかということが指摘された[18]．そしてその後，研究によって乳酸菌（やほかの微生物）と脳の健康が関係することが証明されている[19]．

　自然環境は乳酸菌やその他の非病原性微生物の豊かな宝庫である．多くの場合，森や庭で時を過ごすということはすなわち人間の皮膚や腸にもみつかる放線菌類，バクテロイデス，フィルミクテス，そしてプロテオバクテリアといった多様な門

に属する微生物に触れることである．腸に住む微生物は単純に食べたものの副産物というわけではなく，環境微生物や食生活以外の環境条件も腸内微生物に影響を及ぼす．最近の非常に興味深い研究では，住まいの周りにどれだけ緑地があり，その緑地の植生がどれだけ多様性をもっているかということと，その場所の住民の皮膚表面に住む微生物の多様性や，一般的なアレルゲンに対するアレルギー反応の減少との関係が明らかになっている[20]．自然セラピーという文脈の中で，環境微生物と脳のつながりはより深い研究を待つばかりとなっている．

5.5.9 環境の劣化

重要性がないとはいわないがあまり望ましくない方法で自然環境の価値を示してみよう．自然環境がなくなったときの影響を考えてみるというやり方である．人類は，比較的短時間に起こる環境劣化がもたらす現象に直接的または間接的に関与している．自然環境のもつ健康増進効果が数々の研究で証明されていることを考えると，どのようなレベルの環境破壊——すなわち良い効果をもつ要素の減少——であっても，心身の健康に影響を与えないはずがない．

世界の研究者が環境の"損失"による影響を実測し始めている．身近な環境破壊が健康に影響を与えることが，まさに示されているのである．たとえばコミュニティーや地域レベルでの植生変化や樹木の減少は身体的疾患の増加やメンタルヘルスの悪化と関係がある．このような植生や緑の量の変化は特に抑うつ症状を引き起こし，場所の感覚を失わせるとの報告もある[21,22]．気候変動やほかの環境問題の現状から考えると，自然がもたらす深い価値を示すこのような研究例をみるのは楽しいものではない．失いかけるときにはじめて気づく価値というものがあるのである．我々にはこのような研究例は何かの警告に違いないと考えることしかできないのかもしれない．

5.5.10 進化医学

そして今，人間の進化に着目した考察と自然のセラピー効果を取り巻く科学的な仮説に立ち戻る動きが出てきている．進化医学では進化の過程でのできごとと，それらのできごとがどのように現生人類の病気に対する脆弱性や抵抗性につながっているかという関係を明らかにしようとする．広角レンズを通してみれば，ヒト属が自然環境の中で生き残り，繁栄するに至った230万年の時の流れが，今の

心や行動のありようをつくり上げてきたということには何らの疑いもない．

たとえば，視覚システムを通して爬虫類や蜘蛛を怖いものだと知覚する傾向は乳児でもみられるという[23]．聴覚経路についても，我々の祖先が恐れたような音を聞くと乳児でも明確な生理応答が起こる[24]．ほかの研究では，我々の祖先が狩猟採集生活をし常にきれいな水を求めていたことが，現在の我々がもつ記憶想起システム[25]や，鏡面反射するものや拡散反射するものを好むこと[26]をよく説明することがわかっている．

これらの研究は，現代の環境条件下でも小進化が常に起こっているにもかかわらず，いまだに更新世が現代の成人の中で息づいていることを強く示している．もし祖先が自然の中で感じた恐怖が現生人類の脳の中にも共鳴しているとしたら，我々はその情報を使い，ネガティブな印象をなるべく少なくするよう自然環境をデザインすることもできるだろう．自然環境がすべて同じように有益なものだというわけではなく，実のところ不安を惹起するような環境もありうる．最近，自然環境のうちでも眺望が開けていて隠れるような場所があまりない環境が，少なくとも認知機能の維持には最もよいといえることが明らかになった．隠れられる場所（何か怖いものが潜んでいるかもしれない）がたくさんあるような自然環境は心理的苦痛を招く可能性がある[27]．

天敵やその他の脅威を避けるということのほかに，我々の祖先がポジティブな気分からメリットを得ていたことを考えなければならない[28]．その頃の生活は難しいものであったはずだが，そこに畏敬の念，喜び，楽しさ，興奮や満足感がなかったわけではない．このようなポジティブな感情は明らかに自然環境かその五感要素によってもたらされたはずである．したがって現代でも自然環境がある種のポジティブな思いを引き起こすのではないかと推測しても，それほど間違いではないように思われる．これに加えて，幼少期の遊びがその後の成長，成熟の各ステージによい影響を与え，進化上有利にはたらくことが研究により示されつつある[29]．もちろん我々の祖先が幼少期に自由に遊ぶ場所といえば，おそらく屋外環境だっただろうと推測される．

このような進化的な観点からの考察は，近年行われている機能的核磁気共鳴画像法（fMRI）を用いた自然環境関係の研究にも示唆を与える．MRIスキャナの中で自然環境の景色を見ると，（都市の人工環境に比較して）ポジティブな考え，感情の安定，利他的行動，共感や愛の深さなどに関連する脳の部分が活性化する

現象が繰り返し観察されている．一方，都市人工環境は扁桃体の活動を活発化させる．扁桃体は恐怖，注意や危険評価を行う脳の部位としてよく知られており，もしかすると我々が人工環境を競争というプレッシャーと結びつけて認識していることを反映した小進化が，今まさに起こっているのかもしれない[4]．自然環境からますます離れていくこの世界で，小進化が人間の行動——たとえば不安や信頼——にどのように影響を与えるかということを研究者はよく考えるべきだろう．

5.5.11 結　論

本節で示したように，自然セラピー分野——自然環境とその要素を対象とする研究を含む——はルネッサンスを迎えている．この分野のパイオニアたちによる研究のおかげで，我々は自然環境と都市人工環境・屋内環境とでは生理的，心理的影響が異なるということをかなりの確信をもって知ることとなった．短時間での効果（特に心理的効果とストレス緩和について）が報告されている．人生の初期段階で自然環境に触れることは，おそらくその後の健康状態にまで影響すると考えられる．

豊富な背景研究のもと，研究者たちは自らの研究結果のもつより広い「意味」に注意を向け始めている．世界保健機関はメンタルヘルスを，個人がもつ能力を発揮し，通常のストレスであればうまく対処し，仕事の能率を上げ，地域社会に貢献することができるような能力のことであると定義している．メンタルヘルスの問題がないこと＝メンタルヘルスの状態がよいことであるとはされていない[30]．自然セラピーはどのようにして全地球規模のメンタルヘルスの向上に役立つことができるだろうか？

自然セラピーは個人の利益を超えて，人間の，そして地球の健康に貢献するようなものなのかもしれない．あるひとつのコアとなる疑問が国際的な研究を後押ししている．「自然セラピーに関する現在の知識を，どのように地球上に住む人類やほかの生物が直面している危機的レベルの問題に位置づけることができるだろうか？」この疑問に答えるには多分野の研究チームが対話を深めるしかない．

5.5 Trends in Nature Therapy Research—A Global Perspective—

5.5.1 Introduction

The last several decades have witnessed an unprecedented growth in research devoted to science and technology. At first glance, it might seem that the study of nature-based therapeutics is far removed from the most pressing matters of our time—global climate change, loss of biodiversity, rapid urbanization, and epidemics of non-communicable diseases (NCDs). However, emerging research demonstrates that the potential therapeutic value of human-natural environment interactions are, in fact, intimately connected to these and other critical issues.

Since research related to natural environments and nature therapy is an expansive topic, some definitions may be in order. Natural environments are usually defined as those that are *relatively* unchanged or undisturbed by human culture[1]. They include areas rich in biodiversity: non-human animal life, varying degrees of trees, shrubs, rocks, soil, sand, and water. Natural environments include atmospheric components such as light, radiation, charged ions, aromatic chemicals and microbes. These areas are distinct from the purely human-built structural environments, however they can include areas that are designed, manipulated and sustained by human interventions. Regardless of the rural-urban divide, gardens, parks, forests and waterside areas are classic examples of natural environments.

Nature therapy is also broad term; it is used here to describe the intentional use of natural environments for the promotion of human health and well-being. This includes the use of elements typically found in higher amounts in natural environments vs. urban built and/or indoor environments. Examples include aromatic chemicals released from trees/plants, natural light, sounds of nature, imagery, and other components that can influence human sensory organs. Although the word therapy might infer application only to those who are unwell, nature-based interventions are proving themselves to be a critical component of preventive medicine.

5.5.2 From Anecdote to Evidence

The idea that natural environments can influence human health is as old as the history of medicine. A century ago, biologist Sir J.A. Thompson argued that industrialization and rapid urban expansion were at odds with human evolutionary connections to natural environments. Thompson maintained that urbanization was placing a higher burden of stress on individuals, and lack of experience with nature was removing a stress-buffering variable from the urban-industrial way of life[2]. Although many may have accepted these arguments, there wasn't much in the way of sound scientific evidence on which to rest nature therapy.

The year 2014 marked the 30th anniversary of R. Ulrich's landmark study wherein patients with a hospital room with a view to a forest had a more speedy recovery with less use of pain medication[3]. As an indicator that nature therapy is in the midst of a renaissance, it is worth noting that 40% of the journal and book citations of the Ulrich study have been published since 2010, and almost 20% just since 2013. There is little doubt that international research attention toward nature therapy is trending up.

Early on, pioneering research efforts were focused on demonstrating differential physiological and mood-related effects as a result of sensory experience in natural environments vs. built urban (or laboratory-controlled) areas. However, studies from broad disciplines such as public health/epidemiology, horticulture, forestry, physiology, microbiology, architecture/design, mental health, immunology, ecology, environmental justice, evolutionary psychology, environmental psychology, and the neurosciences, have since provided clear indication that natural environments may indeed provide essential health-promoting value[4].

5.5.3 The Primary Trend is Collaboration

Despite a phenomenal growth of research devoted to nature therapy, in many ways its translation and application has been hampered by disciplinary and geographical isolation. Since nature therapy and natural environments are such expansive topics, the absence of a systems-based approach may diminish the awareness and relevancy of compartmentalized research. Put simply, a barrier to the translation of volumes of research has been the silos in which the research has been contained.

In the last several years, especially since the introduction of shinrin-yoku research to Western scientists, the multi-disciplinary, multi-national doors of dialogue have been opened. The relevancy of nature therapy is now becoming more obvious as discussions concerning the detrimental effects of rapid urbanization and global climate change have intensified. In particular, increased rates of psychological distress and declines in mental health have emerged as a primary concern for 21st century public health.

The primary global trend in nature therapy research may be the emerging view that natural environments are part of an essential ecosystem service. In other words, the field of nature therapy has matured to a point where researchers recognize that it can no longer be viewed in isolation. Vital cross-talk among disciplines is now underway.

A primary example of this includes the recent Harvard School of Public Health "Natural Environments Initiative" (NEI) workshop and position paper. The NEI effort included input from 20 international experts from diverse professions such as architecture, public health, medicine, forestry sciences, natural therapeutics, environmental psychology and neurosciences. The group concluded that although the provision of nature-based health products and services could contribute to significant international savings in healthcare costs, '*trans-disciplinary, cross-cultural collaboration*' translation would be essential for advances toward policy[5].

In the context of trans-disciplinary work, some areas of research appear to be of particular importance to international researchers. In the remainder of this brief overview, the author will highlight some of the emerging trends in research related to natural environments. Even within these trends, the overarching theme is to present research in a systems-based context. Much of this research is taking us toward a central line of evolutionary medicine.

5.5.4 Developmental Origins

An abundance of research in the field of developmental origins of health and disease (DOHaD) demonstrates that early-life environmental factors have long-lasting influences on health and well-being[6]. For example, birth outcomes such as low birth weight have been associated with subsequent difficulties in neuro-emotional functioning later in life. With this background in mind, it is noteworthy that several studies have connected residential proximity to areas rich in natural environments with healthy term pregnancies[7,8].

Natural environments provide an opportunity for physical activity and stress reduction. Since these factors may influence trans-generational outcomes[9], the implications are enormous. In other words, nature therapy may not be restricted to acute benefits for one individual. Moreover, the lifetime benefits of nature therapy might begin before birth.

5.5.5 Mental Health

Mental health has become a focal point of many discussions concerning the ongoing epidemic of non-communicable diseases (NCDs). As the World Health Organization sees it, "there is no health without mental health". Although depression and other mental health disorders are NCDs in their own right, they are also intertwined with obesity, type II diabetes, and other chronic diseases. The international burden of disease attributable to depression and other mental disorders will continue to rise over the coming decades. Since urban environments and an overall transition from traditional lifestyles have been associated with depression and other mental health disorders, the potential value of nature therapy may be a critical consideration[4].

Links between natural environments and mental health have been examined. In one European research, those residing in areas with little urban green space (approximately 10% green space within 1 km of home) had a 25% greater risk of depression and a 30% greater risk of anxiety disorders compared to those residing in areas with high concentrations of green space[10]. An examination of the British Household Panel Survey found that those who moved from a location with less green space to an area with a higher concentration of green space experienced improved mental health. The improvement in mental health was sustained over three years of study[11]. In New Zealand, researchers examined useable or total green space in proximity to urban residences. They found that even the slightest (1%) increase in urban green space surrounding the home was associated with lower rates of anxiety/mood disorder treatment[12]. In the context of co-morbidity, a Canadian study found that greater level of greenness in the neighborhood (measured by satellite) were associated with a lower risk of depression in those with type II diabetes[13].

Field research from North America has examined the ability of natural environments to improve mood and cognition in individuals with depression. Patients with moderate-severe depression were randomly assigned to 50 minute walk through a vegetation-rich arboretum or downtown streets. In order to prime rumination characteristic of depression, subjects were instructed to think about a negative experience prior to the walk. In the immediate period following the walk, cognitive testing showed significant improvement in working memory capacity and positive mood in the nature group[14].

5.5.6 Connection to Nature

Another area experiencing growth is that which seeks to understand how psychological connections to nature are linked to various aspects of health. Studies in this area have shown that a higher level of nature connectedness (also called nature connectivity, nature relatedness) is associated with higher vitality, positive outlook, and life satisfaction[15]. In addition, researchers are striving to understand which components of personality and nature-relatedness might be connected to pro-environmental attitudes.

As the link between nature connectedness and health grows more robust, an obvious question emerges. If being connected to nature is good for us, how can we become more connected? While more research is required, there are indications that nature relatedness can be cultivated through experience. This might represent a critical component of next-wave international research. Since all ecosystem services, including nature-based therapeutics, are resting upon a fragile base of environmental protection, any cultivation of both personal well-being and intrinsic values could benefit both person and planet. Research in this area might help determine how the layout of natural environments (e.g. tree cover) can fulfill broad purposes such as room for recreation, experiential opportunities to cultivate nature relatedness, and biodiversity conservation.

5.5.7 Vulnerable Populations

As researchers move beyond merely examining overall health and well-being advantages afforded by natural environments, they are now turning their attention to specific sections of society. A fundamental question being asked is whether or not certain populations might find particular benefit from equitable access to natural environments? Who might benefit most from nature therapy.

Given that socioeconomically disadvantaged areas carry a higher burden of NCDs (including depression and other mental health disorders) it would seem reasonable to expect specific benefits among vulnerable populations. Evidence certainly suggests that natural environments are of critical value in the promotion of physical and mental health within disadvantaged communities. Some of these benefits may transcend the benefits of physical activity per se, and may involve the ability of natural environments to build social capital in the neighbourhood[16].

This is a vital dialogue at the international level. Even though vulnerable populations shoulder the heavier load of NCDs, they typically do so with less access to nature. Urban vegetation is an essential ecosystem service, and its density is often slanted along socioeconomic, political and demographic lines that are not in favor of the marginalized and socially disadvantaged[17]. Since trees clear millions of tonnes of pollutants and diminish noise, their absence in disadvantaged communities is a critical area of research. Trees and other vegetation also make contributions to microbial diversity.

5.5.8 Environmental Microbiota

The hygiene hypothesis suggests that humans are living in an increasingly sanitized environment. Most of this research has focused on allergy and autoimmune conditions. However, over a decade ago it was proposed that the benefits of non-pathogenic bacteria reported in allergy (through immune effects and other pathways) might also extend into the neuro-cognitive realm[18]. Since then, research has verified a relationship between lactic acid bacteria (and other microbes) and brain health[19].

Natural environments harbor a rich concentration of lactic acid bacteria and other non-pathogenic microbes. Spending time in forests and gardens often translates into exposure to microbial diversity, including the phyla that are commonly found on human skin and in the intestines such as *Actinobacteria*, *Bacteroidetes*, *Firmicutes* and *Proteobacteria*. Intestinal microbes are not purely a by-product dietary influences; environmental bacteria and non-dietary environmental factors are also at play. In one of the most exciting developments in recent years, researchers have connected quantity of green space and biodiversity of vegetation surrounding the home, with diversity of select bacteria on the skin and decreased risks of allergic IgE reactions to common allergens[20]. In the context of nature therapy, environmental microbe-to-brain connection is now ripe for research attention.

5.5.9 Environmental Degradation

A less desirable, although no less important, way to demonstrate the value of natural environments is to explore the consequences of their 'removal'. Humans can directly and indirectly contribute to visible signs of environmental degradation in relatively short periods of time. Given the volumes of research supporting a role for natural environments in health promotion, any level of significant environmental degradation—i.e. diminishing the beneficial variable—should not be without physical and mental health consequence.

International researchers are now beginning to take stock of the consequences of environmental 'loss'. Indeed, emerging research does show that visible environmental degradation impacts health. For example, changes to vegetation and tree loss at the community and regional level is associated with increased physical illness and declining mental health. In particular these losses appear to provoke depressive symptoms and a loss of sense of place[21,22]. In the context of climate change and other environmental crises, there is no rejoice in viewing these studies as yet more evidence that nature provides deeply rooted emotional value. —There are benefits that we might only be aware of when we see it slipping away. We can only surmise that these emerging studies should be a forewarning.

5.5.10 Evolutionary Medicine

Finally, an ongoing trend involves a return to evolutionary considerations and the original scientific hypotheses surrounding nature therapeutics. Evolutionary medicine examines the relationships between prior evolutionary events and the ways in which these experiences shape modern vulnerabilities and/or resiliency to disease. Viewed through a wide angle lens, there is little doubt that the 2.3 million years in which the genus *Homo* survived and thrived within natural environments has shaped many aspects of contemporary thoughts and behavior.

For example, perceptual bias for threatening reptiles and spiders through the visual system is detectable in infants[23]. In the auditory pathway, sounds of ancestral threats can elicit a distinct physiological response in infants[24]. Other researchers have determined that ancestral foraging experiences and the need for fresh water may dictate aspects of contemporary memory recall[25] and preference for objects with both specular and diffuse reflection optical properties[26].

Notwithstanding continuous microevolution under modern environmental conditions, these studies underscore that the Pleistocene is still operating in the modern adult. If ancient environmental threats still resonate in the contemporary brain, we might use that information to design natural environments that minimize negative perceptions. All natural environments are not equal in their benefits, and indeed some may even provoke anxiety. Recently it was shown that natural environments with high levels of prospect (the ability to maintain a clear line of vision) and low levels of refuge (prime hiding locations) may be most beneficial, at least to cognitive health. Natural environments that provide ample opportunity for refuge—where a threat might hide—may contribute to psychological distress[27].

In addition to avoidance of predators and other threats, we must also consider that positive moods offered advantages to our ancestors[28]. As difficult as ancestral experience may have been, it wasn't without awe, joy, pleasure, fascination and contentment. Since many of these positive emotions undoubtedly took place within or in association with sensory aspects of natural environments, it seems safe to at least speculate that natural environments might facilitate some positive thoughts in a modern context. In addition, research is now supporting the evolutionary advantages of childhood play as a means to promote benefit in subsequent stages of developmental maturity[29]. Again, the environment in which the unstructured childhood play took place was presumably an outdoor one.

These evolutionary perspectives also provide flavor to recent functional magnetic resonance imaging studies concerning natural environments. With a good degree of consistency, viewing scenes of natural environments (vs. urban built environment) in an MRI scanner increases activity in brain regions associated with positive mental outlook, emotional stability, altruism, empathy and depth of love. In contrast, scenes of the urban built environment consistently increase activity in the amygdala. Since this area is well known for processing threat, arousal, and risk assessment, it is possible that microevolutionary processes are at work as humans increasingly view the urban environment as an area associated with competitive pressures[4]. Researchers may ponder how microevolutionary changes could impact human behavior—e.g. anxiety and trust—in a world increasingly detached from natural environments.

5.5.11 Conclusions

As discussed in this brief overview, the field of nature therapy—encompassing research connected to natural environments and their components—has experienced a renaissance. Thanks to the work of scientific pioneers in the field of nature therapy, we know with a good degree of certainty that there are physiological and psychological differences resulting from experiences with either natural or urban built/indoor environments. Acute benefits, especially psychological benefits and stress reduction, have been demonstrated. Perhaps natural environment exposure early in life can influence long-term health.

With a wealth of background research in place, researchers are turning their attention to the broader *meaning* of their findings. World Health Organization defines mental health as the ability of an individual to reach their potential, cope with normal stressors, work productively, and make contributions to the community. The absence of a mental health disorder is not assumed to be a state of good mental health[30]. How can nature therapy help promote good mental health at the global scale?

Beyond the individual benefits, nature therapy may be of relevance to population and planetary health. A central question is now pushing the primary trend of international research—how does the existing knowledge-base of nature therapy fit into the crises-level issues with which humans, and all living organisms on Earth are now facing? The only way to answer that question is through enhanced dialogue between multi-disciplinary teams of researchers.

[Alan C. Logan・訳：恒次祐子]

引 用 文 献

1) Johnson DL, Winter-Nelson AE *et al.* (1997). Meanings of environmental terms. *J Environ Qual*, **26**, 581-589.
2) Thomson JA (1914). The popular lecture : Vis medicatrix naturae. *BMJ*, **2**, 277-279.
3) Ulrich RS (1984). View through a window may influence recovery from surgery. *Science*, **224**, 420-421.
4) Logan AC, Selhub EM (2012). Vis Medicatrix naturae : Does nature "minister to the

mind"? *Biopsychosoc Med*, **6**, 11.
5) Africa J, Spengler J *et al.* ; on behalf of the NEI Working Group (2014). The Natural Environments Initiative : Illustrative Review and Workshop Statement. Center for Health and the Global Environment at the Harvard School of Public Health. http://www.chgeharvard.org/resource/natural-environments-initiative
6) Prescott SL (2014). Disease prevention in the age of convergence—The need for a wider, long ranging and collaborative vision. *Allergol Int*, **63**, 11-20.
7) Agay-Shay K, Nieuwenhuijsen MJ *et al.* (2014). Green spaces and adverse pregnancy outcomes. *Occup Environ Med*, **71**, 562-569.
8) Hystad P, Brauer M *et al.* (2014). Residential greenness and birth outcomes : Evaluating the influence of spatially correlated built-environment factors. *Environ Health Perspect*, **122**, 1095-1102.
9) Provencal N, Binder EB (2014). The neurobiological effects of stress as contributors to psychiatric disorders : Focus on epigenetics. *Curr Opin Neurobiol*, **30C**, 31-37.
10) Maas J, Groenewegen PP *et al.* (2009). Morbidity is related to a green living environment. *J Epidemiol Community Health*, **63**, 967-973.
11) Alcock I, Depledge MH *et al.* (2014). Longitudinal effects on mental health of moving to greener and less green urban areas. *Environ SciTechnol*, **48**, 1247-1255.
12) Nutsford D, Kingham S *et al.* (2013). An ecological study investigating the association between access to urban green space and mental health. *Public Health*, **127**, 1005-1011.
13) Gariepy G, Schmitz N *et al.* (2014). Place and health in diabetes : The neighbourhood environment and risk of depression in adults with type 2 diabetes. *Diabet Med*, **32**, 944-950.
14) Berman MG, Jonides J *et al.* (2012). Interacting with nature improves cognition and affect for individuals with depression. *J Affect Disord*, **140**, 300-305.
15) Capaldi CA, Zelenski JM *et al.* (2014). The relationship between nature connectedness and happiness : A meta-analysis. *Front Psychol*, **5**, 976.
16) Lachowycz K, Jones AP (2014). Does walking explain associations between access to greenspace and lower mortality? *Soc Sci Med*, **107**, 9-17.
17) Dobbs C, Kendal D *et al.* (2014). Global drivers and tradeoffs of three urban vegetation ecosystem services. *PLoS One*, **9**, e113000.
18) Logan AC, Irani D *et al.* (2003). Chronic fatigue syndrome : Lactic acid bacteria may be of therapeutic value. *Med Hypotheses*, **60**, 915-923.
19) Rogers GB, Wesselingh S *et al.* (2016). From gut dysbiosis to altered brain function and mental illness : Mechanisms and pathways. *Mol Psychiatry*, **21**, 738-748.
20) Ruokolainen L, Hanski I *et al.* (2015). Green areas around homes reduce atopic sensitization in children. *Allergy*, **70**, 195-202.
21) Donovan GH, Mao MY *et al.* (2013). The relationship between trees and human health : Evidence from the spread of the emerald ash borer. *Am J Prev Med*, **44**, 139-145.

22) Willox AC, Wolfrey C et al. (2013). Climate change and mental health: An exploratory case study from Rigolet, Nunatsiavut, Canada. *Climate Change*, **121**, 255-270.
23) LoBue V, DeLoache JS (2010). Superior detection of threat-relevant stimuli in infancy. *Dev Sci*, **13**, 221-228.
24) Erlich N, Slaughter V et al. (2013). Of hissing snakes and angry voices: Human infants are differentially responsive to evolutionary fear-relevant sounds. *Dev Sci*, **16**, 894-904.
25) New J, Gaulin SJ et al. (2007). Spatial adaptations for plant foraging: Women excel and calories count. *Proc Biol Sci*, **274**, 2679-2684.
26) Meert K, Patrick VM et al. (2014). Taking a shine to it: How the preference for glossy items stems from an innate need for water. *J Consum Psychol*, **24**, 195-206.
27) Gatersleben B, Andrews M (2013). When walking in nature is not restorative-the role of prospect and refuge. *Health Place*, **20**, 91-101.
28) Diener E, Oishi S et al. (2015). Why people are in a generally good mood. *Pers Soc Psychol Rev*, **19**, 235-256.
29) Greve W, Dehio C et al. (2014). Does playing pay? The fitness-effect of free play during childhood. *Evol Psychol*, **12**, 434-447.
30) World Health Organization (2014). Mental health: strengthening our response. *WHO Fact Sheet*, No. 220.

5.6 日本と世界の農村ツーリズム事情

5.6.1 はじめに

　農村ツーリズムは，農村地域における観光活動を指している．欧州で生まれた農村ツーリズムは，現在先進国のみならず，開発途上国においても農村開発の重要な政策のひとつとして，関心が高まっている．その実施主体には，農林漁業者や農村部で観光活動を行う事業者，それらの人々により組織される法人，公共部門なども含まれる．このうち，農業者が行う観光活動は，国によって呼び方は異なるが，アグリツーリズム，アグロツーリズム，ファームツーリズムなどと呼ばれ，狭義の農村ツーリズムとして理解されることもある．ここでの観光活動とは，宿泊，レストラン，体験サービスなどの農村の都市農村交流型のビジネスを指している．本節では，主として農林漁業者による狭義の農村ツーリズムを対象として考察する．

　これらの農村ツーリズム活動の第一の特徴は，農林漁業資源，農村の資源環境，有形無形の文化資源を活用して実施される点にある．その際，農資源の活用と同時に保全を図ろうとすることも，同活動の2つ目の特徴である．特に，農業の

場合，農業者が農業生産を行うことで，それに伴う多面的機能と呼ばれる公益的な機能の生じることが知られている．多面的機能には，大きく環境機能，社会文化機能が挙げられている[1]．環境機能には，水源涵養機能，国土保全機能，景観形成，生物多様性などの自然環境を保全する機能が含まれ，社会文化機能には文化伝承機能，保健・レクリエーション機能，情操教育機能などが含まれる．農村ツーリズムに直接かかわるのは，社会文化機能で，なかでもレクリエーションの場を提供する保健・レクリエーション機能は，農村ツーリズムによりその機能が発揮され，所得化がなされているといえる．多面的機能自体は，農業生産に付随して生じるものの，それ自体で経済的な取引がされるわけではないため，多面的機能自体で自動的に所得化は可能ではない．したがって，農村ツーリズムは，多面的機能を農村ビジネスとして所得化する経済的な活動と定義することができる[2]．

本書のテーマである自然セラピーの機能は，保健・レクリエーション機能に関連するもので，特に保健機能に深くかかわる機能である．しかし，現在までのところレクリエーション機能と一括されており，今後，心理面および身体面に及ぶいわゆる癒しの機能（以下，健康増進機能）として，保健機能単独の機能を解明する必要がある．観光的な観点では，温泉の湯治効果などが古くから指摘されてきたものの，ほかの通常の農村資源が有している健康増進機能については，未解明といえる．

以上の観点から本節では，我が国および諸外国の農村ツーリズムの意義と現状，および課題について自然セラピーとの関連性から考察して，自然セラピーの機能を発揮するための政策的な支援課題を展望する．

5.6.2 我が国の農村ツーリズム

まず，我が国ではグリーンツーリズムと呼ばれている農村ツーリズムであるが，限られた公的な統計を用いて，その取組み状況を把握してみよう．まず，農村ツーリズムはどのくらいの市場規模になっているのであろうか？ 農村ツーリズム自体の調査ではないが農林水産省による6次産業化の調査結果（表5.1）によれば，都市農村交流ビジネスとして，農産加工販売やレストランなどを含めた，2012年度の販売額は1兆745億円となっており，こうした交流型ビジネスは新たな所得源として，今後とも成長することが予想される．また，我が国の宿泊者数の推移をみると，2000年代における宿泊者数と農林家民宿数が緩やかではあるものの，

5.6 日本と世界の農村ツーリズム事情

表 5.1 農業生産関連事業別の年間総販売金額（2012年度）

区分	年間総販売金額（百万円）*
農業経営体によるもの	476,719 (27.3)
農産物の加工（農業経営体）	293,622 (16.8)
農産物直売所（農業経営体）	117,572 (6.7)
観光農園	37,932 (2.2)
農家レストランなど	27,593 (1.6)
農産物直売所（農協など）	727,247 (41.7)
農産加工場（農協など）	530,107 (30.4)
農家レストランなど（農協など）	11,052 (0.6)
農業生産関連事業計	1,745,125 (100.0)

資料：農林水産省「農業・農村の6次産業化総合調査」
*：( )内は年間総販売金額に占める割合.

増加していることを把握できる（図5.2）.

しかし，我が国の農村ツーリズムは，後述するイタリアにおけるアグリツーリズムと比べてその展開がきわめて遅いということが，その特徴でもある．それは，長期休暇制度のもとで，安価な長期滞在先として農家民宿の需要が生じる条件が成立している西欧諸国と異なるからである[3]．このため，我が国の農村ツーリズムでは相対的に宿泊需要が小さく，その分客単価の低い日帰り客の割合が多くなるため，農村ツーリズムの発展の条件がより厳しい状況にある．しかし，長期休暇制度が成立していない点はアジア諸国に共通しており，我が国独自の農村ツーリズムが発展することで，アジア諸国のモデルとなりうる．

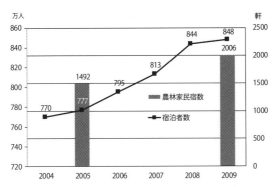

図 5.2 グリーンツーリズム施設への宿泊者数と農林家民宿数の推移
資料：農林水産省「農林業センサス」，農林水産省調べ．

農村ツーリズムにおける健康増進機能は，現在までのところ科学的エビデンスにより十分裏づけされているわけではない．しかし，高齢化の進展により今後さらに医療費が増加すると予想されており，その削減につながる予防医学的な面からの農村ツーリズムの検証が必要と考える．その科学的解明が行われることで，新たな農業と農村の社会的な機能として，健康増進機能を我が国の農村ツーリズムの特徴とすることも可能と思われる．

5.6.3 海外の農村ツーリズム

次に，海外の農村ツーリズムをみると，世界的には西欧が最もその活動が活発である．ドイツ[4]，オーストリア[5]，フランス[6]，イギリス[7]などは，農村ツーリズムに長い歴史を有しており，我が国でも1990年代初期以降盛んに，これらの先進事例が紹介されてきた．特に，西欧では長期休暇制度が根づいており，夏期のバカンスで長期滞在の需要が発生するため，農村ツーリズムは，比較的安価に滞在できるバカンス客の受け皿として機能してきた．実際，来客数は夏期に大半を占めており，季節性が強い．この点は我が国における農村ツーリズムにも共通する課題である．農村ツーリズムは，現在では西欧のみならず旧共産圏のロシアをはじめポーランドなど東欧諸国[8]においても取り組まれているほか，カナダ[9]，アメリカ[10]など北米，オーストラリア[10]，および中国，韓国，台湾，タイなどのアジア諸国[11]においても，それぞれの地域性や特徴を生かして取り組まれている．つまり，現在農村ツーリズムは，世界的な広がりをみせており，その結果として研究論文も急速に増加している．さらに，農村ツーリズムの重要な魅力となる食をテーマに絞ったワインツーリズムやフードツーリズムについても，世界の主なワイン産地であるオーストラリア，アメリカ，南欧，チリ，南アフリカなどで活発な活動が行われている[12,13]．

我が国と同様に比較的歴史が浅く，筆者が過去20年間にわたり調査研究を継続してきたイタリアのアグリツーリズムについて，その動向をみてみよう．イタリアのアグリツーリズムは1985年にアグリツーリズムの振興法が成立し，急速に成長してきた．図5.3はイタリアのアグリツーリズムの経営体数と，宿泊者数の推移を示したものである．需要と供給の双方がほぼ並行して成長してきたことが明らかである．こうした急速な成長を可能とした，いくつかの理由が考えられる．1つは，国内市場と外国人来訪者の2つの市場で形成されていることである[14]．も

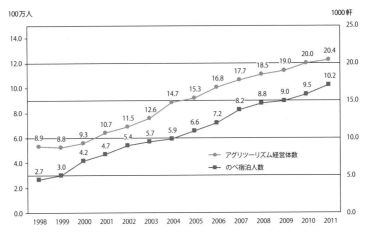

図5.3 イタリア・アグリツーリズムの経営体数と宿泊者数の推移
資料：のべ宿泊者数は Annuario Statistico Italiano (ISTAT)，経営体数は Agricoltura Italiana Conta (INEA)．

う1つは，多様な地域性を生かした個性的な活動が行われていることである．他方で，こうした急速な成長の結果，競争が激しくなり，従来農家には存在しなかったプールなどの施設投資が増加しており，資金調達能力の差により設備が異なるという問題点も生じている[15]．

現在イタリアでは，量的な拡大の時代は終わり，質的な面での充実の時代に入っており，新たな活動も模索されていて，教育ファームや福祉ファームなどの取組みが進められている．これらは，小規模な活動であるものの，農業の新たな機能として注目されている．あくまでもレクリエーションとしての乗馬サービスなどは一般的であるが，農業のもつ健康増進機能については，現在までのところ具体的な取組みはみられない．イタリアの場合は，地域の文化ツーリズムとしての側面が強い点に特徴があり，この点は日本とも共通性が認められる．

これに対して，イギリス[16] およびフィンランドやデンマークなどの北欧諸国[17,18] では，自然体験としての農村ツーリズムが行われており，ウェルビーイングツーリズムとして，農村ツーリズムが心身の健康に貢献するという観点からの研究もなされている．しかし，具体的な健康増進機能に対する科学的エビデンスの解明は，今後の課題といえる．

5.6.4 む す び

我が国の場合，西欧と異なり長期休暇制度が未成立なこともあり，西欧に比べてその発展の条件はより厳しいといえる．しかし，西欧においても，農村ツーリズムを健康増進機能の観点からとらえることは初期段階にあり，今後，我が国がこの分野を先駆的に開拓することが可能である．そのためには，自然科学と社会科学の研究者による国際的な規模での学際的な研究が必要となり，こうした研究ネットワーク形成の主導権をとることで，この分野の研究や農村ビジネス化を世界的にリードして，その発展に貢献できる可能性がある．この点で筆者は，今後は学際的な研究の観点から，農村ツーリズムの新たな意義と社会的な役割に関する科学的エビデンスを明らかにすることが必要と考える．農村ツーリズムがもたらす新たな農村機能については，まだまだ未解明であり今後の科学的解明が待たれている．

その点で，今後の研究課題としては，これまで未解明な農村資源のもつ健康増進機能について，予防医学的観点から，その生理機能と経済効果との関連性を解明することが必要である．さらに，持続的な農村ビジネスとしての成立を図るため，健康増進機能を経営活動としていかに行うか，その経営的な条件の解明も重要な課題となり，そのための支援策の制度設計も今後必要と考える．

[大江靖雄]

引 用 文 献

1) 大江靖雄 (2003). 農業と農村多角化の経済分析，農林統計協会.
2) Ohe Y (2012). Evaluating operators' attitudes to educational tourism in dairy farms : The case of Japan. *Tour Econ*, **18**(3), 577-595.
3) 大江靖雄 (2013). グリーン・ツーリズム―都市と農村の新たな関係に向けて―，千葉日報社.
4) 山崎光博 (2005). ドイツのグリーンツーリズム，農林統計協会.
5) 大江靖雄 (1994). グリーン・ツーリズムの展開とその条件―オーストリア・アグリツーリズムを題材として―. 交流新時代の農村地域形成 (グループ新時代 (編)), 136-153, 中野出版企画.
6) 大島順子 (2002). フランス田舎めぐり―田園で過ごす癒しの旅のすすめ―, JTB.
7) 青木辰司，小山善彦ほか (2006). 持続可能なグリーン・ツーリズム―英国に学ぶ実践的農村再生―, 丸善.
8) Sznajder M, Przezbórska L *et al.* (2009). *Agritourism*, CABI.

9) George EW, Mair H et al. (2009). *Rural Tourism Development : Localism and Cultural Change*, Channel View Publications.
10) Page SJ, Getz D (1997). *The Business of Rural Tourism : International Perspectives*, International Thomson Business Press.
11) 宮崎　猛 (2006). 日本とアジアの農業・農村とグリーン・ツーリズム―地域経営/体験重視/都市農村交流―, 昭和堂.
12) Carlsen J, Charters S (2006). *Global Wine Tourism : Research Management and Marketing*, CABI.
13) Croce E, Perri G (2010). *Food and Wine Tourism : Integrating Food, Travel and Territory*, CABI.
14) Ohe Y, Ciani A (2012). Accessing demand characteristics of agritourism in Italy. *Tourism and Hospitality Management*, **18**(2), 281-296.
15) Ohe Y, Ciani A (2011). Evaluation of agritourism activity in Italy : Facility based or local culture based? *Tour Econ*, **17**(3), 581-601.
16) Little J (2012). Transformational tourism, nature and wellbeing : New perspectives on fitness and the body. *Socil Rural*, **52**(3), 258-271.
17) Konu H, Komppula R et al. (2010). Lake wellness—A practical example of a new service development (NSD) concept in tourism industries. *J Vac Mark*, **16**(2), 125-139.
18) Hjalager A-M (2011). The invention of a Danish well-being tourism region : Strategy, substance, structure, and symbolic action. *Tour Plan Dev*, **8**(1), 51-67.

5.7　日本の森林セラピー研究―過去・現在・未来―

本節では，日本の森林セラピー研究の過去と現在，ならびに将来展望について記す．

5.7.1　日本の森林セラピー研究の過去

1980年代まで日本においても，世界においても，生理指標を用いた森林セラピーフィールド実験は実施されてこなかった．その理由として，第一に，実験デザインならびに測定機器を含めた生理的評価法が確立していなかったこと，第二に森林研究者と生理学研究者の交流がなかったことが挙げられる．世界初の生理指標を用いた森林セラピーフィールド実験は1990年3月に筆者により屋久島で実施された[1]．本実験は，NHKのサポートを受け，5名の男子大学生を被験者とし，対照は鹿児島大学の人工気候室を借りて実施した．そこで測定した唾液中コルチゾール濃度と気分プロフィール検査（POMS）は世界初の計測であり，実際の森

林セラピーによるストレスホルモン濃度の低下と気分状態の改善をはじめて明らかにした.

1990年代においても自然セラピー研究は，人工気候室を使った室内実験が中心であった．この室内実験は，今も継続して実施されており，プロジェクターやディスプレイを使った森林風景などの視覚刺激，小川のせせらぎ音などの聴覚刺激，木材由来のフィトンチッドなどによる嗅覚刺激ならびに木材などへの接触による触覚刺激実験など，第2章で紹介したとおりである．

5.7.2 日本の森林セラピー研究の現在

2004年に入り，農林水産省高度化プロジェクトならびに科学研究費補助金基盤研究Sにおける関連課題が採択され，本格的な森林セラピーフィールド研究が始まった．本研究において，生理的評価法をはじめとした実験デザインが確立され，その後の世界における森林セラピー研究の礎を築いた．

千葉大学と森林総合研究所による研究チームは2005年から2015年までの11年間で北海道釧路湿原から沖縄ヤンバルクイナの森まで全国62か所の森林において，744名の被験者を用い，各約1週間を目処に実験を行ってきた．生理的な測定指標として，唾液中コルチゾール濃度，心拍変動計測による交感・副交感神経活動，血圧，心拍数を用いた．コルチゾール濃度，交感神経活動，血圧，心拍数はストレス時に高まり，リラックスすると副交感神経活動が高まることが知られている．2004年には，千葉県清和県民の森において，近赤外時間分解分光法を用いた脳前頭前野活動とコルチゾール濃度を指標とした実験を実施した．森林部の歩行と座観によって，都市部に比べて，前頭前野活動が鎮静化し，ストレスホルモン濃度が低下し，生体が生理的にリラックスしていることが示された．

これらの生理データは世界ではじめて提出された成果であり，森林セラピーのもつ予防医学的効果に関して世界のマスコミから関心が集まっており，2010年以降，アメリカ The New York Times, The Washington Post, カナダ The Globe and Mail, ブラジル O Globo などの新聞，TIME, National Geographic Magazine などの雑誌，Aljazeera channel, カナダ CBC, ブラジル Globo などのテレビによる報道が続いている．このように，生理指標を用いた日本の森林セラピー研究は，現状においては，世界をリードしている．

5.7.3 日本の森林セラピー研究の未来

さらなる都市化によるストレス状態の増大ならびに積極的快適性志向（1.2.3項）を勘案した場合，これからの森林セラピー研究は（1）「未病者への応用」と（2）「個人差」がテーマになると思われる．

（1）「未病者への応用」に関しては，境界域高血圧，肥満などの未病者を対象とした臨床研究がポイントとなる．これまでの森林セラピー研究の多くは20代の男子大学生を対象として進められてきており，若年者，中高年，高齢者ならびに女性を被験者としたデータの蓄積が求められているが，さらに，医療費削減の観点から「予防医学」という範疇に含まれる未病者への効果を明らかにすることが今，社会から要請されているのである．2013年からは長野県赤沢自然休養林ならびに鳥取県智頭町にて，境界域高血圧者を対象とした生理実験を始めており，成果を出しつつある（2.1節参照）．

（2）「個人差」研究に関しては，①「初期値の法則」ならびに②パーソナリティ分類という観点から，少しずつ明らかにされつつある．「初期値の法則」に関しては，森林歩行セラピーによって，血圧の高い被験者は低下し，血圧の低い被験者は上昇し，正常値に近づくという調整作用があることがわかった．しかし，都市部歩行においては，そのような調整作用は認められないのである（4.1節参照）．個人差研究を進めた結果，森林のもつ生理的調整効果に辿り着いた．②のパーソナリティ分類においては，行動の激しさを評価する「タイプA行動パターン」ならびに不安度を評価する「特性不安」によって，森林セラピーの効果が異なることが明らかにされている（4.2節参照）．

今後，生理指標を用いた科学的データの蓄積を進めることにより，森林セラピーがもつ予防医学的効果の実体が明らかになると思われる． 　　　　　［宮崎良文］

引 用 文 献

1) Selhub EM, Logan AC (2012). *Your Brain on Nature : The Science of Nature's Influence on Your Health, Happiness and Vitality*, John Wiley & Sons.

コラム
(15) INFOM（国際自然・森林医学会）

　INFOMとは，International Society of Nature and Forest Medicineの略称であり，2011年1月に日本で立ち上げた国際医学会である．

1. 発足までの経緯

　1990年代以後，優れた森林環境のもつ医・科学的効能は，本書の執筆者らにより明らかにされてきた．2001年，林野庁は，森林・林業基本法の中に"公衆の保健"の文言を追加し，森林の健康と癒し効果などに関する科学的実証調査を実施した．医学的データの蓄積された2004年，癒し効果が科学的に検証された"森林浴"効果を"森林セラピー"と呼称した．その後日本では，この効果を健康維持・増進に役立てるため森林セラピー基地・ロード（以下，基地）を各地に造設してきた．一方，この貴重な医学的検証結果は国内に比し海外で重視され，欧米諸国や近隣諸国に本書の編者でもある宮崎良文（以下，宮崎）をはじめ研究者らが招聘され，研究発表や基地造設の助言に携わった．日本の研究者らが，人間環境を森林環境内におくことが予防医学的に好ましいことを発見し，次々と科学的に解明し続けていることをいち早く世界的に広報し，研究成果を国際的に共有し，森林のもつ癒し効果を享受することで，森林環境保持の大切さを世界中が認識することは重要である．2008年初頭，国際医学会の開設を目し，筆者らは数名の委員会を立ち上げ，国際医学会をつくることとした．2009年から2010年にかけ，国際森林研究機関連合（IUFRO）をはじめ，海外の関連国際学会や，招聘された国外の大学や医療機関などで，委員らが声がけし，受諾された医・森林学者・研究者をScientific Committee of INFOM（以下，S.C）と呼称することとし，S.Cを中心とするINFOMを発足させた．

2. 発足後の動向

　S.Cは，20名で発足し，（公社）国土緑化推進機構の助成を受け，ウェブサイトを立ち上げ，現在，論文も含め諸情報をこのサイトから発信している．立上げ準備中，IUFROから，森林と人間の健康部会を設立するのでINFOMはその部会となってはどうかという打診があったが，IUFROとは連携する議定書を交わした．2012年3月25日にはINFOM第1回の国際シンポジウムを，日本衛生学会に帰属する森林医学研究会（代表幹事はINFOM副会長のひとり）の，第5回森林医学研究会シンポジウムと合同で行った．2012年には韓国山林庁と覚書を交わしている．なお，韓国では李 明博政権時，森林セラピー基地に類似した基地を3か所造設し，朴 槿恵政権になり新たに2基地をつくり森林セラピー村と呼んでいる．また現政権の山林庁（日本の林野庁にあたる）長官は

コラム 15　INFOM（国際自然・森林医学会）

INFOM の副会長のひとりである．フィンランドも 2 か所の基地を 2012 年に造設した．
　2013 年 10 月，イギリス政府森林委員会が出した報告書には「Forest Bathing—"Shinrin-Yoku"」という項目がある．この報告書における全引用論文の 12%は S.C の論文である．IUFRO に関しては，2014 年 6 月に，執筆依頼を受けた INFOM 会長（筆者）が執筆した INFOM の紹介文をウェブサイトに掲載し，10 月の第 24 回世界大会では森林医学をテーマのひとつにし，座長 2 名（日本人とフィンランド人）は S.C であり，7 演題中 4 演題の発表も S.C によるものであった．2014 年 11 月にはハーバード大学が INFOM 副会長 2 名（1 名は宮崎，ほかの 1 名は日本衛生学会森林医学研究会代表幹事）および S.C 1 名の計 3 名を招待した．アメリカはかなり以前から INFOM に注目し，アメリカ支部の設立を打診しており，S.C は討議の上 2013 年 10 月にこれを承認した．2014 年 4 月には日本支部設立も認められた．なお，発足後の当会にはアメリカやロシアなどからの参画希望が多い．既存 S.C の承諾を得て加わった S.C を含め，S.C は 2016 年 3 月時点では 13 か国 30 名となっている．ウラジオストック国際医療センター所長からの参画依頼書には，ロシアでの入院患者用森林療法が書き添えてあった．1982 年，日本では，森林とは木材産生場との認識が高く，輸入外材の増加などで疲弊する森を憂えた当時の林野庁長官・秋山智英がロシア（当時ソ連）の学者が提唱した森のフィトンチッド（香物質）を根拠とし"森林浴"（造語）を提唱，森の新利用法に着手したが，医学的には根拠に乏しく，日本では当時，療法として公的には認められなかった．療法歴はロシアが長いことになる．現在も日本の S.C らは，（公財）車両競技公益資金記念財団の助成を受け，新たなフィールド実験を続行中であり，INFOM は日々発展を続けている．
　ところで，INFOM が国内に比し国際的に注目されるのには理由がある．産業革命後，イギリス発の経済発展は森林率の高い北欧を中心として自然の疲弊を気づかせ，その結果，1972 年 6 月，国連人間環境会議の開催に至った．採択された「人間環境宣言」の中には，人工の害として水・大気などを並べ，最後に，"（自然の疲弊は）特に生活環境・労働環境における人間の肉体的・精神的・社会的健康に害を与える甚だしい欠陥をもたらす"と明記している．同時に採択された「環境国際行動計画」の実行は国連環境計画（UNEP）が引き継いでいる．すなわち，都市部のデータを比較対照とした宮崎らによる研究は，人間環境としての都市の害を熟知していた国際社会には受け入れやすい，画期的な科学だったといえよう．　　　　　　　　　　　　　　　　　　　**[今井通子]**

コラム⑯ 森林医学研究会

　森林環境はその静かな雰囲気，美しい景観，穏やかな気候，清浄な空気などの要素からなり，古くから人々に親しまれてきた．

　森林浴は1982年，秋山智英林野庁長官（当時）が提唱したもので，長野県赤沢自然休養林ではじめて全国大会が開催された．以来，徐々に国内に普及し，今日ではだれもが知る言葉となっている．しかしながら日本においては，森林の快適性増進効果やセラピー効果については，医学的な解明がいまだ不十分であり，客観的かつ科学的な分析とエビデンスに基づく効能の評価を確立していくことが求められている．

　こうした中，農林水産省は2004年から3年間の計画で「先端技術を活用した農林水産研究高度化事業」を立ち上げた．これによって各分野の専門家からなる森林浴研究のプロジェクトチームが結成され，「森林系環境要素がもたらす人の生理的効果」について科学的な検証を実践する研究がスタートし，大きな研究成果を挙げた．

　こうした情勢の中，2007年3月，第77回日本衛生学会総会（大阪）において，森林医学研究に携わっている日本衛生学会の会員とほかの関連学会の会員が共同で「森林医学研究会」を発足させ，筆者が代表世話人として選出された．この森林医学研究会は，森林浴と森林セラピーの研究を推進し，森林医学の進歩を図ることを目的として設立されたものである．現在は公式ホームページ（http://forest-medicine.com/）を開設し，日本語，英語および中国語で国内外に発信している．

　森林医学研究会は，発足して以来，以下のシンポジウムおよび雑誌特集を主宰した．

　①「科学的視点から森林浴の癒し効果を検証する」（第77回日本衛生学会総会［2007年・大阪］，以下は第○○回総会とする）．

　②「日本・韓国ならびに世界の森林浴研究動向」（第78回総会［2008年・熊本］）．その後，2010年にはこのシンポジウムの内容を中心に *Environmental Health and Preventive Medicine* にて特集 "SPECIAL FEATURE：The trends on the research of forest bathing in Japan, Korea and in the world" が掲載された[1]．

　③「森林の健康影響メカニズムをさぐる」（第79回総会［2009年・東京］）．

　④「予防医学の視点から森林セラピーの健康増進・疾病予防効果を検証する」（第81回総会［2011年・東京］）．その後，日本衛生学雑誌において，同じタイトルで論文特集が刊行された[2]．

　⑤「INFOM発足と森林医学研究会とのコラボレーション」（第82回総会［2012年・京都］）．

⑥「森林セラピーの臨床応用と個人差」(第83回総会［2013年・金沢］). シンポジウム後,日本衛生学雑誌においては同じタイトルで論文特集を刊行した[3].

最終目標としては,森林医学研究に関するデータを蓄積し,森林による健康維持・増進効果の機序を解明し,森林浴・森林セラピーを疾病の予防法・治療法として確立させることを狙いとしている.また将来的には,ドイツのように森林セラピーを保険適用可能な療法として発展させていくことも視野に入れている.

今後,森林がもつ各種効果をがんを含む各種生活習慣病の予防・治療に活用できれば,国民の医療・保健・福祉レベルを向上できるであろうし,国民医療費の削減にもつなげる可能性があろう.そういった意味で「森林医学研究会」の発足は,森林浴・森林セラピーのマイルストーンになったと考えている.　　　　　　　　　　　　　　　　［李　卿］

引用文献

1) SPECIAL FEATURE : The trends on the research of forest bathing in Japan, Korea and in the world. *Environ Health Prev Med*, 2010 Jan；**15**(1), 1-47.
2) ミニ特集　第81回日本衛生学会　シンポジウム7：予防医学の視点から森林セラピーの健康増進・疾病予防効果を検証する.日本衛生学雑誌,2011；**66**(4), 643-681.
3) ミニ特集　森林セラピーの臨床応用と個人差.日本衛生学雑誌,2014；**69**(2), 97-135.

コラム 17　千葉大学柏の葉キャンパス「健康植物科学研究」

　千葉大学柏の葉キャンパスでは，環境健康フィールド科学センター（以下，センター）を中心とした「健康植物科学研究」が行われている．

　2003年に開設されたセンターは，「環境健康学に関わる教育研究を領域横断的に実施する」ことを目的として活動が開始された．研究では「食と緑と健康」をキーワードとし，既存の学問領域を越える領域横断型学際的プロジェクト研究などが行われてきた．各種の補助金や寄附金などにより，「自然セラピープロジェクト」「植物工場プロジェクト」「医食農同源プロジェクト」などで成果を出してきた．自然セラピープロジェクトの活動内容は，本書の主題と重複するため割愛する．「植物工場プロジェクト」についてはコラム18を参照されたい．

　医食農同源プロジェクトでは，①漢方薬・伝承民間薬ならびに薬膳素材の漢方医学的・食品薬学的研究，②薬草の効率的生産技術の開発を目的とした薬草栽培への園芸植物生産技術の応用，③薬用植物種の地理的変異，種の同定に関する研究，④高機能性野菜品種の探索，養液栽培システムと閉鎖型苗生産システムの利用や，栽培管理による野菜の機能性向上に関する研究，の4テーマについての研究が展開されてきた．薬草のみならず野菜や果物も健康機能性植物と考える東洋医学の「薬（医）食同源」思想に，これらを育成する農を取り込んだ「医食農同源」という健康観に基づいた研究プロジェクトである．

　2012年に文部科学省の4年間の特別経費プロジェクトとして採択された「植物を多面的に活用する教育研究拠点の構築—植物による安全安心な生活環境の創出—」は，センターの研究活動の中から重点的に推進する取組みとして「健康植物科学」という名称でまとめられたものである．

　このプロジェクトの目的は2点あり，①植物がもつ多面的な効果を活用した都市における安全安心な生活環境を構築・持続するための健康植物科学にかかわる研究拠点の構築，ならびに②植物工場にかかわる教育拠点の構築である．研究に関しては，人間の心身の健康維持・増進に植物がもつ機能を最大限に活用するための種々の評価法の確立と評価を行い，領域横断分野である健康植物科学分野での拠点構築を目指している（図1）．

　薬用植物にかかわる取組みでは，国際的な資源の枯渇および価格の高騰に伴って，国内での安定生産および供給が喫緊の課題となっている生薬に関し，医学，薬学，鍼灸学，園芸学の教員がチームを組んで実施している．最新の園芸生産技術を薬用植物生産に応用し，有用系統の収集，系統評価，採種技術の確立，効率的な育苗技術の確立，収穫ま

コラム 17　千葉大学柏の葉キャンパス「健康植物科学研究」

植物による人のQOL向上、健康増進

植物セラピー関係分野

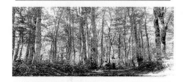

- 癒し効果の解析・評価
- 快適性評価法の確立
- 快適空間の創出

自然セラピーの快適性評価法の確立
現代の都市住民はストレス状態
↓
自然セラピーによる自然由来の刺激
↓
脳も身体もリラックス状態
免疫機能の回復

薬用植物・機能性植物関係分野

- 健康維持に資する作物の育成
- 効率的な生産技術の確立
- 機能性成分および薬効の解析・評価

トウキ・オタネニンジンなどの効率的
生産技術の確立
生薬・健康食品の原料
生産コストが高い、品種系統が不明確
↓
生産期間の大幅な短縮・大規模生産技術
の確立　→　国産化、自給率の向上

図1　健康植物科学研究の内容（写真提供：宮崎良文，渡辺 均）

でにかかる期間の短縮化に関する研究を進めている．あわせて，その収穫物の薬用としての有効性について検証を重ねている．これまでに，約40品目の栽培研究を実施し，そのなかでもオタネニンジンでは生育速度を2倍にすることに成功し，福島県内で実証生産プラントの建設をスタートさせた．また，センターで開発した種苗および育苗技術を用いて薬用植物の苗を生産し，約10品目については全国各地の先進的な薬草生産者に試験栽培を委託することにより，国産生薬の安定供給の可能性について生産性や収量に関するデータを集め，その医薬品としての有効性についても評価している．これまでに，試験栽培で収穫されたトウキをはじめ数品目の生薬については，全国数か所の保険外診療の病院，薬局での取扱いが始まっている．また，モグサの品質評価に関する研究では，全国80か所から収集したヨモギの試験栽培を継続し，2014年度にはそのすべての系統からモグサをつくり，その品質や燃焼温度などの評価を進めている．

一方で機能性植物関連の取組みとしては，センターが有する「植物工場拠点」の施設での展開を視野に入れた養液栽培，環境調節をキーワードとする研究が行われている．これまでに低カリウムトマトや，低硝酸ホウレンソウの栽培技術開発などが実現し，ほかの機能性成分の付加なども含め，実用化に向けた研究が続けられている．

このように，薬用植物・機能性植物関連分野での取組みは，実用化段階に向かって大きく進展しており，今後の活動が期待されている．

植物セラピー関連の取組みでは，センターの特徴を生かしたものとしては，本書でも

紹介されている園芸セラピーや公園セラピーなど，都市域において植物を活用したQOL向上が可能となる癒し効果の検証を行ってきている．センターでは実習・研究・生産圃場としての果樹園の一部をおよそ長さ300 m，幅30 mという広大な「グリーンフィールド」として，「健康」「植物」にかかる体験型教育研究プロジェクトを融合的に推進している．それを実践の場へと展開するため，2008年度から2011年度までの4年間にわたり大学の支援による転換整備を行い，栽植されていた果樹（ウメ，カキ，キウイフルーツ）をそのまま残存させたエリアと新たに十数種の薬用樹を栽植したエリアで構成した．それら薬用樹はまだ幼木であるものの，今後，「グリーンフィールド」において，都市緑化や都市公園に果樹や薬用樹を植栽することによる快適性の向上の検証や，果樹を活かしたセラピープログラムの開発などの研究を行う計画である．これまでに，キウイフルーツ棚がもたらす生理的リラックス効果などの研究が行われてきた（2.4.1項eを参照）．

このようにセンターでは「健康植物科学研究」が研究の中心となっており，今後もこの分野で国内外をリードする様々な研究を推進していく計画である．

[高垣美智子・小原　均]

コラム 18 千葉大学柏の葉キャンパス植物工場

　過去50年間に世界人口は30億人から70億人へと増加した．この間，世界の約14億haの耕地面積にはほとんど変化がなく，緑の革命と呼ばれる驚異的な科学技術の進歩によって，食料増産を達成してきた．高収量の品種，灌漑条件の整備，農業機械，肥料そして農薬などの進歩が緑の革命に大きく貢献した．

　世界人口は，2050年には95億人へと増加すると推定されている．増え続ける人口は，環境への影響，食料・エネルギー・水資源の不足などを深刻化させるとともに，人へのストレスを増加させている．

　FAOは2050年の世界人口を養うため，食料の生産を70%増やす必要があると予測している．これを達成するには，あらゆる分野の科学技術を駆使し，さらに発展させ，第二の緑の革命が必要である．それは安全で安心な食料を安定的に生産し，エネルギーや水資源を高効率的に活用し，環境保全に配慮し，持続可能なものでなければならない．

　植物工場は，高度な環境制御と生育予測を行うことにより，野菜などの植物の周年・計画生産を可能とする栽培施設であり，環境制御の仕方によって2つのタイプに分類される．1つは温室・ハウスのように太陽光を利用する半閉鎖的な施設であり，太陽光型植物工場と呼ばれる．もう1つは人工光型植物工場と呼ばれ，外壁が光を透過しない断熱材で構成され，密閉度が高く，人工光を利用する施設である．それはレタス類を1日あたり1万株生産する大規模なものから，レストラン，オフィスビル，家庭，病院などで利用する小型のものまで多様になってきている．

　人工光型植物工場では，植物が全く生育できない極地においても，環境を制御し安定的に植物を栽培することができる．これまで，食料は農村で生産し都市へ輸送し消費するものであったが，植物工場は都市の中で生産し，最小限のフードマイレージで，新鮮野菜を消費することを可能にする．

　農林水産省のモデルハウス型植物工場実証・展示・研修事業の概要を以下に記す．千葉大学拠点として，千葉大学環境健康フィールド科学センター・柏の葉キャンパスに，総床面積1ha強，2棟の人工光型植物工場と5棟の太陽光型植物工場が建設され2011年に稼働を始めた．その後，企業との共同研究として，2012年に細霧冷房実証のための太陽光型植物工場，2014年には特殊発泡ポリスチレンドーム型人工光型植物工場が追加された．これらの各施設は共同研究参加企業により運営されている．

　それぞれの植物工場において，各企業は独自の技術を採用し「生産性増大・コスト縮減」のため，互いに競争し，かつ相互に情報交換をし，システムの開発・改善を行って

表1 千葉大学環境健康フィールド科学センター植物工場

運営企業	作物	タイプ	特徴
(株)誠和（2014年まで）	トマト	太陽光型	統合環境制御
住友電工(株)（2014年から）	トマト	太陽光型	サンドポニックシステム
イワタニアグリグリーン(株)	トマト	太陽光型	トマト長期多段栽培
JA全農	トマト	太陽光型	次世代型トマト生産システム
三菱樹脂アグリドリーム(株)	トマト	太陽光型	減農薬多収型1段移動・高密植栽培
(株)大仙	トマト	太陽光型	Dトレイ・低段密植トマト栽培
(株)いけうち（2012年から）	いちご	太陽光型	細霧冷房による温度・飽差制御
(株)みらい	レタス類	人工光型	低コスト未来型・10段栽培
(株)和郷	レタス類	人工光型	結球レタス安定生産
ジャパンドームハウス(株)（2014年から）	レタス類	人工光型	高気密・ポリスチレンドーム

いる．また，最小限の資源とエネルギーで最大の収量を得るシステムを確立し環境負荷を最小限に抑える技術開発を進め，食料，環境，エネルギー資源の問題の解決を目指している．

さらに，植物工場の共通課題を領域横断型に解析・研究・開発を行う「横断型コンソーシアム」があり，東京大学，東海大学，木更津高専，多くの企業とともに，投入資源の利用効率を最大化し高品質，高収入を可能にする植物工場統合環境制御システムの開発を進めている．

「街中植物工場コンソーシアム」は家庭内や市民の身近な施設（レストラン，オフィスビルなど）を対象とした小型植物工場の開発・普及を行っている．また，千葉大学大学院工学研究科デザイン科学専攻が中心となって，店舗での野菜の生産を兼ねたディスプレーとしての小型植物工場や超小型卓上植物工場の開発を行っている．

植物工場は第二の緑の革命に必要とされるすべての条件を満たし，食料生産の一翼を担う重要な手段になると考えられている．また，栽培環境条件を変えることにより植物中の特定の成分を調節することが可能で，付加価値の高い植物を生産する技術の確立に期待が高まっている．植物を栽培・鑑賞することにより多くの人が安らぎを感じることから，植物工場における生産以外の役割にも期待がされている． [山口利隆]

6

日本の森林と森林セラピー基地

　本章においては，自然セラピーにおいて最も研究が進んでいる森林セラピーの基盤となる「日本の森林」について記し，さらに，2005年度から始まり，2016年度において，活発に活動している61か所の森林セラピー基地の概要を紹介する．

[宮崎良文]

6.1 日本の森林

6.1.1 はじめに

　日本は世界有数の森林国であり，森林率が67％と国土面積の2/3を占め，2512万haが森林である．これは，世界で最も森林率の高いフィンランドやスウェーデンに匹敵するが，人口が多いため，1人あたりの森林面積は0.2 haと少ない．

　日本の森林の特徴は，何よりその景観の多様さにある．高山にみられるハイマツの灌木林から，シラベなどの亜高山の常緑針葉樹林，ブナやミズナラの温帯落葉広葉樹林，里山とも呼ばれるコナラやアカマツの二次林，カシやシイの常緑広

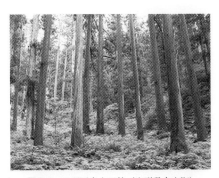

図6.1　スギ巨木人工林（山形県金山町）

葉樹林，さらには沖縄など亜熱帯多雨林には，大型木生シダやガジュマルの森と，狭い国土のわりに様々な森林景観が混在しているのである[1]．

また，林業の歴史が長いゆえ，スギやヒノキの巨木の人工林景観がみられることも特徴である（図6.1）．

6.1.2 森林の種類

a. 高山の低木林

北アルプスなどの標高2500m以上の高山帯は，低温や強風にさらされ，雪や氷で覆われる期間が長いため，樹高の高い樹木は生育することができない．森林限界とも呼ばれ，ハイマツやダケカンバの矮性した低木林の景観を呈する．また，コケモモやガンコウランのような木本の高山植物が数多く生育する．冷涼な環境下であるため丈が低く，生育期間，花期は短いが，大変美しい景観を呈することが特徴である．

b. 亜高山の針葉樹林

南アルプスなどの標高2000m程度の亜高山帯は，オオシラビソやシラビソ，コメツガやウラジロモミ，トウヒなどの常緑針葉樹林である（図6.2）．肉厚の針葉は，緑濃い景観とフィトンチッドの香り高い森を形成する．

また，ダケカンバやミヤマハンノキなどの落葉広葉樹林がみられる場合もある．これらの常緑針葉樹林は，北米や北欧などで普通にみられる森林景観でもある．トウヒやモミの仲間，北欧では欧州アカマツなどが中心であり，よく湖と雪山とセットになった大変美しい景観を呈する．

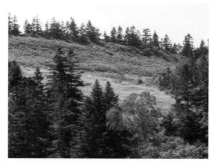

図6.2 亜高山帯針葉樹林と高層湿原（秋田県鹿角市）

c. **冷温帯の落葉広葉樹林**

世界遺産である白神山地のブナ林に代表され，我が国独特の森林景観である．また，ミズナラやカエデ，ホオノキやトチノキなど，多様な高木性の落葉広葉樹からなる森林景観を呈する（図6.3）．これら落葉広葉樹に，モミやツガやヒバ，あるいはスギやヒノキの天然針葉樹が混交する森林地域もある．このように大変多様で優れた森林景観を呈するのが特徴である．

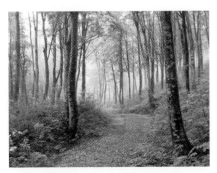

図6.3　ブナ林（新潟県津南町）

d. **落葉広葉樹二次林（里山林）**

我々の生活域から最も近くにみられ，人がつくってきたスギやヒノキやアカマツの人工林も日常的な森林である．関東地方ではクヌギやクリが中心（図6.4），関西地方ではコナラやアカマツが中心の森になる．農用や燃料用に森を活用して

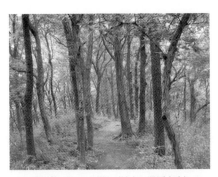

図6.4　里山二次林（神奈川県厚木市）

いた頃は,「木漏れ日が入る森」となる管理がなされ,森林浴に適していたが,近年は樹木や灌木,ササに覆われ,利用できない森が多くなっている.

e. 照葉樹林（温帯常緑広葉樹林）

スダジイやコジイ,アカガシやシラカシ,クスノキ科の樹木の常緑広葉樹林は,冬も葉を落とさないので暗い森をイメージするが,実際は新緑期には色とりどりの新葉が華麗な景観を呈している（図6.5）.関東の海岸林などの照葉樹林は管理さえすれば,快適な森となるのである.

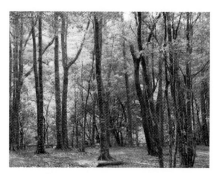

図6.5 照葉樹林（宮崎県綾町）

f. 亜熱帯林

沖縄などでは,ヘゴのような高木の木性シダが生い茂り,熱帯のジャングル様の景観を呈する,我が国では特殊な森林がみられる.高木層はガジュマルやスダジイ,イチイガシなど常緑広葉樹の森である.

6.1.3 森林の分布

最初に日本の森林の種類の豊富さについて述べたが,それは緯度の違いによる水平分布と,標高の違いによる垂直分布によっても分類することができる.我が国は,国土面積は狭いが,南北に細長く,また中部山岳地帯など3000 m級の山岳が連なっているため,多様な水平・垂直分布による森林がみられるのである.我々にとっては,そのおかげで世界に類をみない,様々なタイプの森林において森林セラピー体験ができる.

水平分布では,北海道の亜寒帯林から東北,本州にかけての冷温帯林,また関

東南部から九州にかけて分布する暖温帯林，沖縄の亜熱帯林となる．

垂直分布では，高山帯，亜高山帯，山地帯，低山帯・丘陵帯（低地帯）などというように分けられ，中部山岳の高山帯は標高 2500 m くらいから上になるが，北海道に行くと 1000 m 程度で高山帯が出現する．

6.1.4 森林の所有

森林には所有形態によって，国有林と民有林がある．国有林は 760 万 ha で，我が国の森林面積の約 3 割に相当し，国は大規模森林所有者であるといえる．そのうち約 9 割が，水資源を維持したり，洪水を防いでくれる役割を果たす「保安林」に指定されている．そして，民有林は公有林と私有林に分けられ，公有林は森林面積のおよそ 1 割，私有林は約 6 割を占めている．

6.1.5 森林と人為

人為のかかわり方により，森林は天然林と人工林に分けられる．天然林は全森林面積の 5 割，人工林が 4 割の 1000 万 ha を占めている．天然林とはいえ，人の全くかかわらない原生の自然状態の森林は，知床の世界遺産の森や白神のブナ林などごくわずかである．多くの天然林は二次林と呼ばれ，人が管理したり利用してきた森林で，その多くは広葉樹林である．

6.1.6 森林の役割

森林には，木材を生産したり，キノコや山菜などを生産する以外に，多くの人の生活に役立つ役割・機能がある．公益的機能と呼ばれる森林の役割を維持するため，保安林に指定される森林も多くみられる[2]．主な森林の役割を以下に紹介する．

①水源涵養機能

河川の上流にある森林は，「緑のダム」とも呼ばれる．流域に降った雨を蓄え，ゆっくりと川に流すことで，常に平均した川の流れを保ち，安定した水を確保する．さらに土壌中でろ過することにより，綺麗な水質を保全する．

②土砂流出・崩壊防備機能

樹木の根や地面を覆う落ち葉や下草の働きで，雨による表土の浸食や土砂の流出，崩壊などを防いでくれる．

③生物多様性を保全する機能

様々な生物・植物の生息する場所となり，森林の多様な生態系を保全する役割を果たす．

④地球温暖化の緩和機能

樹木は光合成を行うことで，二酸化炭素を吸収し，枝や幹に炭素を蓄積することにより，温暖化を緩和してくれる．

⑤快適な生活環境を形成する機能

森林は，気候を緩和したり，空気の浄化や騒音の緩和に役立ち，我々の生活環境を守る．植物が放出する芳香物質であるフィトンチッドは，人間にリラックス効果をもたらす．

⑥保健・レクリエーション機能

本書でも紹介してきたように，森林は，人工環境下で高ストレスとなった人々を癒してくれることが，近年明らかになりつつある．こうした森林浴のストレス低減効果を維持・増進するには，安心感の高いトレイルと木漏れ日の入る森林の整備が必要である．

[香川隆英]

引用文献

1) 藤森隆郎（2007）．森林生態系，(社)全国林業改良普及協会．
2) 林野庁（2015）．平成 27 年度森林・林業白書，(社)全国林業改良普及協会．

6.2 森林セラピー基地案内

2005 年に森林セラピー総合プロジェクトが開始され，全国で森林セラピー基地・セラピーロードを認定する地域実践型事業がスタートした．森林セラピー事務局としては，2005 年から 2007 年までは，(社)国土緑化推進機構が担当してきた．2008 年からは NPO 法人・森林セラピーソサエティを設立し，森林セラピー基地認定・森林セラピスト養成など活動全般を担っており，現在に至っている．

森林セラピー基地・ロードは，2016 年時点において北海道から沖縄まで全国 62 か所に誕生している．基地・ロードによって県，市町村，企業などが実施主体となって整備されており，今後も，さらに発展が見込まれることだろう．

これは，世界に類をみない科学的エビデンスに基づく認定事業である．森林セ

ラピー基地・ロードに認定されるためには，まず専門家チームによる生理的リラックス効果の検証実験が行われる．加えて，優れた森林環境やトレイルの整備などのハード面の状況，および多様なプログラムを活用した将来構想や地域住民の協力などのソフト面の状況から，認定の可否が判断される．森林セラピー基地の最大の特徴は，生理学的な被験者実験によって，科学的エビデンスが認められているということである．

　森林セラピー基地の目的は，セラピーロードを地域住民が活用することによる生活習慣病などの予防，ならびに都市住民のストレス緩和などを目的とした都市・山村交流による地域活性化，さらにはセラピーロードや森林整備に伴う森林の健全化にある．

　近年ではメンタルヘルス対策が緊急の課題となっており，各森林セラピー基地では，森林セラピーのリラックス効果を民間企業や教職員といった団体などの研修に活用する事例も多くなっている．加えて，森林セラピー基地において，的確にセラピープログラムが体験できるよう2009年から森林セラピスト・セラピーガイドの資格認定制度が始まった．2016年現在，およそ1100名の森林セラピスト・ガイドが全国の森林セラピー基地で活躍している．

　我が国から始まった森林セラピーは，今や国外に広く及んでおり，韓国や中国，欧米において，森林セラピーに取り組もうとする動きが活発化してきた．韓国では国家レベルで森林セラピー拠点「治癒の森」が造成され，中国でも，日本の生理評価を用いた認定システムを導入し，国家林業局主導で，北京市や四川省などにおける森林セラピー基地造成が予定されている． ［香川隆英］

全国森林セラピー基地・ロード紹介

北海道津別町
★森林セラピー基地（H24.4認定）　津別町，静寂な原生の森に囲まれて「ノンノの森」

特徴	北海道の壮大な大自然を満喫する1泊2日のセラピーツアー．北海道の原生自然を熟知した地元のセラピーガイドが案内してくれる．ノンノの森（町民の森自然公園の愛称）の森林ウォーキングは，香り豊かなエゾマツ天然林のフィトンチッドを吸収し，清流の冷たいせせらぎに手足をひたす．夜は宿の美肌効果のあるとろとろ温泉にゆっくり浸かりツルツルの肌に．特産のアスパラガスなど地場の野菜とオホーツクの海産料理で舌鼓．翌日はトドマツのウッドチップが敷かれたふかふかのセラピーロードを歩き，エゾアカゲラのさえずりに耳を澄まし心身ともにリラックスする．	標高（平均）：450m 森林植生：針葉樹林 拠点施設：〈ホテル ランプの宿 森つべつ〉ノンノの森の中にひっそりと建つ温泉宿．ランプの柔らかな灯りに包まれ，露天風呂と地元の農産物やオホーツクの海産の夕食が楽しめる． 特産品：有機野菜（玉ねぎ，じゃがいもなど），アスパラガス，津別和牛，オーガニック牛乳，アロニア アクセス：「女満別空港」から国道240号線経由で60分．50km． 連絡先：津別町 産業振興課 TEL：0152-76-2151 URL：http://www.town.tsubetsu.hokkaido.jp/
代表的なロード	【クリンソウが群生する「こもれびの道」】標高450mの冷涼な高原にある「こもれびの道」は，北海道にしかないエゾマツの原生林を歩く延長1.4kmで，ロードの高低差は緩やかで女性や高齢者にも適し，入口から300mは車椅子に対応したユニバーサルデザインの木道．6月中旬から1か月は北海道で随一の見事なクリンソウ群落が咲き誇り，森の中をピンクに染める．折り返し地点では樹高30m，太さ1mのカツラ巨樹が出迎えてくれる．	

北海道鶴居村（山﨑山林）　大地と自然に調和する　アイヌの心が伝わるあらたな息吹を感じて
★森林セラピー基地（H19.3認定，休止中）　釧路湿原の懐～丹頂を優しく抱く鶴居の森～

特徴	鶴居村は阿寒国立公園の南東に位置し，東は標茶町，北は弟子屈町，南は釧路湿原を挟んで釧路市と釧路町に接する．村名は特別天然記念物タンチョウの生息地に由来し，釧路市街や釧路空港からの利便性が高い．（株）北都が管理する「山﨑山林」は宮島岬の入口にあり，釧路湿原国立公園の眺望を臨む展望地のひとつである．	標高：20～80m 森林植生：針広混合林（ミズナラ，エゾヤマザクラ，ヤマモミジ，ハリギリなど） 拠点施設：鶴居温泉，温根内ビジターセンター 特産品：ナチュラルチーズ「鶴居」，タンチョウソフト アクセス：「釧路空港」およびJR「釧路駅」より，道道53号線経由で約45分．
代表的なロード	【山﨑岬コース】埋蔵文化財であるアイヌのチャシ（砦）跡から広大な釧路湿原を臨める森の起伏豊かな散策路．エゾシカやタンチョウが姿を見せる（全長6km，往復120分）．【山﨑沼コース】沼を周回するなだらかなビギナーコース．オジロワシやカワセミ，その他多彩な野鳥や，沼の魚を狙うキタキツネやクロテンなども見られる（全長3km）．【第二展望台コース】キタコブシ，エゾヤマザクラ，ヤマモミジの樹木トンネル，サクラ越しに臨む釧路湿原は季節変化に富む．多彩なルートが選べる初級から中級者向けのコース（全長4km）．	

青森県深浦町
★森林セラピー基地（H25.3認定）　十二湖の鼓動にこころ澄ませて

特徴	世界自然遺産「白神山地」の山麓に広がる「十二湖の森」．ブナを主体としてミズナラやカツラ，サワグルミ，ヒバの混交林が広がり，エリアには33の湖沼が点在する．「十二湖の森ガイド」とともに森の中へ．森の中はフィトンチッドにあふれ，水辺にはマイナスイオンが漂う．リフレッシュ効果の満ち満ちた懐深い「十二湖の森」．森林ウォーキング，手足浴，深呼吸をしながら心身ともにリラックスし，森の精気をゆっくり体にとりこもう．	標高（平均）：250m 森林植生：ブナ林，ミズナラ，ヒノキ，トチノキなど 拠点施設：〈十二湖リフレッシュ村〉白神十二湖森林セラピー基地の中にある自炊型宿泊施設．コテージ14棟，テントサイトあり（営業時期：5月から11月上旬）．
代表的なロード	「青池・沸壺の池コース」：十二湖を代表する青池と沸壺の池を巡る人気コース．十二湖リフレッシュ村を出発し，アカショウビンが飛来する「長池」を経由してブナの巨木が林立するブナ自然林へ．深呼吸で胸いっぱいに森の空気を吸い込もう．「王池コース」：湖畔に沿って進む遊歩道は，ひょうたん型．四季折々に豊かな表情を見せてくれる王池の景色は最高．水の流れに耳を澄ませてリラックスしてほしい．このほか，「金山の池ショートコース」「金山の池・糸畑の池ロングコース」の計4つのコースがあり，季節や体力によって選択できる．	特産品：深浦マグロ，ふかうら雪人参，つるつるわかめ アクセス：「青森空港」から国道101号線経由で160分，約110km. 連絡先：深浦町 町づくり戦略室 TEL：0173-74-2111（代表） URL：http://www.town.fukaura.lg.jp/jyunikonomori/

岩手県岩手町
★森林セラピー基地（H27.3認定）　北上川の源流・北緯40度の自然と芸術の森

特徴	東北の大河「北上川の源泉」岩手県岩手郡岩手町の森林セラピーロードは東北新幹線「いわて沼宮内駅」から徒歩20分．総合運動公園周辺の自然を満喫する森林ウォーキングは，御堂松（アカマツ）や天然林を散策する．そして森林セラピー初の野外展示場を有する「石神の丘美術館」の園路は自然の中に溶け込む彫刻作品と山野草やラベンダーなど四季折々の草花が楽しめる．さらに美術館併設の道の駅で，高原野菜の産直施設や地元食材を生かした石神の丘レストランの料理を堪能し，訪れる人々を心身ともにリラックスさせる．	標高（平均）：350m 森林植生：御堂松（アカマツ），ミズナラ林，落葉松林など 拠点施設：美術館に併設する道の駅〈石神の丘レストラン〉彫刻作品に囲まれ眺望のよいレストラン． 特産品：ブルーベリー，ホルモン鍋，そば，焼きうどん アクセス：□東北新幹線「いわて沼宮内駅」徒歩20分．◆東北道「滝沢IC」から国道4号線を北へ30分．
代表的なロード	標高350mの丘陵地の「子抱・嵐山コース」は，高低差45mの自然林内を散策し，御堂松・ミズナラ林や野鳥のさえずる落ち葉道を散策，折り返し地点の東屋・展望台での紅葉の眺望は抜群．「石神の丘コース」は，標高310m，高低差25mと美術館の屋外展示場内にあり，彫刻とアカマツと広葉樹が混在した自然林内を散策しながらのルートは比較的になだらかで，芸術文化と森林セラピーを融合した国内初の特色ある施設内を気楽に散策することができる．	連絡先：岩手町 教育委員会事務局 TEL：0195-62-2111（内線345） URL：http//www.town.iwate.iwate.jp

岩手県岩泉町
★森林セラピー基地（H18.4認定）　酸素一番のまち岩泉　早坂高原〜森と水のシンフォニーいわいずみ〜

特徴	【2泊3日宿泊モデルプラン】 〈1日目〉早坂高原散策：東西1kmを超える草原をシラカバ，ダケカンバ，カラマツ，ブナ林や四季折々の植物たちが囲み，緩やかな遊歩道での森林浴が楽しめる．特にシンボルツリーである樹齢500年のシナノキは圧巻．龍泉洞入洞：岩泉駅の北東1.5kmにある龍泉洞は，日本三大鍾乳洞のひとつで国の天然記念物にも指定されている．ドラゴンブルーの水を眺め，洞内で気持ちを落ち着かせることができる． 〈2・3日目〉渓流コース（大川七滝），海辺のコース（熊の鼻）	標高（平均）：916m 森林植生：シラカバ，ブナなど 拠点施設：〈ホテル龍泉洞愛山〉季節料理，山菜やきのこ収穫体験ができる．うれいらの湯（炭の湯）も人気．〈龍泉洞温泉ホテル〉炭風呂（貸切風呂）は，備長炭を使用しており，遠赤外線効果がある．旬の食材を使った料理も好評．
代表的なロード	【カタクリが群生する「セラピーロードA」】1周約4km．南側は起伏のある草原，徒歩めやすい時間は約90分．県立自然公園の指定を受け，シラカバやブナの広葉樹林やカタクリ，レンゲツツジ，アヤメなどの山野草の宝庫として知られている．森の香りや澄み渡った空気，そして季節を映す森の色彩や景観は，訪れた人々に癒しを提供してくれる．また，広大な草原では短角牛が悠々と草をはむ大放牧場を目にすることができる．	特産品：龍泉洞の水，いわいずみ短角牛，岩泉ヨーグルト アクセス：JR「盛岡駅」から国道455号線経由で60分，50.5km. 連絡先：岩泉町 政策推進課 TEL：0194-22-2111 URL：http://www.town.iwaizumi.iwate.jp

宮城県登米市
★森林セラピー基地（H20.4認定）　「登米ふれあいの森」

森へ行こう．自然に癒され，自然に学び，自然と遊ぶ．

特徴	仙台から90分圏内のため日帰りでの利用や，併設するキャンプ場宿泊時に気軽に体験できるプログラムがある．「ノルディックウォーキング」「森林セラピーツアー」「森のチカラいただき！樹林気功にもチャレンジ」など，季節に応じて楽しめる．また地域高齢者の健康づくりの場としても活用されており，自治体，大学と連携して開催する「モリモリエクササイズ」は，参加者手作りの竹ストックを活用した体操や散策を組み入れており，毎回50名以上参加する人気プログラム．
代表的なロード	【落ち葉の道】大径木の雑木林があり，明るく四季感にあふれる雰囲気である．ロードは稜線沿いにあり，誰でも気軽に散策をできるうえ，適度なアップダウンがあるため，運動療法にも最適である．ロードの終点は展望広場であり，雑木林を抜けて明るく開放感のある広場に到達した時の達成感がすがすがしい．展望広場からは遠方の稜線まで望むことができる．また，ロード中央（つつじの道分岐点）付近にはタニウツギのトンネルがあり，春の彩りは格別である．

標高（平均）：350 m
森林植生：マツ，コナラ，エゴノキ，タニウツギ，マユミ，ニシキギ
拠点施設：〈登米森林公園〉山間の小さなキャンプ場．コテージ，オートキャンプサイトがあり初心者でも安心して利用できる．
特産品：米，油麩，とよま牛，味噌・醤油
アクセス：三陸道「登米IC」から県道36号線，172号線経由で約20分．
連絡先：登米町森林組合
TEL：0220-52-2075
URL：http://www.forest100.jp/therapy

秋田県鹿角市
★森林セラピー基地（H20.4認定）　森と水の癒し里　かづの

特徴	十和田八幡平国立公園の大自然に抱かれた鹿角市．各地に整備された森林セラピーロードでは，森林浴のみならず渓流や湖沼などの親水空間の癒しも一体的に体感いただける．森林ウォーキングでは，鹿角の森を熟知した「かづの森林コンダクター」のアテンドのもと，座禅や健康呼吸法「八段錦」などでリラックス．森林浴の合間にはクロモジ茶と森の癒し弁当で小休憩．夜には「かづの森の癒し宿」で自慢の温泉と旬の地場食材を満喫し，思い思いのくつろぎの時間を過ごしてみては．
代表的なロード	【ブナの原生林と高山植物に魅了される「八幡平森林セラピーロード」】標高950 m地点に広がる八幡平大沼．季節に応じて高山植物や紅葉に彩られる沼畔の情景はまさに色彩の楽園．その周囲に整備された大沼自然研究路は，気軽に散策できる1周1.3 kmの平坦なコースであり，森と水の癒しを直に体感できる高原の小道となっている．周囲には効能豊かな温泉が点在し，日帰り温泉施設「八幡平ふれあいやすらぎ温泉センターゆらら」は，八幡平森林セラピーステーションとしての機能も持ちあわせている．

標高：最高地点1150 m/最低地点174 m
森林植生：ブナ林，秋田スギ林，針広混交林
拠点施設：〈中滝ふるさと学舎〉鹿角市の森林セラピーの北の拠点となる．木造旧校舎を活用した交流施設．
特産品：きりたんぽ，鹿角りんご，かづの北限の桃，かづの牛，八幡平ポーク
アクセス：JR「盛岡駅」から東北道高速バスで85分，85 km．
連絡先：鹿角市　産業活力課
TEL：0186-30-0248
URL：http://forest.kazuno-furusato.jp/

山形県小国町
★森林セラピー基地（H18.4認定）　白い森の国　ブナの森　温身平

特徴	磐梯朝日国立公園・飯豊連峰の麓に広がる美しいブナの森「温身平」は，マタギ文化の里でもある．そんな温身平を，案内人に導かれて歩けば，人と自然が共生する森の奥深さを感じさせてくれる．ロードに沿い流れる清流玉川の水面は，澄み切ったエメラルドグリーン．美しい小鳥のさえずり，柔らかな木漏れ日に包まれながら地元産食材を使ったセラピー弁当を広げれば，味覚をも楽しませてくれる．トレッキングの後は名湯「飯豊温泉」に身を沈める．ぬるめの湯がほどよく疲れた体に心地いい．時間がゆっくりと流れる「癒しと潤いの特別の空間」がそこにはある．
代表的なロード	【メインロード】森の中に足を進めると，樹齢250年，高さ30 mを超えるブナの老木，森の巨人たち百選にも選ばれたヤチダモの大木が出迎えてくれる．新緑の季節には輝く若葉が目にまぶしく，紅葉の季節には色づいた葉が目にやさしい．なだらかな散策路は適度に歩きやすく，清流玉川がもたらすひんやりとした風が火照った体に心地いい．踏みしめる落ち葉が音色を奏で，澄んだ空気が心身をリラックスさせてくれる．

標高（平均）：450 m
森林植生：ブナ，ミズナラなどの落葉広葉樹林
拠点施設：〈飯豊温泉　飯豊梅花皮荘（いいでかいらぎそう）〉800年の歴史をもち，マタギによって発見された名湯「飯豊温泉」は，病気やケガが治ると評判．
特産品：山菜，きのこ，岩魚，つる細工
アクセス：山形新幹線「米沢駅」からJR米坂線で約90分，「小国駅」から町営バスで約40分．
連絡先：小国町　産業振興課
TEL：0238-62-2416
URL：http://www.town.oguni.yamagata.jp/

茨城県大子町

★森林セラピー基地（H28.3認定）　茨城だいご癒しの森

特徴	日本三名瀑の1つ「袋田の滝」をはじめ，鮎釣りで有名な「久慈川」など美しい水景色や里山，棚田などの日本の原風景を楽しみながら緩やかな山林を歩くセラピーハイキング．歩いた後は，奥久慈の天然温泉で心や体をリフレッシュ．リンゴやお茶などの特産品を使用した健康食・伝統食づくりの体験プログラムもある．近隣には，明治期の木造校舎「旧上岡小学校」をはじめ，貴重な歴史的建造物が数多くあり，文化遺産を巡るツアーもお勧めしたい．	標高（平均）：120m 森林植生：スギ，ヒノキ，ナラ，クヌギ，ヤマザクラ，シデ，モミジなど 拠点施設：（奥久慈温泉郷）茨城県内で唯一の温泉郷で，ホテル・旅館・オートキャンプ場や日帰り入浴施設が充実している．温泉は，さらさらと優しい泉質で，美肌に効果がある． 特産品：奥久慈リンゴ，奥久慈茶，奥久慈こんにゃく，奥久慈しゃも，常陸大黒 アクセス：常磐道「那珂IC」から国道118号線経由で60分，46km． 連絡先：大子町まちづくり課 TEL：0295-72-1131 URL：http://www.town.daigo.ibaraki.jp/
代表的なロード	【奥久慈憩いの森　森林浴コース】「緑を育て守ろう大地」というテーマを掲げ，全国植樹祭が開かれた記念の森である．約47haの広大な大地に，スギ・ヒノキや広葉樹の自然林が広がり，ハイキングとともに，バードウォッチングやリースづくり，木工細工，苔玉制作などが体験できる．緩やかで歩きやすい散策路やアスレチック広場が整備され，森林浴の森 日本100選の1つに選ばれている．	

群馬県草津町

★森林セラピー基地（H22.4認定）　健康・観光，自然あふれる草津森の癒し歩道

特徴	草津温泉の中心地，湯畑から徒歩15分で町の喧騒から離れ，別世界の森の癒し歩道に到着．セラピーガイドと一緒にアカマツのバージンチップを踏みしめ，森を散策すれば森の中でそよ風に包まれながら沢の音を聞き，ダケモミやコアジサイ・シロネなどいろいろな香りを感じることができる．森林セラピスト・ガイドがお客様にあわせて草津の森を案内するツアーは「森のティータイム」や呼吸法はその日のガイドで異なるためとても楽しみ（2時間体験コース）．予約制でセラピーサンドイッチも可．	標高（平均）：1200m 森林植生：カラマツ林，ダケモミ林，アカマツ林など針広混合林 拠点施設：コースの近隣にホテルビレッジ，コンビニあり，町の中心湯畑まで徒歩15分．宿泊施設や温泉施設も多く多様な利用ができる． 特産品：ベニバナインゲン（花豆） アクセス：関越道「渋川伊香保IC」から60km． 連絡先：草津町　観光課 TEL：0279-88-7188 URL：http://ecotourism.or.jp/kusatsu-fo/index.html
代表的なロード	【草津森の癒し歩道ロイヤルコース】1周1.2kmで毎年4月にアカマツバージンチップを敷き込んでいるため，歩くたびに優しいアカマツの香りが漂う．カラマツ林にコシアブラ，カエデ，クリ，ミズナラ，ダケモミや，ヤマアジサイ，コアジサイなどが人気，傘モミの広場・サワラの広場・そよ風の広場の3つの広場ではヨガや呼吸法などのプログラムができる．コースは標高差が50mとほぼ平坦で誰でも散策でき，新緑・秋の紅葉と1年を通じて人気．	

群馬県渋川市（赤城自然園）

★森林セラピー基地（H26.4認定）　花も木も訪れる人もしあわせになる「癒しの森」

特徴	およそ30年かけて再生した「癒しの森」．120haの広大な森には，昆虫類1810種，鳥類77種，哺乳類15種，植物662種が確認されるほど豊かな自然が育まれ，稀少種を含む花々や木々を四季折々楽しめる（一般開園60ha）．バーク（木の皮）を敷いた心地よい遊歩道，木陰に佇むベンチ，のんびり寛げるしばふ広場など，ゆったり森林浴を楽しむ環境が整っている．見頃の花やスポットを案内するガイドツアー，心身ともに安らぎ時間を過ごす方法や森林浴効果を紹介する森林セラピー講座，夜の森を散策するナイトハイクなど，森を楽しむプログラムが充実しており老若男女が楽しめる．	標高：600〜700m（赤城山西麓） 森林植生：アカマツ，スギ，ブナ，コナラなど 拠点施設：敷島・伊香保温泉をはじめ少し足をのばすと草津・四万温泉など名湯の宝庫．名産の蕎麦や水沢うどんなどを堪能できるお店も多数． 特産品：園で作る炭やポストカードなどのオリジナルグッズ，こんにゃく，醤油，銘菓「旅がらす」なども アクセス：関越自動車道「赤城IC」から約10分（練馬から約90分）． 連絡先：赤城自然園 TEL：0279-56-5211 URL：http://www.akagishizenen.jp/
代表的なロード	圧倒されるほどの花々に囲まれる「セゾンガーデン」，多種多様な山野草が咲く「四季の森」，森が広がる「自然生態園」の3エリアがあり，春から秋まで花々が彩る森を楽しめる（高低差も緩やか）．木漏れ日の森を散策する「森林セラピー実験ルート」，シャクナゲをはじめ和洋さまざまなツツジが彩る「散策の小径」，シラネアオイが一面に咲く「シラネアオイの苑」，夏は新緑，秋は黄葉に包まれる「ブナ林」など見どころ多数．	

群馬県甘楽町
★森林セラピー基地（H26.3認定）　**甘楽町森林セラピー基地**

特徴	群馬県の南西部に位置する甘楽町は，上毛三山（赤城山・榛名山・妙義山）をはじめ上信越国境の山並みや浅間山が一望でき，自然に囲まれた風光明媚な町である．森林浴効果を医学的に検証した実験の結果，森林セラピー基地認定を2014（平成26）年3月に受けた．町には復元されたばかりの国指定文化財名勝「楽山園」や，文化的景観価値のある石積集落など優れた歴史資源が多く，これらを有効に活用しながら，当町オリジナルの森林セラピープログラムを開発，提供していく．	**標高（平均）**：700m **森林植生**：アカマツ，コナラ，イロハモミジなど **拠点施設**：〈甘楽ふるさと館〉町営の宿泊施設として，農作業体験や手作り工作などメニューを提供している． **特産品**：こんにゃく，上州和牛 **アクセス**：関越道「富岡IC」から30分．
代表的なロード	「八幡山夕陽丘コース」は，里山のコースであり，アカマツ，コナラの二次林は木漏れ日が入る，明るい林内環境が特徴となっている．トレイルはウッドチップが敷きつめられ，大変歩きやすく，フィトンチッドの香りが嗅覚を刺激してくれる．近隣には，2014年に世界遺産に登録された富岡製糸場があり，当コースの周辺も養蚕農家群の歴史的町並みが見られる特徴的なトレイルである．	**連絡先**：甘楽町 産業課 TEL：0275-74-3131 URL：http://www.town.kanra.lg.jp

群馬県上野村
★森林セラピー基地（H21.3認定）　**上野村，源流の森を貸切にする贅沢**

特徴	車両の入場を制限しているため，森林セラピーの当日は森がセラピー参加者だけで貸切となる．携帯電話の電波も入らないので，外界から完全に切り離され，広大な森林の中で聞こえるのは自然の音のみという森林セラピー（日帰り）は非常に人気がある．また，特製の地産地消の豪華なお弁当や，美肌成分が特徴の天然温泉も好評．新緑の時期には緑のトンネルをくぐり，紅葉の時期には落ち葉の絨毯と桂の木の甘い香りに癒やされる．他のことを忘れて，ただ森に癒やされる贅沢な時間を楽しんでもらえる．	**標高（平均）**：約1200m **森林植生**：ブナを中心とする落葉広葉樹林．代表的な樹種はトチ，ミズナラ，カツラ，コメツガ，シラビソ，オオシラビソなど **拠点施設**：〈しおじの湯〉メタケイ酸を多く含み，飲泉もできる温泉施設．神流川沿いにあり露天風呂からは清流を眺めることができる． **特産品**：イノブタ，十石みそ，木工品，きのこ **アクセス**：上信越道「下仁田IC」から30分，25km．
代表的なロード	【中之沢源流域自然散策路】全長12.6kmのルート沿いに，関東では失われつつある貴重な自然生態が凝縮されている．自然豊かな上野村の中でも抜群の自然景観を誇る森林地区といえる．国土交通省の水質調査が始まった2004年以降ほぼ毎年（2009年以外），関東で最もきれいと証明された神流川（利根川水系）の源流域のひとつである．またエリア内は，自然景観および環境に配慮した「環境優先型観察形態」を意識し，車両規制制度を設けている．	**連絡先**：上野村産業情報センター TEL：0274-20-7070 URL：http://www.uenomura.jp/

千葉県南房総市
すぐそこ！　あったか南房総
★森林セラピー基地（H26.3認定）　**海・里・人が織りなす癒しの森**

特徴	海に囲まれた南房総の中でも特に海を身近に感じることができる「大房岬・海と自然の道」．一年を通して緑を湛える森を散策しながら時には木漏れ日の中ハンモックでリラックス．そして森を抜けるとそこには大きな海が．海のミネラルを含んだ風を受けながら東京湾の向こうに富士山，南には伊豆大島を望む．砂浜では波打ち際を裸足で歩きながら綺麗な貝やビーチグラスを見つけてオリジナルの万華鏡を作ることもできる．磯場では海の生き物との素敵な出あいがあるかも！	**標高（平均）**：200m **森林植生**：マテバシイやタブノキ，スダジイなどの常緑の樹木 **拠点施設**：道の駅とみうら枇杷倶楽部，道の駅ローズマリー公園，道の駅和田浦WA・O！ほか，市内道の駅は地域の特色を活かして運営している． **特産品**：ビワ，食用ナノハナ，イセエビ，房州うちわ **アクセス**：東京から東京湾アクアライン，館山道経由で90分．
代表的なロード	【大房岬・海と自然と歴史の道】千葉県立の大房岬自然公園内にあり，メインロードは舗装されウォーキングに最適．コースは変化に富んでおり，鏡ヶ浦を望む展望は素晴らしい．大房岬は太平洋戦争まで，日本の防衛の砦として使用され，今も大房岬砲台跡（東京湾要塞）など戦争遺跡が残っている．先端部の海触崖や，伝説をもつ洞穴など，景勝地も多数ある．晴れた日は夕日，富士山を望むことができる．	**連絡先**：南房総市 観光プロモーション課 TEL：0470-33-1091 URL：http://www.mboso-etoko.jp/therapy/

東京都奥多摩町
★森林セラピー基地（H20.4認定）　奥多摩町，「おくたま巨樹に癒される森」

特徴	奥多摩の大自然を満喫する1泊2日のセラピーツアー．1日目は登計トレイルへ．午前は森林ヨガ体験，お昼はセラピー弁当を堪能し，午後はガイドウォークに出発．町認定の「森林セラピーアシスター」が案内してくれる．ガイドウォーク中には，「奥多摩式森林深呼吸法」と「森のティータイム」の2つを体験．夜は癒宿に宿泊し，町特産の料理を楽しむ．その後はナイトプログラムの星空観察会．2日目は山のふるさと村へバスで移動．午前は湖畔をガイドウォーク．お昼はそば打ちを体験し，自分で打ったそばが昼食となる．午後は，陶芸や木工などの体験をし解散となる．
代表的なロード	【香りの道「登計トレイル」】奥多摩総合運動公園上部にある香りの道「登計トレイル」は，世界初の森林セラピー専用に整備されたコースである．コースの全長は1.3kmで高低差は50m，体が不自由な方も利用できるよう車椅子用のモノレールも設置している．コース内には，3か所のステーションがあり，ガイダンスや健康チェックなどを行う．また，森林ヨガや座禅ができる広場や星空観察が体験できる専用の椅子も設置している．

標高：330〜500m
森林植生：スギ・ヒノキ林，広葉樹林など
拠点施設：登計トレイル，山のふるさと村，セラピー専用癒宿4軒
特産品：わさび，しいたけ，奥多摩ヤマメ，治助（じすけ）イモ
アクセス：「新宿駅」からホリデー快速おくたま号で90分．
連絡先：おくたま地域振興財団
　TEL：0428-83-8855
　FAX：0428-83-8856
　URL：http://okutama-therapy.com/

東京都檜原村
★森林セラピーロード（H19.3認定）
東京の奥座敷　〜自然とのふれあい　やすらぎの森〜
東京都檜原都民の森　〜大滝の路〜

特徴	東京の西に位置する檜原村は，標高1500m級の奥多摩三山に囲まれた東京都多摩地域で唯一の村であり，豊かな大自然が魅力．村内にある「檜原都民の森」は，都心から約2時間で通える森として，毎年多くの人が訪れる．本ロードのセラピーは，セラピーロードおよび周辺の散策を行い，昼食として都民の森のレストランで地場産材の野菜中心のセラピー食をとり，檜原温泉センター「数馬の湯」で入浴するというコース．都民の森を楽しむための拠点「森林館」では，美しい映像や写真パネルで森の様子や森にすむ動植物を紹介している．館内には休憩室，レストランも．
代表的なロード	【大滝の路】檜原都民の森の森林館から三頭大滝までの約1kmの遊歩道．檜原都民の森の中でもゆるやかで，ウッドチップが一面に敷かれ，フワフワと歩きやすい道になっている．お年寄りや車椅子の方でも気軽に散策できる．途中にある展望地からは天気の良い日には都心の高層ビルまで見ることもできる．終点の三頭大滝には滝見橋があり，都指定名勝となっている落差30mの名瀑を間近で見られる．

標高：1040〜1100m
森林植生：ブナ，トチ，カツラ，スギ，ヒノキなど
拠点施設：〈森林館〉都民の森を楽しむための拠点．
特産品：じゃがいも焼酎，ゆずワイン，こんにゃく，檜原漬
アクセス：□JR五日市線「武蔵五日市駅」より西東京バス75分．◆圏央道「あきる野IC」，「日の出IC」から五日市街道経由37km，60分．
連絡先：檜原村　産業環境課　産業観光係
　TEL：042-598-1011
　URL：http://www.hinohara-mori.jp/

神奈川県厚木市
厚木市，散策の里　七沢
★森林セラピー基地（H19.3認定）　〜都心から50分．豊かな自然がそこにはある．〜

特徴	森林セラピー基地内には，「美人の湯」として定評のある東丹沢七沢温泉郷や飯山温泉郷があることから，気軽に日帰りで森林セラピー体験がしたいという方，またゆっくり宿泊しながら森林セラピーを体験したいという方，どなたにでもお楽しみいただける．さらに，厚木市の森林セラピー基地は，温泉だけではなく，病院や森林公園などたくさんの施設にも恵まれている．また，「厚木市森林セラピー基地推進協議会」が主催する森林セラピー体験ツアーを月2回（7，8月を除く）実施し，「森林セラピー基地案内人」と一緒に森林セラピー基地内を巡ることができる．現在，27名の案内人が厚木市で活動している．
代表的なロード	【二の足林道】舗装された林道を歩くこのコースは，約200mの山神隧道を抜けると谷太郎川を望む渓谷に変わり，先は大山に向かう登山道となる（総延長距離約3.5km/約130分）．【その他のロード】鐘ヶ嶽ハイキングコース，白山順礼峠ハイキングコース

標高（平均）：400m
森林植生：シデ林，コナラ林，針葉樹林，ヒノキ林など
拠点施設：〈東丹沢七沢温泉郷，飯山温泉郷〉「美人の湯」として定評のある温泉旅館では，露天風呂や猪鍋や鮎料理などの郷土料理を楽しむことができる．
特産品：イチゴ，梨，ブドウ，カボス，トマト，豚肉，鮎
アクセス：「新宿駅」から小田急線急行で「本厚木駅」まで約50分．
連絡先：厚木市　観光振興課
　TEL：046-225-2820
　URL：http://www.city.atsugi.kanagawa.jp/

神奈川県山北町
★森林セラピー基地（H23.4認定）　山北町，森林（もり）のおもてなし　や・ま・き・た

特徴	神奈川県の西部に位置する山北町は都心からのアクセスがよく，町域の9割が丹沢山塊に覆われている。町内に存在する豊富な自然・景勝的資源，歴史や文化的資源を融合した，子供や高齢者でも安心して歩ける「河村城跡コース」や，森林地域における健脚コース「西丹沢西沢コース」，一般コース「箒杉・大滝コース」を設定している。イベントでは「セラピー弁当」も用意．森林セラピーを体験した後は，「さくらの湯」に入浴することで日頃の疲れを癒すことができる。
代表的なロード	【河村城跡コース】全長約2.5km，所要時間は約2時間．四季の花々や吹き抜ける風の心地よい「風の道」，富士山が木々の隙間から見え隠れするポイントなどがある．「日本の滝百選」に選ばれた洒水の滝に立ち寄ることもできる．【西丹沢西沢コース】全長約4.2km，所要時間は約4時間．西丹沢の清流「河内川」と山々の織りなす景観を楽しんだ後，西沢渓谷に沿って散策すると，ミツマタ群生や渓谷美，下棚の滝，本棚の滝が訪れる人たちを癒してくれる。

標高：90～600m
森林植生：ブナ，ヒノキ，スギ，ヤマザクラなど
拠点施設：健康福祉センター「さくらの湯」
特産品：ミカン，足柄茶
アクセス：□JR御殿場線「山北駅」降りてすぐ．◆東名高速道路「大井松田IC」から国道246号線を御殿場方面へ車で15分．
連絡先：山北町 保険健康課 健康づくり班
TEL：0465-75-0822
URL：http://www.town.yamakita.kanagawa.jp/

神奈川県箱根町
★森林セラピー基地（H28.3認定）　箱根町，私を癒す森と湖

特徴	首都圏からアクセスのよい富士箱根国立公園の自然の中，ゆったりと水をたたえる芦ノ湖を眼下に見下ろすことのできる，芦ノ湖南岸に半島状に突き出た広さ44.4haの箱根やすらぎの森．この森で箱根の自然に触れて五感を取り戻すことを目的に，箱根が大好きな女性達のコミュニティ「はこねのもり女子大学」と協働で「はこじょ森林セラピープロジェクト」を推進．芦ノ湖の湖岸を歩き，たどり着いた白浜で癒しのヨガを体験．森でのランチを体験するワンバーナークッキングも開催．
代表的なロード	【四季折々の植物が迎えてくれる『やすらぎの森セラピーロード』】標高730～770mの霧が発生しやすい地域のため，ブナの壮齢木をはじめ，シダ以上の高等植物が489種，哺乳類21種，鳥類87種，爬虫類11種，両生類5種のほか，昆虫やキノコなど多数が観察できる往復約1kmの手軽なコース．ロードの高低差は40mで，駐車場のほか，3か所のトイレ，5か所の芝生の広場がある．中心施設の森のふれあい館では，展示のほか，工芸体験や園内を巡るウォークラリーなども体験できる．

標高（平均）：750m
森林植生：スギ林，カエデ科，ブナ科など
拠点施設：やすらぎの森の中心施設である森のふれあい館では，植物や動物の展示を通して自然のすばらしさ，森林の大切さを理解できる．
特産品：ワカサギ，ニジマスなど
アクセス：JR「小田原駅」から元箱根・箱根町行バスに乗り終点下車．熱海行または三島行に乗換えて「箱根やすらぎの森」下車．
連絡先：箱根町森のふれあい館
TEL：0460-83-6006
URL：http://www.hakone.or.jp/morifure/index.htm

新潟県妙高市
★森林セラピー基地（H20.4認定）　自然と自然になれる　国立公園 妙高

特徴	森と草原，湖や池，川，ブナの自然林など，妙高山麓はバラエティに富んだ自然が多い．魅力が盛りだくさんの「国立公園 妙高」を，森林セラピスト・セラピーガイドの資格をもった自然ソムリエが案内する．スタート→木陰や白樺の林の中で瞑想→五感をフルに使って針葉樹の森をゆっくり散策し清水ヶ池へ→池で座観タイム．一人ひとり好きな場所で，座ったり寝転んだりしてのリラクゼーション→平成の名水百選の「宇棚の清水」までのせせらぎで腹式呼吸などのリラクゼーション→宇棚の清水で一休み→ゆっくり散策しながらゴール．
代表的なロード	【笹ヶ峰一周歩道】標高1300mの高原は夏でも涼しく，日本百名山の「妙高山」の伏流水が湧いて出てきているといわれ，平成の名水百選に選ばれている．冷たい宇棚の清水や，イワナやニジマスが生息する清水ヶ池がある．また日本最大級といわれるドイツトウヒ林やブナ，ミズナラ，トチノキの自然林を縫う遊歩道は，四季折々の変化が素晴らしい．妙高には全部で6つの森林セラピーロードがある．

標高：50～1300m
森林植生：ドイツトウヒ林，ブナ林，ミズナラ林，トチノキ，スギなど
拠点施設：7つの温泉地，5つの泉質，3つの湯色が楽しめる「妙高高原温泉郷」
特産品：米，地酒，トマト・トウモロコシなどの高原野菜，笹ずし
アクセス：北陸新幹線「上越妙高駅」から，えちごトキめき鉄道「妙高高原駅」もしくは「新井駅」で下車（森林セラピーロードの場所により下車駅が異なる）．
連絡先：妙高市 観光商工課
TEL：0255-74-0021
URL：http://www.city.myoko.niigata.jp/

新潟県津南町

★森林セラピー基地（H20.4 認定）　「高原のリフレッシュ空間つなん」〜いやしと絶景のふるさと〜

特徴	河岸段丘やブナ林を歩き，水中運動やノルディックウォーキングなどの健康増進プログラムを体験．セラピーロード散策前と散策後にストレスチェック（血圧，脈拍測定など）を行う．ブナ林があるコース内では，森との会話や森を感じることを目的とした時間をガイドとともに過ごす．その他，名水竜ヶ窪，河岸段丘花火見物，収穫体験，温泉入浴など津南町全体（津南の観光資源）を含めた形でのプランを提供している．昼食には，農家の女性が手作りした地元食材を使った「森林セラピー弁当」も用意している．	標高（平均）：720m 森林植生：ブナ，ナラ，カラマツ，シラカバ，スギなど 拠点施設：〈マウンテンパーク津南〉森林セラピーロードに最も近い宿泊施設．ロッジからは日本一の河岸段丘が眺望でき，冬は目の前がスキー場になる． 特産品：魚沼産コシヒカリ，アスパラガス，雪下ニンジン，スイートコーン，地酒，木工芸品 アクセス：関越道「塩沢石打 IC」から約 36 km． 連絡先：津南町 地域振興課 グリーン・ツーリズム推進室 TEL：025-765-3115 URL：http://www.bunamori.net/
代表的なロード	【秘境の森で癒される．「河岸段丘絶景ロード」】河岸段丘絶景ロードは，河岸段丘や信濃川，越後の高山などの眺望もでき，日本の原風景を感じることができるコースである．また，主な植生はブナであり，特にこの樽田のブナ林は，町の人にさえあまり知られていない秘境の森である．とても美しいブナの純林を楽しむことができる．また，ロード内には3つのコース（じょんのび，旧道〜尾根，周遊）があり，目的などにあわせて歩くことができる．	

富山県富山市

★森林セラピー基地（H21.3 認定）　富山市・立山山麓癒しの森で「森林セラピー」を！

特徴	心洗われるような立山山麓「癒しの森」森林セラピー基地を満喫する1泊2日のツアー．澄み渡る森の大気，木々を渡る風の音，清流のせせらぎ，鳥のさえずり，目に鮮やかな木々の緑も可憐な花も……．私たちを心穏やかに癒してくれる，心地よい空間がここにある．夜は満天の星空ウォッチング，翌日は静から動へアクティブにジップライン・アドベンチャー体験！　鳥のように富山平野，富山湾や立山連峰を眺め，森の中を滑空する爽快絶叫を楽しめる．	標高（平均）：600m 森林植生：ブナ林，白樺，針葉樹林など 拠点施設：癒しの宿（ホテル，ペンションなど20施設） 特産品：粟巣野そば，みょうが寿司 アクセス：□「電鉄富山駅」から「立山駅」まで約60分．「富山空港」から約40分．◆北陸道「立山 IC」から約30分． 連絡先：大山観光開発（株） TEL：076-482-1311 URL：http://www.tateyama36.co.jp/
代表的なロード	【大品山自然歩道（上級者コース）】立山山麓あわすの平を行く道の白樺平からの出合いから，スキー場を歩く道の極楽坂山，ゴンドラ山頂展望台，ゴンドラ山頂駅，そして瀬戸蔵山，大品山へと続くコースと，瀬戸蔵山から龍神の滝，百間滑そして立山山麓家族旅行村へと続くルート．雪解けにはユキツバキ，春にはカタクリ，夏には涼風，秋には紅葉とオールシーズン自然が楽しめる散策道である．	

富山県上市町

★森林セラピー基地（H24.3 認定）　剱・きらめきの森

特徴	上市町の自然とゆったりとした時の中で自分を見つめる1泊2日のツアー（セラピーガイド付き）．森林散策は寺院参道の並木道や，古来より滝修行の場でもあった渓流へと，バリエーションも豊か．晴れた日は，雄大にそびえる剱岳が望める．古刹 大岩山日石寺の門前街に宿泊，地元の山菜料理の優しい味に癒される．翌日は，境内を散策，3mを超える不動明王磨崖仏は圧巻．散策後は写仏体験で自己と対話し，精神を修養する．写仏は祈祷され，後日自分だけのお守りとして届く．	標高：140〜740m 森林植生：ブナ林，ミズナラ林，ホオノキ林，クリ林，モミ林，タテヤマスギ林など 拠点施設：〈大岩山日石寺門前街（旅館・お食事処）〉大岩の天然水を利用した料理を提供．温泉もあり． 特産品：里芋，生姜，山菜，イノシシ肉 アクセス：□「電鉄富山駅」から富山地方鉄道で「上市駅」へ約16分．◆北陸道「立山 IC」から約5分，「滑川 IC」から約15分． 連絡先：上市町 産業課 TEL：076-472-1111 URL：http://www.town.kamiichi.toyama.jp/
代表的なロード	【厳粛な雰囲気が漂う「トガ並木コース」】全行程1.1km．古刹 眼目山立山寺（がんもくさんりゅうせんじ）の参道に立ち並ぶ樹齢400年以上の「トガ並木」の景観は，神秘的な趣を感じさせる．トガとは，モミの北陸地域での呼称．並木は本堂入口まで300m続き，車椅子の散策も可能．エリア内には，ニホンカモシカが生息し，日がよければニホンカモシカにであうことも．自然と対話し，日常では味わえない情景が迎えてくれる．	

石川県津幡町
★森林セラピー基地（H25.3認定）　津幡町・里山の森と湖　石川県森林公園

特徴	石川県森林公園には，景観に優れた5本のセラピーロードが設置されており，多様な自然を活用したオリジナルの体験プログラムを実施している．「森林セラピープラス」はセラピーロードをゆっくり散策し心身をリフレッシュさせた後，ハーブ教室や森のヨガなど，さらに癒しの体験をプラスしたプログラムとなっている．「森林セラピーユアーズ」は「あなたのための森林セラピー」がコンセプトで，時間やコース，体験プログラム，ランチが選べる．また，森林環境教育を取り入れた団体向けのプログラムとして「森林セラピーアクト（活動）」を実施している．	標高：70m（インフォメーションセンター） 森林植生：コナラ・クヌギなど二次林，カエデ類，針葉樹林など 拠点施設：〈森林公園インフォメーションセンター〉レストランやさまざまなテーマに即した展示室がある． 特産品：マコモ，おまん小豆，カボチャ アクセス：金沢市から車で約20分．北陸道「森本IC」から約20分． 連絡先：津幡町森林セラピー推進協議会（津幡町 産業建設部 農林振興課 森と緑の推進室内） TEL：076-288-6704 URL：http://www.town.tsubata.ishikawa.jp/therapy/
代表的なロード	【MISIAの森コース】朱塗りの吊り橋と深緑の湖面が印象的な「MISIA（ミーシャ）の森コース」は，都市近郊型の森林公園だが，多様な植生と景観を楽しむことができる．標高30〜60m・全行程3.8kmほどのコースで黄葉の葉が美しいラクウショウやコナラ，クヌギなど里山を代表とする樹木があり，冬には水鳥が戯れる加茂池やスギ並木，モミジの森，里山で生活する生き物など，四季を通して森林を楽しむことのできるコースである．	

山梨県山梨市
★森林セラピー基地（H19.3認定）　森林セラピー基地「西沢渓谷」

特徴	2007年に森林セラピー基地に認定された西沢渓谷は，山梨県と埼玉県を結ぶ雁坂トンネルのすぐ近くにあり，七ツ釜五段の滝をはじめとする大小さまざまな滝やシャクナゲ，紅葉が美しく，多くのハイカーが訪れる．西沢渓谷のほか，2012年に新たに認定された「巨峰の丘」「乙女湖」「万葉の森」といった市内の各ロードをセラピーガイドが同行し，森の案内などを行う．また，利用者の心身の健康向上を目指し，医療の視点からコーディネートした宿泊付きプランも提供している．	標高（平均）：450m 森林植生：カエデ，ブナ，ミズナラ，トチノキ，シャクナゲ 拠点施設：〈保健農園ホテル フフ山梨〉「巨峰の丘」ロードでのセラピー体験や宿泊プランの提案． 特産品：ブドウ，桃，サクランボ，ワイン，ほうとう アクセス：□JR「山梨市駅」下車，西沢渓谷入口行きバスで約60分．◆中央道「一宮御坂IC」または「勝沼IC」から約60分． 連絡先：山梨市 観光課 観光企画担当 TEL：0553-22-1111 URL：http://www.city.yamanashi.yamanashi.jp/sight/attract/therapy/
代表的なロード	秩父多摩甲斐国立公園内に位置し，国内屈指の渓谷美を誇る景勝地でもある森林セラピー基地「西沢渓谷」には，2つのコースが整備されている．西沢渓谷を周回する「**西沢渓谷一周コース**」では，七ツ釜五段の滝をはじめ，多彩な表情をみせる渓谷美を楽しみながらウォーキングができる（約10km）．「**三重の滝折り返しコース**」は，西沢渓谷の三重の滝までを歩く比較的平坦なコースで，西沢渓谷をゆっくり楽しみながら森のパワーを感じられる（約5km）．	

山梨県甲府市
★森林セラピー基地（H25.3認定）　誰もが気軽に楽しめる世界文化遺産富士山を望む森

特徴	甲府市街地近郊にある県立武田の杜保健休養林の中核エリアである「健康の森」で行われる，武田の杜セラピーガイドによる半日から1日のプログラム．基地内にはバリアフリー対応の歩道をはじめ，いくつもの歩道がはりめぐらされており，その日の気分や体力に応じ誰でも気軽に森林セラピーを楽しめる．眼下に広がる甲府盆地と，それを取り囲む富士山，南アルプス，八ヶ岳などの山々の眺望に心が解放される．セラピーの後は，武田信玄の隠し湯や昭和の文豪の湯として知られる湯村温泉で汗を流しリラックス．	標高（平均）：600m 森林植生：コナラ・クヌギ・アカマツなど 拠点施設：〈武田の杜サービスセンター〉山梨県有林の木材を使用し建築したサービスセンター．〈湯村温泉郷〉武田信玄公のかくし湯として知られ，歴史ある温泉郷． 特産品：ブドウ，桃，ワイン，ジュエリー，甲州印伝，ほうとう，甲府とりもつ煮など アクセス：JR「甲府駅」から車で20分． 連絡先：武田の杜サービスセンター TEL：055-251-8551 URL：http://y-zouen.jp/takeda/
代表的なロード	【癒やしの小径】尾根沿いに整備された全長1.4kmのバリアフリーコース．高低差も少なく，車椅子やベビーカーでも気軽に森林散策ができる．展望台や木々の間からは甲府盆地や富士山が一望でき，また，標高が600m程度のため雪も少なく冬季の散策も可能で，一年を通して森林セラピーが楽しめる．このほかに「五感の森コース」「外周コース」もあり．	

長野県木島平村

麗しき風　木霊の息吹　潤い小径

★森林セラピー基地（H19.3認定）　**ブナ原生林「カヤの平」**

特徴	上信越高原国立公園の中心地．志賀高原の北に位置するカヤの平高原．標高1400～1700mの間にひろがるこの高原は，現在では希少価値となっているブナの原生林が樹海の様を呈する，わが国有数の森林である．春の残雪の景観における芽ぶき，初夏の新緑の柔らかな緑，秋のブナ林特有の輝く紅葉がすばらしく，神秘的ですらある．この日本一美しいといわれるブナの原生林の散策ツアーを楽しんでもらいたい．また，シラカバの白い樹肌と初夏の青く澄んだ空とのコントラストも，信州を象徴する魅力のひとつ．散策のあとは，ブナ林から流れ出る清冽な水で育った木島平米を村内でご賞味いただきたい．	標高：1350～1750m 森林植生：ブナ原生林，シラカバの群生林など 拠点施設：〈馬曲温泉〉馬曲川の上流，馬曲温泉公園内にある日帰り入浴施設．手打ちそばなど信州の味覚が味わえる食事処も併設する．宿泊施設も民宿からホテルまでそろっている． 特産品：米，各種きのこ，ズッキーニ，アスパラガスほか アクセス：□JR「飯山駅」から車で40分．◆上信越道「豊田飯山IC」から国道403号線へ車で50分． 連絡先：木島平村　交流産業室 TEL：0269-82-3111 URL：http://www.kijimadaira.jp/
代表的なロード	【北ドブ歩道】ブナの原生林の先に広がる約7万m²の北ドブ湿原は，春のワタスゲ，ヒオウギアヤメ，コバイケイソウなど多くの高山植物に恵まれている．夏季には，ニッコウキスゲの黄金色の花が湿原一帯を埋め尽くし，さらにヤナギランの清楚な赤い花が涼風に揺れ動く，初心者でも十分楽しめる優れたロードである．	

長野県飯山市

★森林セラピー基地（H18.4認定）　**森林セラピー基地いいやま「母の森　神の森」**

特徴	飯山市全体が森林セラピー基地になっており，好みにあわせて森を選ぶことができる．「母の森」と呼ばれるブナの森を中心とした斑尾高原エリアとなべくら高原エリア，厳かな雰囲気の杉並木が広がる「神の森」北竜湖エリア．いずれの森を堪能するにも森林散策と森林ヨガがおすすめ．森林散策では森の案内人とともに五感を使って森を楽しむ．森林ヨガはヨガ体験がはじめての人でも無理なく参加できる．特に朝の清々しい空気の中で行うヨガは身も心もリフレッシュできる．	標高：500～1200m 森林植生：ブナ林，ナラ林，スギ林，カラマツ林など 拠点施設：認定宿29軒．ホテル，ペンション，民宿，コテージと好みの宿泊タイプを選べる．いずれもホスピタリティあふれるもてなしが自慢．市内には温泉施設も多数． 特産品：アスパラガス，みゆきポーク，米 アクセス：上信越道「豊田飯山IC」から約40分（なべくら高原・森の家） 連絡先：なべくら高原・森の家 TEL：0269-69-2888 URL：http://www.iiyama-therapy.com/index.php
代表的なロード	【ユニバーサルデザインの歩道「ブナの里山こみち」】なべくら高原にある「ブナの里山こみち」は全長1.2kmのロード．ウッドチップと木道で構成されており，車椅子やベビーカーでも散策できる．距離は短いが，里山の森らしく，スギの森，ナラの森，ブナの森と変化に富んだ森を楽しむことができる．冬期以外は開放しており，誰でも歩くことができる（冬はスノーシューコースとして開放）．	

長野県信濃町

信州・信濃町　癒しの森

★森林セラピー基地（H18.4認定）　**医師のいる森で～失われた時間をとりもどす町**

特徴	北信五岳のひとつ，標高2053mの黒姫山東麓に広がる信濃町は，黒姫高原や野尻湖を擁し，大正時代には宣教師が湖畔に別荘地を拓き多くの文学者が別荘を構えた自然保養地である．町独自の認定資格「森林メディカルトレーナー」が安心・安全のうちに案内する癒しの森®では，どのコースも水に関するもの（小川，池，湖，滝）があり，水療法を体験することができる．ソロと呼ばれる，森の中でたったひとりで過ごす時間はそれまで無意識に感じていたストレスが自覚され，そしてのストレスが消えていくという不思議な時間である．全身がリラックスされ，心身ともに健康な状態が呼び起こされる．	標高（平均）：800m 森林植生：針葉樹林・落葉広葉樹林 拠点施設：アロマやハーブティーなど特別なプログラムを受けられる認定宿泊施設「癒しの森の宿」に宿泊することも可能． 特産品：トウモロコシ，ブルーベリー，ルバーブ アクセス：□北陸新幹線「長野駅」からしなの鉄道で40分，「黒姫駅」から10分．◆上信越道「信濃町IC」から10分． 連絡先：しなの町 Woods-Life Community 癒しの森　受付 TEL：026-255-5925 URL：http://iyashinomori.main.jp/
代表的なロード	【御鹿池（おじかいけ）コース】黒姫高原の森と草原の豊かな自然の中にある，御鹿池を周回できるコースである．遊歩道は，多数整備されていて色々な難易度を楽しめる．リュウキンカが群生する湿原や小さな滝も2つあり，川のせせらぎが聞こえる．車の進入が規制されており，小鳥のさえずりなどもよく聞こえ，静けさを存分に味わうことができる．	

長野県小谷村
★森林セラピー基地（H19.3 認定）　小谷村で森呼吸

特徴	小谷村は面積の88％が森林であり，日本でも珍しい2つの国立公園にまたがる自然豊かな村．そのうちの妙高戸隠連山国立公園にある「鎌池」で行うセラピー体験が人気．周りを見渡せば空と森が広がり，静かに音を聞いてみると鳥のさえずりや水の音，木々が揺れる音しか聞こえない．人工的な音がないブナの天然林で寝そべり，空と木々を見ながらゆっくりした時間を過ごす極上の時間が人気である．
代表的なロード	小谷村にある「栂池自然園」には，標高約1900mへゴンドラとロープウェイを乗り継いで簡単に行ける．月ごとに変わる高山植物が色とりどりに咲いている．園内は木道で整備されており，雄大な北アルプスも展望でき，少し足を延ばして最奥へ行ってみると，通常では見ることのできない北アルプスの景色が待っている．夏は涼しく，秋は紅葉が素晴らしいため，森林セラピーを体験するには最高の場所である．

- 標高：700〜800m
- 森林植生：ブナ林，コメツガ・ウラジロモミ林
- 拠点施設：村内には温泉入浴施設が点在しているほか，ペンションやロッジなどの宿泊施設が多数．なかにはセラピーガイドの宿もあり．
- 特産品：漬物，野豚，ちゃのこ（そばおやき）
- アクセス：中央道・長野道「安曇野IC」から国道148号を約80分．
- 連絡先：小谷村 観光商工係
  - TEL：0261-82-2585
  - URL：http://otari-shinrin.com/index.html

長野県山ノ内町
★森林セラピー基地（H20.9 認定）　ユネスコ・エコパークに登録された雄大な自然を満喫できる「うるわしの森志賀高原」

特徴	長野県の北東部，群馬・新潟・長野の3県にまたがる上信越高原国立公園の中央に位置する志賀高原には，大小70あまりの湖沼や湿原が広がり，多数の動植物が生息する．この豊かな自然を満喫できる本基地では，10月を目安にINFOM主催による「医師と歩く森林セラピーロード」を開催している．医師やガイドとともに，森林セラピーロードをゆっくりと散策したり，歩くのにのんびりと森林浴も可能．ストレスチェックも行える．ユネスコ・エコパークにも登録された，志賀高原の雄大な自然の中で，日頃の疲れとストレスを癒そう．
代表的なロード	【神秘の湖大沼池と四十八池湿原をめぐる「池めぐりコース」】大小さまざまな湖沼や湿原をめぐる，志賀高原を代表するトレッキングコース．全長約9.6kmの雄大なコースには，県の天然記念物に指定されている四十八池湿原があり，その周辺には湿地植物が季節ごとに咲き誇る．大沼池には朱塗りの鳥居が湖畔に浮かび，山々がその周囲を取り囲む．幻想的な雰囲気の中，見所の多いコース．

- 標高：1300〜2300m
- 森林植生：コメツガ，オオシラビソ，クロベ，ミズナラなど
- 拠点施設：広大な志賀高原のエリアには，個性豊かな宿泊施設が点在している．
- 特産品：リンゴ，ブドウ，桃，そばなど
- アクセス：□JR「長野駅」から長野電鉄「湯田中駅」下車，長電バス「志賀高原総合会館98」下車．◆高速道路「信州中野IC」から45分．
- 連絡先：山ノ内町 農林課
  - TEL：0269-33-3112
  - URL：http://www.fo-society.jp/quarter/chubu/yamanouchi.html

長野県佐久市
★森林セラピー基地（H18.4 認定）　佐久市癒しの森〜healing〜「平尾の森」「春日の森」，長寿の里の悠遊セラピー

特徴	信州「佐久」の山里を満喫する1泊2日の森林セラピーツアー．市街地から離れた「春日の森」で，広大なカラマツ林に射し込む木漏れ日を浴び，木々の呼吸を感じながらセラピーロードを歩く．午後は，地元食材を使い，塩分・カロリー控えめな「ぴんころ御膳」で舌鼓を打ち，肌がツルツルになるといわれる「春日温泉」に浸かり，ゆっくりとした時間を過ごす．翌日は，春日温泉からすぐそばの自然に囲まれた馬事公苑で，高原の爽やかさを感じながらの引き馬乗馬体験をし，こころも身体もリラックスする．
代表的なロード	【カラマツの木立に囲まれた「ジリの木の小径」】標高1000mを超える「ジリの木の小径」は，日本でも珍しいヤエガワカンバの大木を見ることができる片道1.3kmのコース．地元では，ヤエガワカンバのことを「ジリの木」ともいう．カラマツの木立に囲まれた高原の爽やかな風を満喫しながら進んだ先には，浅間山や佐久平の景色を一望できる眺望場があり，訪れた人に癒しを与えてくれる．

- 標高（平均）：1050m
- 森林植生：アカマツ林，クリ，コナラ林，カラマツ林，ヒノキ
- 拠点施設：広大なレジャー施設「佐久平ハイウェイオアシス パラダ」（平尾の森），開湯300年以上の春日温泉を引く「もちづき荘」（春日の森）
- 特産品：佐久鯉，リンゴ，地酒
- アクセス：上信越道「佐久平スマートIC」直結（平尾の森），上信越道「佐久IC」から車で約50分（春日の森）．
- 連絡先：佐久市 健康づくり推進課
  - TEL：0267-62-3196（直通）
  - URL：http://www.city.saku.nagano.jp/

長野県南箕輪村
★森林セラピーロード (H18.4認定)　　南箕輪村，癒しの森で心身ともにリフレッシュ
信州大芝高原「みんなの森」

特徴	新日本歩く道紀行100選認定コースに認定されている当セラピーロードで森林浴と温泉浴で体を癒す1泊2日のセラピーツアー．このツアーでは村の健康運動指導士のもとインターバル速歩について学ぶ．ゆっくり歩きと，息が切れるくらいの速歩きを繰り返し行うことで，体力向上や脂肪燃焼に効果があるといわれている画期的なウォーキング方法である．アカマツやヒノキのフィトンチッドを吸収しながらのウォーキング．昼はセラピー健康弁当で舌鼓．午後は森林浴ヨガで癒され，夜は大芝の温泉にゆっくり浸かり，特産の料理を堪能できる．効果的なウォーキング方法を手に入れてほしい．
代表的なロード	【インターバル速歩や動植物観察に適した「リフレッシュコース」】コースにはアカマツやヒノキの巨木が立ち並ぶが，サクラ・カエデなどの広葉樹や多数の山野草も見られる．また平均斜度が4.8％とほぼ平坦なコースであり，道にはウッドチップが敷きつめられているので，足腰にもやさしく，車椅子でも散策できる．

標高（平均）：800m
森林植生：アカマツ，ヒノキ林など
拠点施設：〈スポーツ＆リゾートホテル大芝荘〉木立の中に抱かれた高原の中に建つ温泉宿．ゆったりとしたくつろげる客室や広々とした温泉大浴場があり，静かな雰囲気の中でリラックスできる．
特産品：イチゴ，メロン，リンゴ，行者ニンニクなど
アクセス：中央道「伊那IC」から車で5分．
連絡先：南箕輪村 産業課
TEL：0265-72-2104
URL：http://www.vill.minamiminowa.nagano.jp

長野県上松町
★森林セラピー基地 (H18.4認定)　　森林浴発祥の地　長野県上松町・赤沢自然休養林

特徴	信州の雄大な自然と，充実した検査機器で行う健康診断，「森林セラピードック」．1泊2日のコースで，初日は県立木曽病院で診察を受ける．人間ドックに準じた内容で，個人の健康状態に応じ，医師が赤沢の森林浴の方針をアドバイスしてくれる．翌日には，医師の処方箋に従って赤沢のガイドが散策をサポート．それぞれの健康度に応じた滞在プランが提供される．また，開園中の毎週水曜日～金曜日は，看護師や保健師が森林に常駐．木曜日の夕刻は医師も訪れ，無料の健康相談「森のお医者さん」を提供している．
代表的なロード	【伊勢神宮の御神木を伐採した「駒鳥コース」】赤沢自然休養林をはじめて訪れる人へもおススメの，見どころの多いコース．昭和60年に伊勢神宮式年遷宮の御神木を伐採した森は，樹齢300年を超える木曽ヒノキの天然林．初夏の爽やかな香り，秋の鮮やかな紅葉など，シーズンを通じて楽しめる．冷沢沿いの散策路は，森林セラピーの生理実験が実施されたポイント．せせらぎの音と小鳥たちのさえずりが心身を癒してくれる．

標高（平均）：1100m
森林植生：木曽ヒノキを中心とした針葉樹林．ヒノキ，サワラ，ネズコ，アスナロが自生し，下層には広葉樹が群生する．
拠点施設：〈民宿 去来荘〉園内唯一の宿泊施設．朝夕の散策や四季の素材を活かした料理が楽しめる．
特産品：ヒノキ精油製品（アロマ，入浴剤など），木製品，えごま油
アクセス：中央道「中津川IC」から90分，55km．
連絡先：上松町 産業観光課 商工観光係
TEL：0264-52-1133
URL：http://www.avis.ne.jp/~hinoki/

長野県松川町
★森林セラピー基地 (H23.3認定)　　「およりての森で心呼吸」

特徴	松川町は，長野県の南部，中央アルプスと南アルプスに囲まれ，伊那谷のほぼ中央に位置し，真ん中に流れる天竜川を中心に東西に細長くした形の中山間の町である．松川町の特徴的なプログラムは下伊那郡赤十字病院で行われている，森林セラピーと人間ドックがある．人間ドック受診におよりての森での森林セラピー（ガイド付き）と信州まつかわ温泉「清流苑」の平日宿泊券をセットした健康プランである．また基地内には，フォレストアドベンチャーなどアクティブに体を動かせる施設もあり，ハイブリッドな基地となっている．
代表的なロード	およりての森は，遊歩道にはウッドチップ舗装が敷きつめられ，歩くと足の負担が少なくなるように配慮されている．清流苑，青年の家付近は緑が多く，近くには"池の平"湖もあり，キャンプやバードウォッチングが楽しめる．暑い夏に涼しいおよりての森で森林浴をして，癒しの空間を散歩してみるのはいかがだろうか．

標高（平均）：700m
森林植生：針葉樹林，ヒノキ林など
拠点施設：〈信州まつかわ温泉 清流苑〉9つのお風呂，屋内温水プール，スポーツ施設，フォレストアドベンチャー・松川など盛りだくさんの温泉施設．
特産品：サクランボ，梨，リンゴなど，多種多品目にわたり果物狩りなどの観光が通年で展開されている．
アクセス：中央道「松川IC」より約10分．
連絡先：信州まつかわ温泉 清流苑
TEL：0265-36-2000
URL：http://www.seiryuen.jp/

長野県阿智村 (ヘブンスそのはら)

★森林セラピーロード (H22.4認定) **日本古来種　ヤマトイワナの住む原生森　「いわなの森」**

特徴	標高1300ｍの高原に残る原生林の中をゆっくり散策するコース．優しい木漏れ日や，すり抜けるそよ風，小川のせせらぎを感じながら，日本の中部地方にしか生息しないヤマトイワナの息吹を感じることができる．日本の東西の植生が交わる珍しい場所で，春の水芭蕉，夏のヤマオダマキ，秋の紅葉，冬のスノーシューなど，四季折々の景色があり，いずれの季節も訪れたくなる魅力に満ちている．日本百名山の二十三座が一望できる富士見台高原のトレッキングや，古代東山道のロマンを感じる園原の里の散策もおすすめ．	**標高（平均）**：1350ｍ **森林植生**：カラマツ，ブナ，ミズナラ，ダケカンバ，ズミ，ツガ，カエデ，ヒノキなど **拠点施設**：日本一の泉質を誇る昼神温泉郷．健康・美肌の効能がある21の癒しの宿から選べる． **特産品**：蕎麦，ニンニク，菊芋，ミョウガ，トウモロコシ **アクセス**：中央道「園原IC」から車で5分．名古屋から約60分． **連絡先**：ヘブンスそのはら TEL：0265-44-2311 URL：http://mt-heavens.com/
代表的なロード	【標高1300ｍの原生林「いわなの森」】日本古来種のヤマトイワナが住むこの森は，豊かな原生林に育まれた水や空気がとても綺麗で，環境省認定．日本一の星空に選ばれるほど．1周2.3kmのコースは，軽快なデッキロードやカラマツの落葉絨毯の小径などバリエーション豊富で，歩くだけでも楽しめる．さまざまな樹木や花々を眺めながら散策し，リラックスできる専用のベンチでゆったりと滞在できる．	

岐阜県本巣市

★森林セラピー基地 (H27.3認定) **本巣市セラピー基地**

特徴	樹齢1500年あまりの淡墨桜で知られる本巣市では，2015年3月に岐阜県内ではじめて森林セラピー基地およびロードの認定を受けた．淡墨桜に近く高低差がもっとも少ないお手軽コース，うすずみ温泉に近く高低差があまりない比較的のんびり周遊できるコース，高低差が大きく登山感覚で比較的長距離を歩く周遊コースと3つのセラピーロードがあり，自分好みのロードを選び，本巣市の豊かな自然を体感しながら，心身ともにリフレッシュすることができる．	**標高**：250ｍ（NEO桜交流ランド） **森林植生**：スギ，ヒノキなど **拠点施設**：〈うすずみ温泉（温泉館，ホテル館）〉露天風呂と四季折々の素材を贅沢に使った料理が味わえる． **特産品**：富有柿，イチゴ，まくわうり **アクセス**：名神高速道「岐阜羽島IC」から約80分． **連絡先**：本巣市 企画財政課 TEL：0581-34-5024 URL：http://www.city.motosu.lg.jp/sight/therapy/
代表的なロード	【NEO桜交流ランド四季彩の道】NEO桜交流ランドを周遊するロードは，一面に広がる豊かな自然に囲まれ，清流根尾川の静かなせせらぎを聞きながら霊峰能郷白山から続く稜線を眺めれば心が「ほっと」温まるロードである．心を温めたら伊勢湾の太古の海水が源といわれているうすずみ温泉で身体を癒し，地産地消の料理を味わうのもよし，パターゴルフなどのアクティビティを楽しむのもよしと1日中くつろげる．	

静岡県河津町

★森林セラピーロード (H19.3認定) **伊豆元気わくわくの森　「鉢の山森林セラピーロード」**

特徴	森の自然があやなす風景や香り，音色や肌触りなど，森のいのちや力を実感することによって，私たちの心身に元気を取り戻させようとするもの……．それが森林セラピーである．伊豆元気わくわくの森公園内の「鉢の山森林セラピーロード」は，静岡県内ではじめて認定を受けた森林セラピーロードで，鉢の山の山頂からは天城連山や伊豆七島が一望でき，樹齢100年のヒノキ林や植物も豊富で自然観察・森林浴が楽しめる．	**標高**：600ｍ（セラピーロード） **森林植生**：スギ・ヒノキ林，広葉樹二次林 **拠点施設**：町内には温泉旅館・ホテルなど多数． **特産品**：わさび，カーネーション，柑橘など **アクセス**：東名「沼津IC」から90分，60km． **連絡先**：河津町 産業振興課 TEL：0558-34-1946 URL：http://kankou.town.kawazu.shizuoka.jp/
代表的なロード	【鉢の山森林セラピーロード】川端康成の名作『伊豆の踊子』の舞台になった湯ヶ野温泉の北東に位置する鉢の山は，約3万6000年前の噴火でできたスコリア丘で，お鉢を伏せたような形が特徴．河津桜の咲く桜の丘を通る桜の小道，スギ・ヒノキの林を抜ける森の小道，天城連山や三筋山が望める山頂広場，樹齢100年のヒノキがしげる山頂をめぐる周遊路があり，中心付近には江戸時代に安置されたと伝わる20体あまりの石仏群などが楽しめる．時間や体力にあわせてさまざまなコースの選択ができるコース配置となっている．	

三重県津市
★森林セラピー基地（H20.4認定）　健康の郷美杉〜都市近郊の癒し空間〜

特徴	豊かな自然環境を満喫する日帰り体験プログラムとして，利用者のニーズにあわせてメニューを選べる．癒し効果を体感できるようにセラピストが森での過ごし方を提案する．森林安息のために地域産材で作られた専用ウッドデッキもある．ネイチャーヨガ，ネイチャーゲーム，アロマ，樹木とセラピストの個性的なプログラムを自由に組み合わせ，自分好みの森林セラピーを体験することができる．また，地元の魅力や歴史を語るガイドも丁寧に案内してくれる．	標高（平均）：300m 森林植生：スギ・ヒノキ林，シャクナゲ群生地 拠点施設：地域住民運営の「たろっと三国屋」「農家民泊なかや」「林家民泊ほたるの宿」のほか，市営宿泊施設，美杉リゾートもある． 特産品：しいたけ，こんにゃく，お茶，アマゴ，漬物，芭蕉菜など アクセス：「中部国際空港」からエアポートライン津経由で公共交通機関にて約120分． 連絡先：津市　美杉総合支所　地域振興課 TEL：059-272-8082 URL：http://www.fo-society.jp/quarter/chubu/tu.html
代表的なロード	標高約1000mの美杉の屋根でもある大洞山（おおぼらやま）の中腹を通る「大洞山石畳コース」は，多種多様な広葉樹が織りなす天然トンネルと，苔むした石畳が象徴的な豊かな自然環境を満喫できるコースとなっている．高低差も少なく，利用者を選ばない．また基終点には，グループでも森林安息やヨガに利用できる天然木の木製デッキがあり，寝そべって木々を眺めたり，座って遠景を座観しながらリラックスできる．	

滋賀県高島市
★森林セラピー基地（H20.4認定）　〜聴こえてくる森の揺らぎ〜　琵琶湖の水源をめぐる里山の旅

特徴	沢沿いに川のせせらぎを聞きながら歩く，琵琶湖の水源をめぐるセラピープログラム．木々に差し込む光や川の流れる音など，自然の揺らぎを感じながら「呼吸法」「水療法」「瞑想」などのメニューを行う．途中，木々の間から琵琶湖が望め，山で保水された水が琵琶湖へ注ぐ様子が一見できる．肥沃な土地で育った，地元食材使用のセラピー弁当をいただいた後は，「木との対話」や「座観」などで，心をリラックスさせる．森林空間での心身のリフレッシュはもちろんのこと，生命の尊さや自然に対する恩恵，パワーを感じることができる．	標高（平均）：600m 森林植生：コナラ，カエデなど落葉広葉樹林，スギ林 拠点施設：「マキノ高原」「家族旅行村ビラデスト今津」「森林公園くつきの森」の3施設．雑踏から離れた大自然が満喫できる自然体験施設． 特産品：鯖寿司，鮒寿司，とちもち，富有柿，地酒，高島扇骨，高島ちぢみ，雲平葉，めのうなど アクセス：JR「京都駅」から60分，JR「米原駅」から60分． 連絡先：高島市　農林水産部　森林水産課 TEL：0740-25-8512 URL：http://www.city.takashima.lg.jp/therapy
代表的なロード	【滝のミストが心地よい「調子ヶ滝コース」】関西百名山のひとつ，赤坂山の大パノラマが広がるマキノ高原を抜け，桜並木から水量豊かな調子ヶ滝までを歩く往復2.6kmのコース．斜度は一定の緩やかさで，誰でも安心して歩くことができる．コース沿いには沢が流れ，水辺まで降りることができる親水空間となっている．スギ大木の回廊を抜けると水の音が近くに聞こえ，調子ヶ滝が来訪者を迎えてくれる．歩いた後は，「温泉さらさ」でゆったりとしたひとときを．	

兵庫県宍粟市
★森林セラピー基地（H27.3認定）　森とともに生きるまち宍粟（しそう）

特徴	「呼吸法」「筋弛緩法」「自律訓練法」の3つの療法を基本に，約120分かけて体験する．森林の特徴や季節にあわせてガイドがアレンジをして，森林浴効果を高め，心身のリフレッシュを行う．また，森林セラピーの前後に，疲労・ストレス測定器を用いて自律神経の活動状況を自分自身で確認し，自律神経機能の活性化とバランスの正常化に向けたセルフケアを促している．	標高（平均）：650m 森林植生：スギ・ヒノキ林，ブナ林，ミズナラ林など 拠点施設：波賀不動滝公園〈楓香荘〉：日本の滝百選に選ばれている「原不動滝」の麓に建つ宿．天然ラジウム温泉と四季折々の地元食材を使った料理が自慢． 特産品：手延べ素麺，揖保川の鮎，自然薯，笹うどん，リンゴ アクセス：中国道「山崎IC」から国道29号線を鳥取方面へ約50分，30km． 連絡先：(公財)しそう森林王国観光協会 TEL：0790-64-0923 URL：http://shiso-therapy.jp/
代表的なロード	【赤西セラピーロード】氷ノ山後山那岐山国定公園内にあり，「ひょうごの森百選」にも選ばれている赤西渓谷に沿って続くこの道は，かつて森林王国と呼ばれた宍粟市の基幹産業である林業を支えてくれた森林鉄道の軌道跡を利用したコースである．夏は涼しく，川のせせらぎや野鳥のさえずりを聞きながら歩くと楽しい．また，天然宍粟杉の巨木「先代スギ」やたたら場跡などの遺構が残されており，古くから続く人と森林との繋がりを感じられる．	

奈良県吉野町
★森林セラピー基地（H24.3 認定）　吉野町，〜悠久の風景　吉野の道〜

特徴	世界遺産「紀伊山地の霊場と参詣道」の中核資産である吉野山や，吉野林業の地として大切に育まれてきた吉野美林を「吉野美林案内人」が案内する．森の中では，「森林瞑想」や「ハンモック」「ティータイム」など，心と体をほぐすプログラムを体験できる．独自のメニューとして，「笑いヨガ」がある．「笑いヨガ」とは，「笑い」と「ヨガの呼吸法」を組み合わせたエクササイズで，笑いながら多くの酸素を自然に体に取り入れることで，心身ともに健康になることができる．「体がぽかぽか温まる」「気分がすっきりした」など，お客様に大変好評である．	標高：200〜500 m 森林植生：スギ，ヒノキ，コウヤマキ，サクラ，クヌギ，コナラ 拠点施設：吉野山を中心に，吉野の自然や魅力を体感できる宿泊施設が約20軒ある． 特産品：柿の葉すし，吉野葛，葛菓子，手漉和紙，割箸など アクセス：□近鉄「阿部野橋駅」から特急で約75分．◆大阪市内から南阪奈道路経由で約90分． 連絡先：（一社）吉野ビジターズビューロー 　TEL：0746-34-2522 　URL：http://yoshino-kankou.jp/
代表的なロード	【吉野・宮滝　万葉コース】飛鳥・奈良の時代から，多くの人々が巡った道をたどる．悠久の風景に思いを馳せながら山道を歩く，やや健脚向けのコースである．【神仙峡・龍門の里コース】仙人が修行したともいわれる神仙峡を体感する．舗装率が高く，一部を除いて高低差の少ない，歩きやすいコースである．	

和歌山県高野町　世界遺産　高野山千年の森
★森林セラピー基地（H19.3 認定）　―心と身体の浄化　空海の歩いた道―

特徴	高野山は，816（弘仁7）年に弘法大師空海によって開かれた真言密教の修行道場であり，高野山真言宗の総本山である．標高900 mの山上には歴史的文化遺産が数多くあり，2004年には「紀伊山地の霊場と参詣道」として世界遺産に登録され，2007年3月に近畿地方ではじめて森林セラピー基地に認定された．2015年には開創法会1200年を迎え，宗教と森林セラピーを融合した独自のセラピーを展開している．	標高（平均）：900 m 森林植生：樹齢400年を超える高野杉，ヒノキなど 拠点施設：山上にある宿坊にて宿泊が可能（52か寺） 特産品：精進料理 アクセス：「大阪難波駅」から南海電鉄で約100分． 連絡先：高野めざめの森実行委員会 　TEL：0736-56-2016 　URL：https://www.koyasan.or.jp/experience/
代表的なロード	代表的なルートは高野山のコアゾーンである奥之院の凛とした空気と巨木，またかつて争った時代の諸大名やあらゆる階層の者がともにねむる20万基を超えるお墓の中を散策するルート．一の橋（奥之院参道入口）よりインストラクターの案内のもと大杉林と歴史的文化遺産の説明を聞きながら参道を進み，途中僧侶による法話を聞き，弘法大師御廟でお勤めをする．8つのルートの中から季節で楽しめる定期ツアーのプランを用意している．	

鳥取県智頭町
★森林セラピー基地（H22.4 認定）　鳥取砂丘を育む源流の森

特徴	【町の9割以上が森林の町"鳥取県智頭町"】智頭町にはあらゆる業種に対応できる企業研修がある．「森のビジネスセラピー〜森林を活用した企業研修プログラム」は森林セラピーを活用した複合型のビジネス研修．チームプレーに気づく「森の仕事」・生活の見直しに気づく「民泊」・そして精神の安定を図る「森林セラピー」を行う1泊2日のプログラムである．企業様の目的にあったプランや日帰りプランなどカスタマイズすることも可能となっている．	標高（平均）：700 m 森林植生：ブナ林，ミズナラ林，スギ林，ヒノキ林など 拠点施設：（民泊）民泊の大きな魅力は，町内の民家に泊まり，智頭町で暮らす人々との交流と環境を楽しむことである．親戚や久々の友人の家へ来たような気持ちで，民泊家庭の家族とリラックスしてほしい． 特産品：おいしい空気，水，米 アクセス：「鳥取空港」から鳥取道（無料）経由で約45分． 連絡先：智頭町森林セラピー推進協議会（智頭町観光協会内） 　TEL：0858-76-1111 　URL：http://www1.town.chizu.tottori.jp/therapy/
代表的なロード	智頭町の森林セラピーロードを代表する芦津渓谷は，西日本屈指の渓流で天然杉と広葉樹の混交林が四季を通して美しく，中国自然歩道から三滝ダム周辺を巡り，さらに源流域の渓谷へと続き，それぞれ異なる表情を魅せる3つのコースが設定されている．特に好評な「中国自然歩道コース」は，かつて国有林の木材搬出に利用されていた森林軌道跡地であることから，平坦で歩きやすく，精緻な石積みや宿舎跡地など，智頭林業の産業遺産としての魅力も感じとることができる．	

島根県飯南町
★森林セラピー基地（H19.3認定）　**飯南町ふるさとの森**

特徴	1泊2日の森林散策と温泉・食事のセットで最大の癒し効果が得られるプランがおすすめ。歴史を感じるパワースポットを巡り，地元食材を使ったランチの後にヘルスチェックを受け，森林セラピーガイドとセラピーロード散策。夜は天体観測のプロと星空観測。2日目は小さな尾瀬とも称される「赤名湿地性植物群落」で希少な動植物を愛でながら静寂の森を楽しむ。お昼は地元で愛される奥出雲そばを堪能し，観光リンゴ園でリンゴ狩り（秋限定）も楽しめる。	標高：最高地点550m/最低地点500m（標高差50m） 森林植生：スギ，ヒノキなど 拠点施設：セラピーロードに拠点施設となる森のホテル「もりのす」が併設されており，気軽に森へ入る環境が整っている。 特産品：イノシシ肉，和牛肉，ヤマトイモ，まいたけ，リンゴ，そば アクセス：「出雲空港」から車で約60分。 連絡先：飯南町観光協会 TEL：0854-76-9050 URL：https://www.satoyamania.net/
代表的なロード	飯南町森林セラピーの拠点となる「飯南町ふるさとの森」内に2.3kmの森林セラピーロードが整備され，心地よい感触と足腰の負担軽減のため敷きつめられていた木材チップのロードは大好評である。また，どこを歩いていても小川のせせらぎを聞くことができ，きのこ園では整然とした里山の情緒を，山野草園でも貴重な山野草が四季折々の姿を見せてくれる。	

岡山県新庄村
★森林セラピー基地（H20.4認定）　ほんとうの自分に戻れる場所「ゆりかごの小径」　**森は自然のお医者さん**

特徴	2kmの散策路を森の案内人とともに90分から120分かけて，ゆったりと散策する。森の案内人は，森の楽しみ方や，地域の歴史，文化，食などお客様の興味にあわせた話をするが，むしろ話を聞くのも楽しみにしている。ハンモックに体をあずけ木漏れ日の柔らかさを感じたり，やまびこが聞こえる場所では，大きな声を出せる。五感をいっぱい使うことで森林に近づき，自然のもつパワーを受け取る。	標高：400m～750m 森林植生：ブナ林，ミズナラ林，スギ・ヒノキ林など 拠点施設：森林セラピー基地事務所。やまなみ（宿所）ほか，民宿2軒が旧出雲街道の桜並木のある宿場町にある。 特産品：ヒメノモチ（1年中お餅を味わうことができる），サルナシ，山菜（葉わさび，コシアブラなど） アクセス：「岡山空港」から国道181号線経由で約120分。最寄の「蒜山IC」（米子道）から15分。 連絡先：新庄村 産業建設課 TEL：0867-56-2628 URL：http://www.yurikagonokomichi.jp/
代表的なロード	標高1219mの毛無山のふもと，標高700～750mの「**ゆりかごの小径**」は，植林されたスギ・ヒノキの針葉樹やブナをはじめとする天然林の中を歩く，2kmの散策路。ロードの高低差は50mと緩やかで，幼児や高齢者にも適している。道の途中にはたたら場跡や炭焼き場跡など，森と人のかかわりを見ることができる遺構もある。ほとんどの行程が腐葉土やチップを敷きつめた土の道で疲れにくい。森の案内人と一緒に歩く周回コースで，他の散策者を気にすることなく自然を独り占めできる。	

広島県神石高原町
★森林セラピー基地（H25.3認定）　**ようこそ神石高原（ふるさと）の森へ**

特徴	森林セラピー基地で初となるセラピードック（犬）と一緒にセラピーロードを歩くプログラム。昔，仙人を養成した所として名前の由来がある名勝，仙養ヶ原にて実施をする。ロードのもみじ並木は季節ごとに見せる表情を変えていき，エナガやヤマガラなどの小鳥のさえずりに耳を傾け，休憩地点では地元手作りのおやつが味覚を刺激する。ロードは車椅子での体験も可能で，セラピーガイドがロードの見所や五感に沿ったプログラムを案内してくれる。セラピードックで心の扉を開き，自然が心身を癒し，高原の味覚があなたを元気にする。	標高（平均）：500m 森林植生：カツラ，ナラ，カシワ，アカマツ，イロハカエデなど 拠点施設：〈帝釈峡スコラ高原〉特産品を使用した料理や，入浴施設，レジャー施設など。〈神石高原ティアガルテン〉ロード内にあるレジャー施設ではコテージで宿泊でき夜にはバーベキューも。 特産品：こんにゃく，トマト，ピオーネ，神石牛 アクセス：山陽道「福山東IC」から60分，35km。 連絡先：神石高原町観光協会 TEL：0847-85-2201 URL：http://jkougen.jp/forest-therapy/
代表的なロード	【3億年をかけて形成された渓谷比婆道後・帝釈国定公園「**神龍湖畔こみち**」】途方もない年を経て形成された石灰岩の渓谷，帝釈峡。そこにある龍の形をした人造湖「神龍湖」のほとりを歩く「神龍湖畔こみち」では，緑と湖畔にかかる赤い橋とのコントラストに目を奪われる。往復1kmのコースでチョウセンヒメツゲやイブキシモツケなど石灰岩に見られる植物のほか，岩を穿ちながら伸びる樹木の根の力強さを感じることができる。	

広島県安芸太田町
★森林セラピー基地（H24.3 認定）　「縁側のある，養生の里づくり」〜「物語」は「縁側」からはじまる〜

特徴	安芸太田町では西中国山地国定公園を中心に 4 つのロードに 5 つのコースを設定し，利用者の目的，体力に応じた森林セラピープランを提供している．龍頭峡では，ゆったりとした勾配の清らかな川辺を歩き，しぶきを身近に感じながら 3 つの滝を巡る．深入山では森林浴と草原散歩を楽しみ，草原の山ならではの豊かな山野草を愛でながら歩く．西日本唯一の特別名勝三段峡では渓谷美と清流，渡舟に乗り川面から眺めで森林浴を満喫する．県下最高峰のふもとにある恐羅漢コースは標高 1000 m 近く，ハンモックで高原のさわやかな風を全身で感じる．	標高：400〜1000 m 森林植生：ケヤキ，ナツツバキ，ブナ，トチ，カエデ，ナラ，コナラ 拠点施設：〈いこいの村ひろしま〉美しい山容の深入山の麓に建つ宿泊施設．セラミック温泉と檜の香り漂うサウナで森林浴効果増幅．森林セラピー御膳も好評． 特産品：祇園坊柿 アクセス：「広島駅」から中国道経由で 60 分． 連絡先：安芸太田町ヘルスツーリズム推進協議会・安芸太田町 商工観光課 TEL：0826-28-1961 URL：http://morimin.jp
代表的なロード	【水流美と秘境の神秘を体感する「三段峡猿飛コース」】特別名勝三段峡にあって最大の神秘的景観を誇る猿飛に続くコース．往復 3.2 km，高低差は約 45 m で緩やかだが，崖沿いの遊歩道は程よい緊張感も与えてくれる．広葉樹の天然林には樹齢数百年を超える巨木や数千万年かけて形成された岩壁，巨石があり，悠久の時を感じる．有料の渡舟で渡る猿飛の岩門は，高さ 20 m，幅 2〜3 m が約 30 m 続き，その先には断崖絶壁に三方囲まれた二段滝がある．	

山口県山口市
★森林セラピー基地（H18.4 認定）　東大寺再建のふるさと〜杣（そま）入りの地　徳地〜

特徴	山口市徳地の森の魅力を熟知する森の案内人が季節の魅力を感じるコースを紹介してくれる森歩き．地元の篤林家が整備する美しい人工林の間を通り，かっては地域の憩いの場であった滝をたずねるコース．涼風とともに姿を現した滝のそばで腰をおろして，地産地消の癒しの森弁当をひらけば，美味しいおむすびに，からだが喜ぶ時間．午後からは，森の案内人のおすすめプログラムを行う．ノルディックウォーキングや自然観察など，毎月実施するイベント企画で豊富な経験を積んだ森の案内人が，森の中のリラックスした時間をサポートする．	標高（平均）：200 m 森林植生：モミ林，ヒノキ林，スギ林，カラマツなど 拠点施設：〈ふれあいパーク大原湖〉ノルディックウォーキングや，カヌー，MTB などの体験メニューが豊富なオートキャンプ場．バストイレ付きのキャビンが人気． 特産品：やまのいも，とくぢ味噌，しいたけ，わさび アクセス：中国道「徳地 IC」から国道 489 号線を北上約 20 分． 連絡先：山口市 経済産業部 徳地農林振興事務所 TEL：0835-52-1122 URL：http://www.shinrin-therapy-yamaguchi.jp/
代表的なロード	【愛鳥林】大原湖右岸に沿った全長 1600 m の散策道．元々はダムに沈んだ大原集落を見下ろす里山で，天然のアカマツと広葉樹が混在した自然林である．30 種類を超す野鳥が生息しており，森林セラピーのサインも充実している．落ち葉を踏みしめて歩ける平坦な下道コースと，運動効果が感じられる坂道を登り，眺望豊かな見晴台がある上道コースがある．周辺には野谷石風呂，佐波川関水など，東大寺再建の歴史をたどる史跡もある．	

高知県津野町
★森林セラピー基地（H18.4 認定）　天空の爽回廊

特徴	日本三大カルストに数えられる四国カルストは，標高 1485 m の天狗森を最高峰に 25 km にわたって広がる石灰岩大地．その東に位置する四国カルスト天狗高原の森林セラピーロードは，高原特有の冷涼で澄み切った空気がビジターを心地よく出迎えてくれる．また，ブナやミズナラの天然林，ヒメシャラ林など森林景観は自然度が高く美しい．こうした自然の要素と，山や海の幸を活用した癒し効果の高いプログラムを提供していく予定である．	標高：1000〜1485 m 森林植生：ブナ，ミズナラ林，ケヤキ，ヒメシャラなど 拠点施設：〈高原ふれあいの家天狗荘〉日本三大カルストのひとつ天狗高原にある施設．レストラン，土産物コーナーと宿泊施設を備え，夜は美しい星空が魅力． 特産品：アメゴやアユ，山菜料理と「満天の星大福」，セラピー弁当 アクセス：「高知 IC」から「須崎東 IC」約 30 分，国道 197 号線を通り津野町新田経由で約 50 分． 連絡先：津野町 産業課 TEL：0889-55-2021 URL：http://www.town.kochi-tsuno.lg.jp/
代表的なロード	カルスト高原の草原と原生林，天狗生活環境保全林を結ぶ遊歩道が整備されている．セラピーロードは 4 コースあり，体力にあったメニューが選択できる．往復 90 分程度の「カラマツ林コース」はロードにヒノキチップを敷き，足首やひざの負担が軽減されたやさしい道となっている．「ヒメシャラ林コース」は，カラマツ林の 1 km を併用して片道 4.5 km あるロングコース．セラピーロードの東側には，有史以前の大地震によってできた大引割・小引割と呼ばれる 2 つの地割れがあり，国の天然記念物に指定されている．	

高知県梼原町

★森林セラピー基地（H19.3認定）　〜森音・水音・風音の観えるまち〜

特徴	高知県中西部の梼原町は，日本三大カルストのひとつである四国カルストをなす地芳峠や五段高原を背に愛媛県と接する．本基地の森林セラピーは，梼原町立診療所医師（森林セラピー専門医）による健康チェック，保健指導と森林セラピーを組み合わせた1泊2日プランが特徴．料金は1人10000円から22000円程度で，検査（料金別途），保健指導やセラピーガイド同行のロード散策のあと，セラピー宿で天然の若返り温泉に浸かる．ただし，早めの事前予約が必要．
代表的なロード	【せせらぎの小道〜久保谷セラピーロード〜】久保谷セラピーロードの特徴は，およそ100年前に先人達が森の傍らを借りて築いた水路に沿っていることにある．標高差はわずか10m．水路の周りにはふかふかの苔がむし，幾種類もの草花やキノコなどの命が輝いている．この森の案内人であるセラピーガイドは森に足を踏み入れる時，幾多の命に対して一礼する．その足取りから，森と人々がともに生きてきたことを感じてほしい．

標高（平均）：265m
森林植生：スギ，ヒノキ，ヒメシャラ，ケヤキなど．水路の清き水の源，久保谷山国有林には樹齢500年のアカガシがそびえる．
拠点施設：太郎川公園（温泉，温水プール，ホテルが一体となった保養施設），セラピーの宿（山遊亭，野彩），地場産品加工販売施設（あいの里まつばら）．
特産品：キジ肉，しいたけ
アクセス：高知道「須崎中央IC」から約100分．
連絡先：松原まろうど会
電話：0889-66-0133（下元会長）
URL：http://www.town.yusuhara.kochi.jp/

福岡県豊前市

★森林セラピー基地（H25.3認定）　豊前市〜遊・食・自然の里〜

特徴	日田・耶馬・英彦山国定公園内の修験道遺跡が残る求菩提山を散策する2本のロード，国の重要文化的景観に指定された求菩提山の麓，鳥井畑の農村景観を巡るロード，期間限定で1万5000本の色鮮やかなあじさい鑑賞が楽しめるロードの4本から選べ，日帰り体験プログラムでは，午前中に森林ウォーキング，森ヨガ・アロマクラフトなどの森林セラピー体験．昼食は，地元女性グループの方々が作ったヘルシー弁当や手打ちそば定食．午後からは求菩提山の麓の温泉や，鳥井畑に点在するカフェでゆっくりとした時間を過ごすことができる．
代表的なロード	【次郎坊天狗橋コース，求菩提山周回コース】かつては一大修験道として栄え，国の指定史跡である求菩提山．求菩提山内のセラピーロード沿線には修験の遺構が数多く現存している．実際に明治初期まで山伏が生活・修行を積んでいただけに，その道のりは険しく，その情景からは旧知に思いを馳せることができる．ロード起終点付近には県立の資料館（求菩提資料館）もあり，遺構からの出土品を展示している．

標高（平均）：600m
森林植生：針葉樹林，アカガシ林など
拠点施設：〈卜仙の郷〉霊峰求菩提山の麓に位置するのどかな温泉宿．料理は地元産の新鮮な食材を生かし，季節の料理を楽しむことができる．
特産品：柚子，牡蠣，ワタリガニ
アクセス：□JR日豊本線「宇島駅」下車，豊前市バスで約30分．◆東九州道「豊前IC」から約20分．
連絡先：豊前市 観光物産課
TEL：0979-82-1111（代表）
URL：https://www.city.buzen.lg.jp/index.html

福岡県篠栗町

心の湯治場　森林セラピー基地篠栗
★森林セラピー基地（H21.3認定）　〜森の鼓動が聞こえる遍路の郷

特徴	福岡都市圏から車で約30分というアクセス良好な場所に位置しながら，三方を山が囲む豊かな自然を有した篠栗町には，気軽に立ち寄れる森があり，日帰りの体験プランが充実している．町内各所に複数のセラピーロードがあり，体力に応じてロードを選び楽しむことができる．また古くから篠栗四国霊場の町としても知られ，その歴史や文化を活用した体験（札所巡りや瞑想・ヨガなど）と森林セラピーガイドを組み合わせたプログラムが特徴的．森林セラピーガイドでは，「森の案内人」が一緒に森を歩き，癒しのひとときを提供する．
代表的なロード	【落陽コース】スギの巨木や針葉樹を見ながら歩く，往復1.75kmのショートコース．平均斜度7.4%の緩やかなロードには，スギやヒノキのチップが敷きつめられ，膝や腰への負担が少ないことから高齢者や初心者におすすめ．ロード途中にあるメタセコイアは，新緑や紅葉など四季折々に美しい姿を見せてくれる．また隣接する「大和の森遊歩道」には杉の巨木が点在し，中でも樹齢400年を超えるといわれる「大和の大杉」は一見の価値あり．

標高：360m
森林植生：スギ，ヒノキ
拠点施設：〈荒田高原旅館街〉荒田高原は若杉山の北東腹に位置し，見晴らしのよい高原に点在する旅館では山の幸をあしらった手料理などが楽しめる．〈若杉屋〉2016年オープンのファスティング旅館．ファスティング・森林セラピー・お遍路メニューでインナーケアができる．
特産品：筍，こんにゃく，米焼酎
アクセス：JR「博多駅」から篠栗線でJR「篠栗駅」まで約20分．
連絡先：篠栗町 産業観光課
電話：092-947-1111（代表）
URL：http://www.sasaguri-therapy.jp

福岡県うきは市
★森林セラピー基地（H20.4 認定）　日本の原風景を訪ねて～棚田つづら棚田の散歩道～

特徴	日本の棚田百選の「つづら棚田」や水源の森百選の「巨瀬の源流」を擁するうきはの森は、九州北部で最初に森林セラピー基地の認定を受けた．地元の森林セラピーガイド「うきは市・癒しの旅先案内人」がうきはの森を案内しながら魅力を伝えるウォーキングツアーは、気軽に楽しめる短時間のコースと長い距離を歩く1日コースから選べる．また、森林セラピーとあわせてヨガ体験や小物作りなど季節にあわせた独自のイベントを年に数回行っている．清らかなうきはの森で心身のリフレッシュができるプログラムが充実していて、参加者のリピーターも多い．	**標高（平均）**：400m **森林植生**：針葉樹林，ヒノキ，スギ，四方竹など **拠点施設**：〈つづら山荘〉うきはの山でひっそりと佇む民宿．古民家を改装した風情ある外内観とどこか懐かしい「ばあちゃんの田舎飯」が楽しめる． **特産品**：イチゴ，ブドウ，柿，梨，桃，ブルーベリーなど **アクセス**：大分道「杷木IC」から約40分． **連絡先**：うきは市 うきはブランド推進課 TEL：0943-75-3111 URL：http://www.city.ukiha.fukuoka.jp
代表的なロード	【日本棚田百選選定「つづら棚田の散歩道」】標高400mの山あいに300枚以上広がる棚田を眺めながら歩くロード．距離の違う3種類のコースがあり、アップダウンも少なく、初心者でも歩きやすい散策路となっている．また、季節によって、水を張り空を映す青い棚田や彼岸花の咲き乱れる赤い棚田、稲穂が黄金に輝く棚田など、さまざまな顔の棚田を見ることができ、四季の移り変わりを楽しめるロードとなっている．	

福岡県八女市
★森林セラピー基地（H20.4 認定）　くつろぎの森グリーンピア八女
できたて空気で深呼吸・身呼吸・心呼吸

特徴	天然温泉を有する宿泊施設が起点となる．当施設には各種研修室のほか、スポーツ施設も充実．また、レジャープールや湖でのボートも楽しめる．森林セラピーと組み合わせることにより、選択肢は無数に広がり滞在型の保養地として活用できる．年に数回、森林セラピーとあわせて「椎茸の菌打ち体験」「木工体験」「ハープ体験」「ヨガ体験」「そば打ち体験」「リース作り」などのイベントを行っている．四季折々の風景の中で、できたて空気で深呼吸・身呼吸・心呼吸！	**標高**：450m **森林植生**：スギ，ヒノキ，コナラ，クヌギ，シャクナゲ，ミツバツツジ，クロキ，カゴノキなど **拠点施設**：〈くつろぎの森グリーンピア八女〉各セラピーロードの中心にある温泉宿泊施設． **特産品**：八女茶，巨峰，イチゴ，キウイ，タケノコ，棚田米 **アクセス**：JR鹿児島本線「羽犬塚駅」もしくは九州新幹線「筑後船小屋駅」から車で60分． **問合せ**：八女市 黒木支所 産業経済課 TEL：0943-42-1115 URL：http://city.yame.fukuoka.jp/green/top.html
代表的なロード	【熊笹と湖の小道】善蔵池の周りを1周するこのコース（全長2260m，高低差8m）は、ヒノキやスギの林では地面をクマザサが覆っていることが特徴．また、四季折々の木々や草花、鳥のさえずりなどが楽しめ、比較的平坦で子供や高齢者にも優しいロードである．全コース間伐材を利用したチップが敷かれ、6～7月には色とりどりのキノコが楽しめる．初夏は新緑、秋には紅葉も必見．冬にはオシドリが訪れ、春には想思鳥が睦まじく鳴き交わす恋鳥たちの森でもある．	

熊本県水上村
★森林セラピー基地（H22.4 認定）　水と森の癒やし空間

特徴	熊本県下、第二の高峰「市房山」で多くの原生林と杉の大木が立ち並ぶ大自然に癒やされるトレッキング・セラピーツアー．森のことを知りつくした地元の達人たちが、森林の癒し効果や村の歴史など詳しく説明してくれる．昼食はメニューをあえて固定せず、旬の食材、作り手のオリジナリティによって献立が変わる地元の産品を使ったセラピー弁当が楽しめる．セラピー体験後は美人の湯で知られる湯山温泉で、ゆっくり疲れを癒やすことで内側と外側から心身ともに元気になる．	**標高（平均）**：700m **森林植生**：スギ，ツクバネガシ，イチイガシ，シシンラン **拠点施設**：村内には旅館、民宿、キャンプ場など宿泊施設が多数． **特産品**：米，筍，お茶，イチゴ，栗，そば **アクセス**：九州道「人吉IC」からフルーティーロード（広域農道）を水上方面へ約50分． **連絡先**：水上村 企画観光課 TEL：0966-44-0312 URL：http://www.vill.mizukami.lg.jp/
代表的なロード	市房山登山道の登山口から4合目までを使った往復4.1kmの「**トレッキングコース**」．ここには「市房杉」と呼ばれる大杉が立ち並び、癒しと感動を与える．4合目には縁結びの神様が奉られている「市房山神宮」があり、女性に大人気のコースである．このほか、「**自由散策コース**」「**ウォーキングコース**」があり、用途にあわせて選ぶことができる．	

大分県大分市

★森林セラピー基地（H24.3認定）　**大分市・癒しと歴史が香る森**

特徴	瀬戸内海国立公園内と日本で2番目に大きい県民の森を中心に，豊かな自然環境を活かしたレクリエーションをはじめ，大友氏が活躍した戦国時代の文化から南蛮文化まで，歴史が織りなす多様な文化と，関あじ，関さばに代表される食も堪能できる．市内全域に広がる9つのセラピーロードでは，それぞれに全く異なった自然の風景や歴史，伝統文化，食などを楽しむことができる．好みやニーズに合わせてコースを選び，ぜひ全コース制覇を目指してほしい．	標高（平均）：335～847m（576m） 森林植生：スギ，ヒノキ，マツ，モミ，コナラ，クヌギ，ミズキ，カシ 拠点施設：〈稙田市民行政センター〉市内南西部に多いセラピーロードの拠点．行政窓口のほか図書館・コミュニティーゾーンなどを備えている．大分市の特徴でもある大深度地熱温泉は，市内34ヶ所（2011年4月現在）で楽しむことができる． 特産品：関あじ，関さば，とり天 アクセス：大分市中心部から車で30～60分． 連絡先：大分市 林業水産課 　TEL：097-585-6013 　URL：http://www.oita-foresttherapy.jp/
代表的なロード	【いにしえの森「高崎山セラピーロード」】瀬戸内海国立公園内の豊かな自然が守られた緩やかな山道（片道約1.9km，高低差約200m）．起点となる南登山口には寝転んで青空や高崎山を眺めることができる憩いのベンチや，ふかふかのウッドチップを敷きつめた広場があり，山頂付近では大友氏の山城であった高崎城の遺構も見ることができる．さらに，タイミングがあえば特別天然記念物の猿にであえるかもしれない．	

宮崎県日之影町

★森林セラピー基地（H18.4認定）　**癒しのふるさと　森林セラピー基地・日之影町**

特徴	日之影町で癒される1泊2日のセラピーツアー．森林ウォーキングは，日本棚田百選にも認定されている「石垣の村トロッコ道コース」．清流日之影川のせせらぎを聴きながら，古い史跡などの散策もできる．午後は，日之影の柚子で作った精油でアロマセラピー一体験．宿泊は，木造校舎を宿泊施設に改良した「つりがね」で地元の方の手作りの田舎料理が楽しめる．翌日は，「矢筈岳トロッコ道コース」でウォーキング．矢筈岳を一望できる展望所は，絶好の癒しポイント．	標高：210m（道の駅「青雲橋」） 森林植生：ヒノキ・スギ林，広葉樹二次林 拠点施設：〈日之影温泉駅〉温泉施設でありながら，地元の食材を使った料理が楽しめるレストランもある．また，駅のホームには無料の足湯や，電車を宿泊施設に整備したTR列車の宿も隣接する． 特産品：栗，柚子，しいたけ アクセス：東九州道「延岡南IC」から約50分． 連絡先：日之影町 地域振興課 　TEL：0982-87-3910 　URL：http://www.hinokage.jp/therapy/
代表的なロード	【TR鉄道跡地散策コース】旧高千穂鉄道の駅舎やレール，枕木，鉄橋などをそのまま残したコース吾味駅～槇峰駅までの4.4kmのコース．起点の吾味駅西側にはウッドチップを埋設しており，車椅子の方や幼児でも散策できるように整備されている．清流五ヶ瀬川を上から眺められる鉄橋やマイナスイオンを肌に感じられる滝などがある．春には桜や菜の花が咲き，五感を使って楽しめるコースとなっている．	

宮崎県綾町

★森林セラピー基地（H19.3認定）　**綾の森でリフレッシュ　てるはの森は　癒しの里**

特徴	のんびりと森の中で過ごしたい人向けのコースでは，ポイントごとに森の案内人によるリラクゼーションを行い，ときには何もせず，ただただ森の静寂を感じる時間を設けるなど文字通り「のんびり」と森の中で過ごすことができる．森の中をたくさん歩きたい人向けのコースでは，照葉樹林や動植物を観察しながら歩く．どちらのコースも起伏は緩やかで，歩きやすいコースになっており，コース設定も利用者の都合にあわせて，臨機応変に対応するので，時間にあった森林セラピーを体験することができる．	標高：200m 森林植生：スギ，イチイガシ，タブノキなど 拠点施設：〈綾川荘〉河畔にあり照葉樹林に囲まれた公共の宿．湯処は日帰り利用も可能． 特産品：日向夏みかん，有機野菜，綾牛，綾ぶどう アクセス：「宮崎空港」から車で約60分．九州道「高原IC」から約60分．宮崎市内から車で約40分． 連絡先：綾町 ユネスコエコパーク推進室 　TEL：0985-77-3482 　URL：http://www.town.aya.miyazaki.jp/ayatown/tour_guide/therapy/therapy.html
代表的なロード	照葉樹林の中を歩く「川中自然公園コース」には，遊歩道や，かつてのトロッコ道を生かしたコースが設定されている．目をひく鮮やかな川面や，清らかな川の流れを楽しみながら森の中へと足を進める．コースの中でもひときわ目を引くのが，「イチイガシ」の巨木である．幹周りはおよそ3.7m，高さはおよそ30mにもなる．その木肌にそっと触れると，自然と一体になったような感覚を体感できるはずである．	

宮崎県日南市

★森林セラピー基地（H20.4 認定）　日南市北郷町，元気充電の森
癒しの郷，北郷〜飫肥杉と桜に包まれて〜

	特徴	川沿いの遊歩道が魅力の「猪八重渓谷」は起伏に富んでおり初心者向けのトレッキングには最適なコース．また，通常のウォーキングより運動量が20％アップし，腰と膝の負担を軽減する専用ポールを使用するインストラクター同行のノルディックウォーキングは人気がある．「森林セラピスト」が行う森の中のリラクゼーションでは森林浴効果を体感でき，ガイド付き散策では植物やコケの観察を楽しめる．森林散策以外ではアロマ体験，コケ玉・ネイチャークラフト体験，温泉入浴講座などのプログラムが充実しており，月1回の森ヨガは利用者から好評を得ている．

標高：288m（最高地点）
森林植生：照葉樹林，カシ，シイ，タブなど
拠点施設：〈蜂之巣コテージ〉スポーツとレジャーの拠点として人気が高い天然温泉付きコテージ
特産品：スイトピー，完熟きんかん，きんかん飴，マンゴー，魚うどん，おび天，むかでのり
アクセス：□JR日南線「北郷駅」下車，コミュニティバスで13分またはタクシー約10分．◆九州道「田野IC」→県道28号線を日南方面へ約40分，48km．
連絡先：NPO法人ごんはる
TEL：0987-55-2700
URL：http://gonharu.info/

代表的なロード：【猪八重渓谷ウォーキングロード（通称こけロード）】距離片道約3km（往復6km），高低差120mで所要時間3時間．猪八重渓谷に沿った遊歩道を歩いていくと「流合の滝」「岩壺の滝」，折り返し地点には落差25mの見ごたえのある「五重の滝」が現れ，マイナスイオンとフィトンチッドに満ちた森林浴がたっぷり楽しめるコースである．渓谷には約300種類ものコケが存在し，植生豊かな自然に恵まれたロードである．

鹿児島県霧島市

★森林セラピー基地（H19.3 認定）　「いやしの森」国立公園霧島〜神々のプロムナード〜

特徴：日本最初の国立公園に認定された「霧島」の地にある森林セラピーロード．森林ウォーキングはもちろん，天然の岩風呂や霧島の山々と錦江湾が見渡せる360°の大パノラマ，柱状節理などのジオサイトもあり，自然がつくる造形美を楽しむことができる．セラピーロードの近くには温泉郷や霧島神宮，乗馬クラブなどもある．森林ウォークと温泉・乗馬・クラシック音楽・陶芸・遊覧リフトなどと組み合わせてオリジナルのプログラムを楽しんでほしい．

標高（平均）：600m
森林植生：クヌギ，ナラ，ヤマザクラ，モミジ，タブなど
拠点施設：〈霧島温泉郷〉霧島温泉郷には特色ある温泉宿が並び泉質や効用もさまざまである．地元の特産品を食べ，夜は天然温泉でゆっくりと体も心も癒してほしい．
特産品：黒豚，黒牛，茶，果実
アクセス：「鹿児島空港」から車で約30分．
連絡先：霧島市 観光課
TEL：0995-45-5111
URL：https://www.city-kirishima.jp/kirikan/kanko/shizen/shinrintherapy.html

代表的なロード：【天然の岩風呂がある「丸尾自然探勝路」】国立公園内に石畳で整備されたコースで樹齢200年以上の大木が生い茂り，野生の鹿や野鳥などが生息している．標高は平均600m，総延長2.3kmのコースの高低差は140mで，モミ，ツガなどの針葉樹林とタブなどの照葉樹林に覆われた混交林で早朝，森に包まれると神秘的な雰囲気が漂う．コース途中には霧島最古の岩風呂やタブの巨樹が出迎えてくれる．

沖縄県国頭村

★森林セラピー基地（H19.3 認定）　ここは，「命薬（ぬちぐすい）の森」
"森と水とやすらぎの里　くにがみ"

特徴：沖縄本島内最高峰，与那覇岳（503m）の登山道を散策．入口に足を踏み入れた瞬間から高さ15mのヒカゲヘゴが出迎え，亜熱帯の森特有の動植物を育む"やんばるの森"の空気を感じることができる．森に包まれれば，自然からの恩恵をこころとからだで受けていることを体感することだろう．また，先人たちの山での生活跡も残っており，自然と人間との深い結びつきを実感できる．別世界と思わせるヒカゲヘゴの高木や苔むした小川のせせらぎは，非日常の時間へといざなう．

標高：210m
森林植生：スダジイ（沖縄名：イタジイ），他広葉樹林，ヒカゲヘゴ群生，リュウキュウマツなど針葉樹林
拠点施設：（宿泊）やんばる学びの森，国頭村森林公園内（キャンプ場，ツリーハウスなど），JALプライベートリゾートホテルほか．（その他）おもちゃの森美術館，道の駅ゆいゆい国頭．
特産品：シイラの味噌漬け
アクセス：「那覇空港」から車で150分．「許田IC」からは約65分．
連絡先：国頭村 経済課
TEL：0980-41-2101
URL：http://www.kunigami-forest-therapy.jp/

代表的なロード：沖縄本島内最高峰である与那覇岳の裾野に広がる国頭村森林公園の整備された遊歩道を散策する．スダジイ（沖縄名イタジイ）を代表種に，木々に囲まれ野鳥のさえずりや四季折々の草・花を楽しめる．コース内には東シナ海を一望できる展望台，ジャングルを思わせるヒカゲヘゴの群生もあり，身近な公園でありながら"やんばるの森"が凝縮された雰囲気を感じられる．

索　引

欧　文

DHEA-S (dehydroepiandrosterone sulfate)　44

EBM (evidence-based medicine)　1, 53

fMRI　159

HF (high frequency) 成分　100

INFOM (International Society of Nature and Forest Medicine)　76, 178

LF (low frequency) 成分　101, 103

LF/HF　101, 103

MBL (modified Beer-Lambert) 法　108, 112

MDA-LDL　79

NIRS (near infrared spectroscopy)　106

NK (natural killer) 細胞　19, 24, 42, 117

NU (normalized unit)　103

POMS (profile of mood state)　10, 33, 122, 175

POMS 短縮版　78, 122

QOL (quality of life)　13, 140

RMSSD (root mean square of successive difference)　100

SD (semantic differential) 法　119

SDNN (standard deviation of normal to normal intervals)　100

SRS (spatial resolved spectroscopy)　109

STAI (state-trait anxiety inventory)　10, 120

TRS (time-resolved spectroscopy)　110

ア　行

赤城自然園　34
赤沢自然休養林　29
アグリツーリズム　169, 172
上松町　29
アディポネクチン　44
アドレナリン　23, 25, 42, 44, 115
亜熱帯林　190
α-アミラーゼ　114
アレルギー　157
アンケート調査　19, 25
アンチエイジング効果　45

医学的検証　178
医師と歩く森林セラピーロード　31, 76
移植　65
医食農同源　182
医食農連携　97
医療費削減　2, 134, 141, 154

ウェルビーイングツーリズム　173
うきは市　36
うつ　13, 74
ウルリッヒ, R　153

疫学研究　70
1/f 特性　86
園芸セラピー　1, 53

奥多摩町　27
オシロメトリック法　106
音　146
オレンジ　64
オレンジ・スイート　88

カ　行

快適性　3, 124
回復効果　140
科学的エビデンス　1, 97, 192
花き　53, 63, 91, 97
拡張期血圧　11, 44, 50, 52, 105, 126
果樹園　62
加速度脈波　61, 104
カテコールアミン　44, 113, 115
簡易 SD 法　10, 68
環境健康フィールド科学センター　182
環境破壊　158
観光活動　169
韓国山林庁　134, 178
がん細胞　19
漢方　93, 95, 130, 182
観葉植物　53, 55, 57

キウイフルーツ　62
菊　67
気候変動　147, 152, 158

索引

機能性植物　183
機能的核磁気共鳴画像法　159
気分　156, 159
気分状態　176
気分プロフィール検査　10, 122, 175
嗅覚刺激　15, 46, 63, 88
近赤外時間分解分光法　12, 57, 64, 67, 112
近赤外分光法　59, 63, 106, 111
　　携帯型——　112
　　据置型——　111

空間分解分光法　109
グラニューライシン　21
グランザイム　21
グリーンツーリズム　170
クロモグラニンA　113

血圧　10, 43, 105, 116
ケトレ，A　130
健康植物科学　182
健康増進　12, 140, 170
検出エラー　101

公園セラピー　1, 38
交感神経活動　11, 40, 44, 50, 54, 59, 61, 68, 101, 103, 126
抗がんタンパク質　19, 21, 24, 42, 118
高血圧　13, 44, 105, 138
高山植物　188
高齢者　70
　　要介護——　73, 88
木暮人国際映画祭　81
誤差　130
個人差　4, 124, 130, 177
コホート研究　70, 145
コルチゾール　10, 11, 113, 115, 126, 129, 175

サ 行

最高血圧　→ 収縮期血圧
最低血圧　→ 拡張期血圧
サーカディアンリズム　87

座観　127
桜　93
篠栗町　36
里山林　189
酸化ストレス　79
山林治癒　134

視覚刺激　46, 49, 53
自覚症状しらべ　33, 120
時間分解分光法　110
視床下部-下垂体-副腎皮質系　113, 115
視床下部-交感神経-副腎髄質系　113
自然環境　152, 157
自然環境イニシアティブ　145, 154
自然関係性　156
自然セラピー　152
自然連結性　156
シソ　65, 93
室内実験　176
疾病率　70
質問紙法　99, 119
死亡率　70
住居　86
収縮期血圧　11, 33, 44, 46, 50, 105
周波数解析　100
就眠前不安　88
主観的リラックス効果　74, 88
主観評価　3, 39
消極的快適性　3, 124
状態-特性不安検査　10, 120
照葉樹林　190
常緑広葉樹林　190
常緑針葉樹林　188
初期値の法則　124
植物工場　182, 185
触覚刺激　46, 51
自律神経活動　10, 13, 59, 63, 99
進化医学　158
人工環境　160
人工林　191
心拍数　10, 16, 39, 47, 67, 99, 102
心拍変動　99, 103
心拍変動性　39, 54, 55, 59, 61, 62, 63, 67, 73, 88
森林　187
　　——の役割　191
森林医学研究会　180
森林セラピー　1, 4, 9, 19, 78, 178
　　——の持続効果　21, 42
森林セラピー映画祭　81
森林セラピーガイド　76, 80
森林セラピー基地　27, 80, 178, 192
森林セラピスト　76, 80, 192
森林セラピー総合プロジェクト　192
森林セラピーソサエティ　76, 80, 192
森林セラピードック　30
森林セラピーロード　28, 80
森林福祉　134
森林浴　2, 18, 29, 137, 179, 180
森林・林業基本法　178

スギ　51
ストレス　19, 38
ストレス緩和　78, 140
ストレス状態　61, 99, 103, 115
ストレスホルモン　19, 23, 26, 176
ストレスマーカー　113, 115
ストレス-リフレッシュ感調査　10

生活習慣病　43
生活の質　13, 140
正規分布　130
精神心理・神経系-内分泌系-免疫系　115
生存率　145
生体調整効果　2, 4, 124
生物多様性　146
生理的調整効果　126
生理的評価法　3, 99

索　引

生理的リラックス効果　9, 38, 53, 64, 73, 88, 193
積極的快適性　3, 124
セラピープログラム　33, 135

造花　60
相対パワー　103

タ　行

タイプA行動パターン　66, 127

地域医療　30
地域振興　29
智頭町　31
中国国家林業局　139
中国林業科学研究院　139
治癒の森　134
朝鮮人参　95

ディスプレイ刺激　57
低木林　188
テクノストレス　2
デヒドロエピアンドロステロンサルフェート　44
伝統医学　93, 95, 130
天然林　191

糖尿病　13, 45
都市緑地　38
ドーパミン　44
ドラセナ　55, 57

ナ　行

内装　84
内分泌活動　99
ナラ　51

二次林　191
認知機能　156

脳活動　59, 99, 106

脳前頭前野活動　12, 15, 47, 57, 59, 63, 64, 66
農村ツーリズム　169
ノルアドレナリン　23, 25, 44, 115

ハ　行

バイオフィリックデザイン　146
パーソナリティ　66, 124, 127
パッシブ設計　86
発生起源説　155
ハーバード公衆衛生大学院　144
パーフォリン　21
バラ　54, 63
パワースペクトル　100
パンジー　60, 65

非感染性疾患　155, 157
微生物　157
α-ピネン　15, 43, 47
β-ピネン　43
ヒノキ　47, 50, 51
ヒノキ精油　25
病院屋上森林セラピー　73

フィトンチッド　24, 43, 137, 179
フィナプレス法　106
フィールド実験　176
福岡県森林セラピー基地ネットワーク会議　36
副交感神経活動　11, 15, 39, 40, 47, 54, 62, 88, 100, 103
豊前市　36

ヘモグロビン　106
　酸素化――　47, 57, 64, 106
　脱酸素化――　106
扁桃体　160

補完代替医療　95
保健機能　170

マ　行

緑の革命　185
未病者　177
脈拍数　11, 50, 61, 106, 126, 127
免疫機能　10, 18, 42, 99, 118
免疫グロブリンA　126
メンタルヘルス　78, 154, 155, 158, 160, 193
木材セラピー　1, 46
木材の誘目性　83
木材率　49, 83
森のお医者さん　30

ヤ　行

薬用植物　182
薬効植物　95
八女市　36

指式脈波法　104
用量-反応関係　144
抑うつ　155, 157
予防医学的効果　2, 10, 133, 153, 176

ラ　行

落葉広葉樹林　189

リモネン　15, 43, 47
緑地　70, 145, 158
リラックス状態　99, 104
林野庁　178

レクリエーション　140, 170

編集者略歴

宮崎良文
みやざき よしふみ

1954 年　兵庫県に生まれる
1979 年　東京農工大学大学院農学研究科修士課程修了
現　在　千葉大学環境健康フィールド科学センター教授
　　　　同副センター長
　　　　医学博士

自然セラピーの科学
―予防医学的効果の検証と解明―

2016 年 10 月 20 日　初版第 1 刷
2017 年 2 月 10 日　　第 2 刷

定価はカバーに表示

編集者　宮　崎　良　文
発行者　朝　倉　誠　造
発行所　株式会社　朝　倉　書　店

東京都新宿区新小川町 6-29
郵便番号　162-8707
電話　03（3260）0141
FAX　03（3260）0180
http://www.asakura.co.jp

〈検印省略〉

©2016〈無断複写・転載を禁ず〉

新日本印刷・渡辺製本

ISBN 978-4-254-64044-1　C 3077　　Printed in Japan

JCOPY　〈(社)出版者著作権管理機構　委託出版物〉

本書の無断複写は著作権法上での例外を除き禁じられています。複写される場合は，そのつど事前に，(社) 出版者著作権管理機構（電話 03-3513-6969，FAX 03-3513-6979，e-mail: info@jcopy.or.jp）の許諾を得てください。

前阪大 森本兼曩・千葉大 宮崎良文・平野秀樹編

森 林 医 学

47040-6 C3061　　　　A5判 384頁 本体6500円

森林セラピー確立の礎。〔内容〕I．森林セラピーと健康（背景／自然・森林セラピー／森林と運動療法／森林療法と精神療法／森林とアロマテラピー／森林薬学）II．森林・人間系の評価（森林・自然と感性医学／森林環境の設計／森林の特性と健康）

前東大 大井 玄・千葉大 宮崎良文・平野秀樹編

森 林 医 学 II
―環境と人間の健康科学―

47047-5 C3061　　　　A5判 276頁 本体4500円

2006年刊行の『森林医学』の続編。NPO法人立上げに呼応し，より深化・拡大する姿を詳述。〔内容〕これからの森林医学／世界の森林セラピー／日本の森林セラピー／森林セラピーと設計技法／資料編（全国森林セラピー基地・基地候補紹介）

前岡山大 緒方正名監修
早大 前橋 明・和歌山県庁 大森豊緑編著

最新 健 康 科 学 概 論

64033-5 C3077　　　　A5判 216頁 本体3200円

近年いよいよ関心の高まる健康科学，健康づくりについて，網羅的にかつ平明に解説した大学・短大生向けテキスト。〔内容〕健康の意識／ストレスと健康／ライフステージと健康管理／保健行動と健康管理システム／職業・作業活動と健康／他

東京成徳大 海保博之監修　前早大 小杉正太郎編
朝倉心理学講座19

ストレスと健康の心理学

52679-0 C3311　　　　A5判 224頁 本体3600円

心理学的ストレス研究の最新成果を基に，健康の促進要因と阻害要因とを考察。〔内容〕I健康維持の鍵概念（コーピングなど）／II健康増進の方法（臨床的働きかけを中心に）／III健康維持鍵概念の応用／ストレスと健康の測定と評価

東京成徳大 海保博之監修　同志社大 久保真人編
朝倉実践心理学講座7

感情マネジメントと癒しの心理学

52687-5 C3311　　　　A5判 192頁 本体3400円

日常における様々な感情経験の統制の具体的課題や実践的な対処を取り上げる。〔内容〕I感情のマネジメント（心の病と健康,労働と生活,感情労働）II心を癒す（音楽，ペット，皮肉，セルフヘルプグループ，観光，笑い，空間）

元東邦大 鳥居鎮夫編

アロマテラピーの科学（普及版）

30109-0 C3047　　　　A5判 248頁 本体3800円

近年注目を集めているアロマテラピーを，科学的に解説。代替・相補医療としてのアロマテラピーの実際と展望も詳述したテキスト。〔内容〕精油の化学／精油の薬理学／嗅覚の生理学／嗅覚の心理学／身体疾患／皮膚科疾患／精神疾患

前福岡大 進藤宗洋・福岡大 田中宏曉・福岡大 田中 守編

健康づくりトレーニングハンドブック

69037-8 C3075　　　　A5判 512頁 本体9500円

健康づくりの現場の指導者が自信をもって指導できるようその基礎知識と指導法を具体的・実際的に解説。〔内容〕運動処方作成の為の基礎知識（運動の為のエネルギーの発生・運搬・利用／運動を取巻く諸要因／健康関連体力の評価法と到達目標と運動処方）／健康づくり運動の実践指導法（健康づくり指導法／対象に応じた健康づくり指導法）／疾患の治療と予防に役立つ運動（内科的疾患者に対する運動処方の流れ／各疾患に対する運動処方）／健康づくりの支援システム／資料集／他

森林総合研究所編

森 林 大 百 科 事 典

47046-8 C3561　　　　B5判 644頁 本体25000円

世界有数の森林国であるわが国は，古くから森の恵みを受けてきた。本書は森林がもつ数多くの重要な機能を解明するとともに，その機能をより高める手法，林業経営の方策，木材の有効利用性など，森林に関するすべてを網羅した事典である。〔内容〕森林の成り立ち／水と土の保全／森林と気象／森林における微生物の働き／野生動物の保全と共存／樹木のバイオテクノロジー／きのことその有効利用／森林の造成／林業経営と木材需給／木材の性質／森林バイオマスの利用／他

上記価格（税別）は 2017 年1月現在